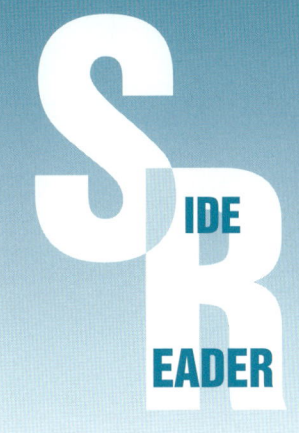

OF
DENTAL ANESTHESIA

# 歯科麻酔学
# サイドリーダー　第6版

高杉嘉弘

学建書院

## 改訂に当たって

　「歯科麻酔学サイドリーダー」初版を上梓してすでに12年が経過した．この間，歯科教育で履修すべき基本的事項のみならず隣接医学の知識を本書に盛り込むべく改訂を重ねてきた．

　歯科医師臨床研修の到達目標として，全人的な視点から得られた医療情報を理解し，歯科診療時の全身的偶発事故に適切に対応でき，歯科医師の社会的役割を認識し，実践することがあげられている．これらは歯科臨床科目のすべてに求められているが，隣接医学との広い接点をもつ歯科麻酔学のはたすべき役割はさらに大きい．

　臨床医学は，心肺蘇生のガイドライン2005や高血圧症，虚血性心疾患に対する治療をみても明らかなように，多くのエビデンス（証拠）を元に日々進歩している．さまざまな疾患を有する患者を対象とする歯科医学においても臨床医学の進歩を理解することが求められている．本書は，全身管理や疼痛管理に必要な基礎的事項の整理を目的としたサブテキストであるが，本改訂に当たっては歯科医学に必要な隣接医学の知識を Question & Explanation & Answer のなかで重点的に解説した．ぜひ解説を熟読していただきたい．また，歯科麻酔学の知識のうえに立った臨床への応用と考え方を解説した拙著「歯科臨床医のための疼痛管理と全身管理の基本」をあわせて読まれることをお薦めする．

　本書が，学生諸君の歯科麻酔学についての知識と考え方を学ぶことに役立つことを切望するとともに，臨床研修さらに将来の歯科臨床での安全な治療に役立つことを願うものである．

2009年5月

高杉　嘉弘

# 序　文

　およそ20年前，学生として歯科麻酔学の講義を受けた当時，疼痛管理や全身管理を学ぶ歯科麻酔学は，ほかの歯科臨床科目とまったく異なる科目であるとの印象が強く，新鮮であったと同時に，もっとも理解しにくい科目の1つであった．その後，現在の研究室に席をおき，臨床に携わるとともに，講義や臨床研修の場で学生に接してみると，今日においても歯科麻酔学は理解しにくい科目であることに変わりはないようである．

　歯科麻酔学で学ぶすべての分野において，多くの基礎医学そして隣接医学の複合的な知識が要求される．さらにはじめて目にする多くの薬剤，器具などについて学ぶことは，多くの歯学生にとって大きな負担であり，未消化のまま講義を受けることとなる．

　一般に，歯科臨床科目での講義では，豊富な図，実際のスライド，模型などを用いてvisualなアクセスで理解を助けることもできるが，歯科麻酔学で学ぶ分野の多くは，分子の拡散や化学反応，神経伝達など不可視的であり，また，日常まれな症例が多く解説されることから，直感的に理解させる媒体がなく，ポイントを整理しにくいことが歯科麻酔学の理解を妨げる理由の1つとしてあげられよう．

　本書は，図表を多く用いることにより歯科麻酔学の講義や教科書，参考書で述べられる詳細な内容のポイントをいかに効率よく理解し，把握することができるかに工夫を凝らしたサブテキストである．その特徴は次頁に別記した．学生諸君が本書を利用することにより，少しでも容易に歯科麻酔学を学んでいただければ幸いです．

　　1997年10月

　　　　　　　　　　　　　　　　　　　　　　　　　　　高杉　嘉弘

# 推薦の序

　歯科麻酔学の習得には，口腔・顎顔面領域の知識のみならず，多くの基礎医学は勿論，内科学，診断学などの知識が要求され，これら関連領域の広さがほかの臨床歯科学ともっとも異なる点である．

　歯学生にとって歯科麻酔学の主要項目である局所麻酔，精神鎮静法，全身麻酔，ペインクリニック，心肺蘇生と多岐にわたる分野を専門課程のなかのわずかな期間で学習することは容易なことではない．しかし，患者の高齢化と基礎疾患の多様化が進む今日，臨床歯科医にはさまざまな疾病に対応できる知識と技量が期待されている．とするならば，将来の歯科医療を担う歯学生には，疼痛管理とともに全身管理を学ぶ歯科麻酔学の習得が必須である．

　今日，歯科麻酔学に関する教科書，参考書は多数出版されているが，学生がこれをよく理解するにはかなりの手助けが必要であることをかねがね考えていたが，このほど教室の高杉君が，歯科麻酔学を学ぶうえでの重要なポイントをわかりやすく整理した「歯科麻酔学サイドリーダー」を執筆した．ともあれ，まずはとゲラ刷を一読したが，これは教科書と併用することで知識の整理，習熟を容易にし，学生の負担を軽減することのできる必携副読本になるであろうことを確信した．なかんずく関連問題は十分な応用力がつくように考慮されており，本書の特徴となっている．これには20年近く麻酔教育に携わってきた著者のノウハウが凝縮されており，さすがと驚いた次第である．

　本書によって歯学生の歯科麻酔学に対する理解が，従来より容易となり，さらに深まるならばこれに越したことはなく，心から推薦するものである．

　1997年10月
　　　　　日本歯科大学歯学部歯科麻酔学教室　教授　古屋　英毅

# 本書の特長

## 要点集と国家試験対策問題集が1冊に

### 要点編
- 歯科麻酔学各分野のポイントを抜粋し，わかりやすく簡潔に整理した．
- 基礎的知識の整理とともに臨床に役立つ知識を盛り込んだ．
- 可能なかぎり図，表を用い，理解を容易にした．
- 発展的事項や注釈を side memo で取り上げ，より理解を深めるようにした．

### 関連問題編
- 巻末にまとめて掲載した．
- 要点編の項目に対応して，国試の既出問題を中心に必須肢，重要肢を精選．
- 多肢選択式問題に対応できるよう関連肢をリストアップ．
- 解説は正誤にとどまらず，問題解決に必要なキーポイントを補足．とくに臨床問題の解説に多くを割いた．
- 正答肢，誤答肢を確実に覚えることで，定期試験，学士試験，国家試験に十分対応．

## 歯科麻酔学の授業のサブノートに

- 授業の進度に合わせ，予習，復習，整理が効果的にできる．
- 関連問題を解くことで，理解度の確認と，より確実な知識の習得ができる．

# CONTENTS

## Chapter 1 局所麻酔　1

### 三叉神経支配領域の解剖 …… 2
1．口腔領域に分布する神経　2　　2．神経線維と局所麻酔薬の感受性　3

### 局所麻酔薬 …… 4
1．局所麻酔薬による神経遮断機序　4　　2．局所麻酔薬の構造　5
3．アミド型局所麻酔薬とエステル型局所麻酔薬　6
4．局所麻酔効果に影響を及ぼす因子　6　　5．おもな局所麻酔薬の特徴　7

### 血管収縮薬 …… 8
1．血管収縮薬を局所麻酔薬に添加する目的　8
2．歯科用局所麻酔薬に添加される血管収縮薬の特徴　8

### 局所麻酔法 …… 12
1．表面麻酔，浸潤麻酔，伝達麻酔　12　　2．局所麻酔法の選択　12
3．三叉神経領域の伝達麻酔での麻酔範囲　13

### 局所麻酔にかかわる局所的合併症 …… 14
1．麻酔効果不全　14　　2．注射中あるいは注射後の疼痛　14
3．血腫，内出血　14　　4．キューンの貧血帯　14　　5．開口障害　15
6．顔面神経麻痺　15　　7．遅延性知覚麻痺（後麻痺）　15
8．針の破折と組織内迷入　15　　9．針の気道内吸引，誤嚥　15
10．口唇や舌の咬傷　16　　11．局所の皮膚粘膜反応（潰瘍形成，壊死）　16
12．視力障害　16　　13．誤薬の注射　16　　14．感染　16

### 局所麻酔にかかわる全身的合併症 …… 17
1．神経性ショック　17　　2．局所麻酔薬中毒　18
3．添加された血管収縮薬による反応　19　　4．過換気症候群　19
5．局所麻酔薬アレルギー（アナフィラキシー）　20
6．メトヘモグロビン血症　21

**Side memo**
脳神経　2　　神経線維　3　　エピネフリン（アドレナリン）受容体の分類と効果　9
抗うつ薬と局所麻酔　11　　喘息と歯科治療　20　　アレルギー検査と皮内反応テスト　22

## Chapter 2  精神鎮静法　23

### 精神鎮静法の適応 …………………………………………………………… 24
1．精神鎮静法の適応患者　24　　2．精神鎮静法の非適応患者　24
### 吸入鎮静法と静脈内鎮静法の比較 ………………………………………… 25
### 吸入鎮静法 ………………………………………………………………… 26
1．笑気（亜酸化窒素，N₂O）の薬理　26
### 静脈内鎮静法 ……………………………………………………………… 28
1．ベンゾジアゼピン誘導体　28　　2．プロポフォール　29
3．デクスメデトミジン　29

> **Side memo**
> 笑気の臨床応用の歴史　26　　Jorgensen technique（Loma Linda technique）　28
> クロニジン　29　　精神鎮静法と反射　30

## Chapter 3  全身麻酔　31

### 麻酔の歴史 ………………………………………………………………… 32
### 全身麻酔の三要素 ………………………………………………………… 33
### 麻酔薬の投与経路による分類 …………………………………………… 34
### 術前管理 …………………………………………………………………… 35
1．術前状態の把握と評価　35　　2．手術危険度 surgical risk の評価　35
### 全身麻酔の前準備 ………………………………………………………… 36
1．麻酔前の指示　36　　2．前投薬の目的と使用薬剤　36
3．前投薬の効果に影響する因子　36　　4．前投薬に用いられる薬剤　37
5．アトロピンとスコポラミンの作用の相違　37
6．全身麻酔の深度と徴候　38　　7．吸入麻酔薬の吸収と排泄　39
8．麻酔導入にかかわる因子　40
9．おもな吸入麻酔薬の化学生物学的性質と特性　40
### 吸入麻酔 …………………………………………………………………… 42
1．麻酔回路　42　　2．循環式回路　42　　3．非循環式回路　42
4．気管挿管　43
### 静脈麻酔 …………………………………………………………………… 44
1．静脈麻酔薬の利点と欠点　44　　2．静脈麻酔薬の分類　44
3．ニューロレプト麻酔（NLA）　45　　4．全静脈麻酔とプロポフォール　45

## 筋弛緩薬 …… 46
　1．筋弛緩薬の作用機序　46　　2．非脱分極性筋弛緩薬　46
　3．脱分極性筋弛緩薬　47

## 術中の呼吸管理 …… 49
　1．呼吸運動とその調節　49　　2．死腔　49
　3．酸素と炭酸ガスの運搬　50　　4．換気障害　52
　5．アシドーシスとアルカローシス　53　　6．呼吸状態の観察　55
　7．補助呼吸と調節呼吸　56　　8．呼吸状態の適否の判定　57

## 術中の循環管理 …… 58
　1．血圧の調節因子　58　　2．心臓・循環のパラメーター　58
　3．心臓の特性　59　　4．循環反射　59

## 輸　液 …… 60
　1．輸液の目的　60　　2．輸液の種類　60

## 輸　血 …… 62
　1．輸血の目的　62　　2．輸血製剤の種類　62　　3．輸血の適応と注意　63
　4．輸血の合併症　63　　5．大量輸血による合併症　64

## 術前合併症と全身管理 …… 65

## 服用薬剤と全身管理 …… 68

## 全身麻酔時の術中・術後合併症 …… 70

## 外来全身麻酔 …… 73
　1．外来全身麻酔の適応　73　　2．外来全身麻酔の禁忌　73
　3．術前検査と術前管理　73　　4．全身麻酔薬の選択　74
　5．全身麻酔方法の選択　74　　6．術後管理　74　　7．帰宅条件　74

## 覚えておきたい検査値 …… 75

### Side memo
　心疾患患者の分類（American Heart Association）　35
　MAC（minimum alveolar concentration；最小肺胞内濃度）　41
　気管挿管を用いない歯科・口腔外科領域の全身麻酔法　43　　レミフェンタニル　45
　筋弛緩薬拮抗薬スガマデックス　48　　悪性高熱（malignant hyperthermia）　48
　酸素解離曲線の移動　51　　糖尿病と過換気（クスマウル大呼吸）　54　　体水分の構成　61
　深部静脈血栓症と肺塞栓症　72　　糖尿病の評価　76
　心エコー（心臓超音波）　77　　PT-INR（プロトロンビン時間の国際標準化比）　77

## Chapter 4 ペインクリニック 79

### 顎・顔面領域の神経 ……………………………………………………………… 80
  1．神経疾患の特徴　80
### 三叉神経痛 …………………………………………………………………………… 81
  1．真性（特発性）三叉神経痛　81　　2．仮性（症候性）三叉神経痛　83
  3．非定型顔面痛　84
### 三叉神経麻痺 ………………………………………………………………………… 85
### 顔面神経麻痺 ………………………………………………………………………… 86
  1．中枢性顔面神経麻痺　87　　2．末梢性顔面神経麻痺（ベル麻痺）　87
### 顔面神経痙攣 ………………………………………………………………………… 89
### そのほかの神経疾患 ………………………………………………………………… 90
  1．舌咽神経障害　90　　2．迷走神経障害　90　　3．舌下神経障害　90
### 星状神経節ブロック ………………………………………………………………… 91
### 東洋医学 ……………………………………………………………………………… 92

> **Side memo**
> 顔面神経痛　81　　神経ブロックに使用される薬剤　82
> 反射性交感神経ジストロフィー（reflex sympathetic dystrophy；RSD）とカウザルギー　83
> 顔面神経核　86　　ホルネル（Horner）症候群　91

## Chapter 5 心肺脳蘇生法 93

### 心肺蘇生法の順序 …………………………………………………………………… 94
### 一次救命処置と二次救命処置 ……………………………………………………… 95
  1．一次救命処置　95　　2．二次救命処置　95
### 呼吸停止 ……………………………………………………………………………… 96
  1．気道の確保　96　　2．人工呼吸　98　　3．人工呼吸の方法　98
### 循環停止 ……………………………………………………………………………… 100
  1．心停止　100　　2．心停止の症状　100　　3．心臓マッサージ　101
  4．閉胸心臓マッサージの利点と合併症　102
### 救急蘇生法の指針（ガイドライン 2005）………………………………………… 103
### 二次救命処置 ………………………………………………………………………… 106
### ショック ……………………………………………………………………………… 108
  1．ショックの段階による分類　108　　2．ショックの原因による分類　108
  3．ショックの症状　109　　4．ショックの治療　109

## 死の定義 …………………………………………………………………110
1．脳死の判定基準　110

**Side memo**
呼気吹込み法での吸入酸素濃度　*99*　　分時換気量と肺胞換気量　*99*
1回換気量と肺胞換気量　*99*　　CPR 中の人工呼吸　*103*
一次救命処置と自動体外式除細動器　*107*

## Question & Explanation & Answer　*111*

局所麻酔　*112*　　精神鎮静法　*136*　　全身麻酔　*144*　　ペインクリニック　*190*
心肺脳蘇生法　*192*

## 臨床問題の考え方　*201*

索　引 ……………………………………………………………………*233*

# 局所麻酔

歯科臨床で最も多く用いられている麻酔法が局所麻酔である．ここでは局所麻酔を理解するのに必要な神経構造，解剖，歯科用局所麻酔薬の性質と局所麻酔にかかわる合併症について整理する．

三叉神経支配領域の解剖
局所麻酔薬
血管収縮薬
局所麻酔法
局所麻酔にかかわる局所的合併症
局所麻酔にかかわる全身的合併症

Chapter 1

# 三叉神経支配領域の解剖

　三叉神経（第Ⅴ脳神経）は知覚根と運動根からなる．知覚根は三叉神経節（半月神経節，ガッセリ神経節）をつくり，ここから眼神経，上顎神経，下顎神経に分かれる．眼神経（第1枝）は上眼窩裂を，上顎神経（第2枝）は正円孔を，下顎神経（第3枝）は卵円孔を通って頭蓋腔から出る．運動根は下顎神経とともに卵円孔から出て咀嚼筋に分布する．

## 1　口腔領域に分布する神経

| 知　覚 ||  運　動 ||
|---|---|---|---|
| 上　顎 | 上顎神経 | 舌 | 舌下神経 |
| 下　顎 | 下顎神経 | 頰筋，口輪筋 | 顔面神経 |
| 頰 | 下顎神経 | 咀嚼筋 | 下顎神経 |
| 舌（前2/3） | 下顎神経，顔面神経（味覚） | 顎舌骨筋，顎二腹筋前腹 | 下顎神経 |
| 　（後1/3） | 舌咽神経 | | |

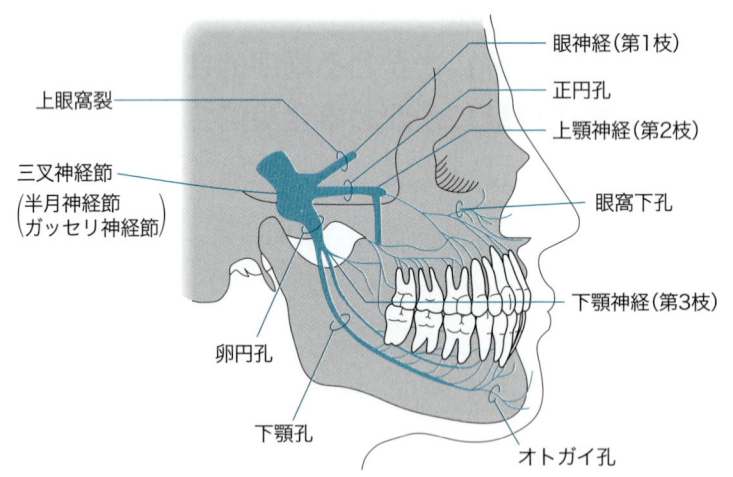

---

**Side memo**
**脳神経**

　脳から出る末梢神経を脳神経とよぶ．前方からⅠ嗅神経，Ⅱ視神経，Ⅲ動眼神経，Ⅳ滑車神経，Ⅴ三叉神経，Ⅵ外転神経，Ⅶ顔面神経，Ⅷ内耳神経，Ⅸ舌咽神経，Ⅹ迷走神経，Ⅺ副神経，Ⅻ舌下神経の12対の神経が含まれる．

## 2 神経線維と局所麻酔薬の感受性

- 有髄神経線維：触，圧，痛，深部感覚（筋肉や腱などに関係し，固有の位置を知る感覚，固有感覚）の大部分を伝え，知覚神経線維と運動神経線維を含む．
- 無髄神経線維：温度覚，痛覚の一部を伝え，交感神経節後線維を含む．
- 刺激伝導速度：無髄神経線維より有髄神経線維のほうが速い．神経線維が太いほど伝導速度は速い．
- 疼痛刺激：まず比較的太い Aδ 線維（有髄神経線維）による鋭い痛み（first pain），続いて細い C 線維（無髄神経線維）による鈍痛（second pain）の順に伝達される．

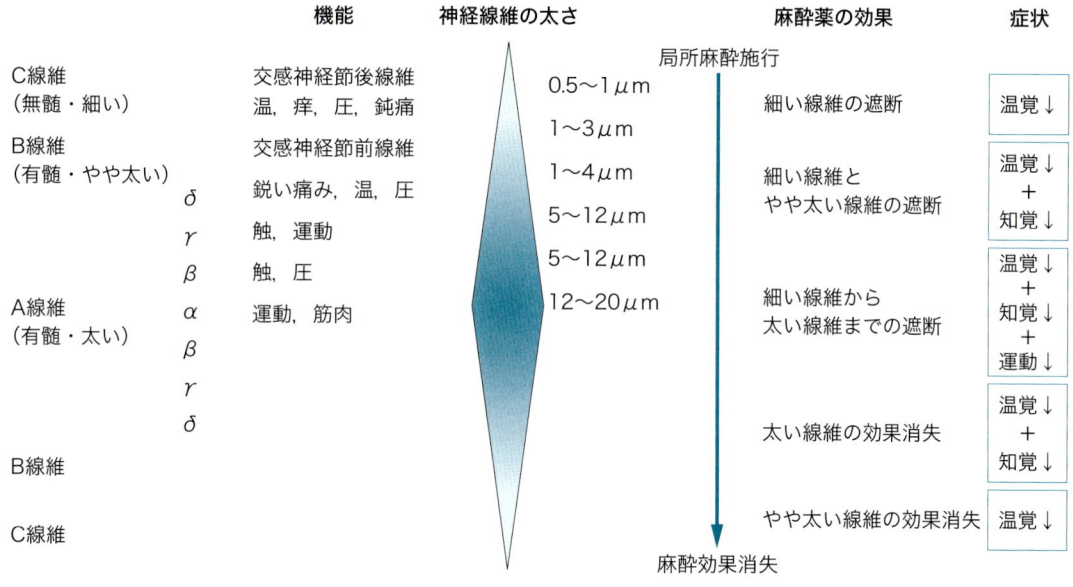

### Side memo
**神経線維**

神経細胞には樹状突起と神経突起（軸索 axon）があり，軸索が神経線維をつくる．神経線維は軸索が髄鞘（ミエリン鞘）に包まれる有髄神経線維と，露出している無髄神経線維に分けられる．

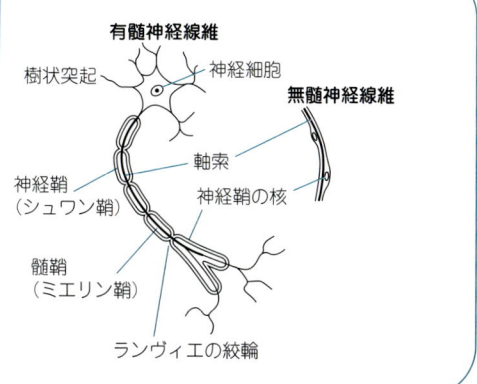

# 局所麻酔薬

神経細胞膜の表面に存在するナトリウムチャネルにおいて，$Na^+$の通過を局所麻酔薬分子が阻害することでインパルスの伝導が遮断される．この理論には，受容体説，膨張説などがあるが，受容体説が広く支持されている．

## 1　局所麻酔薬による神経遮断機序

pH7.4の正常組織中では局所麻酔薬のかなりの部分が遊離塩基（ベース）となって髄鞘を通過できるが，炎症などで酸性となった組織では，髄鞘を通過できる局所麻酔薬分子が少ないので局所麻酔効果が奏効しにくい．しかし，髄鞘をもたない無髄神経線維では，荷電した局所麻酔薬分子であるカチオンが容易に受容体に結合でき，局所麻酔の効果を発揮する．

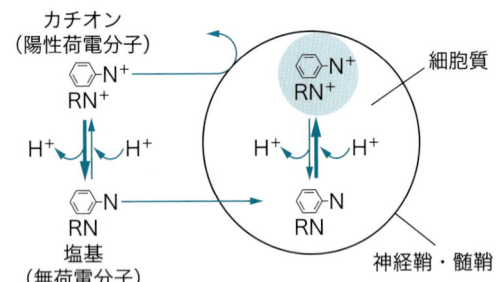

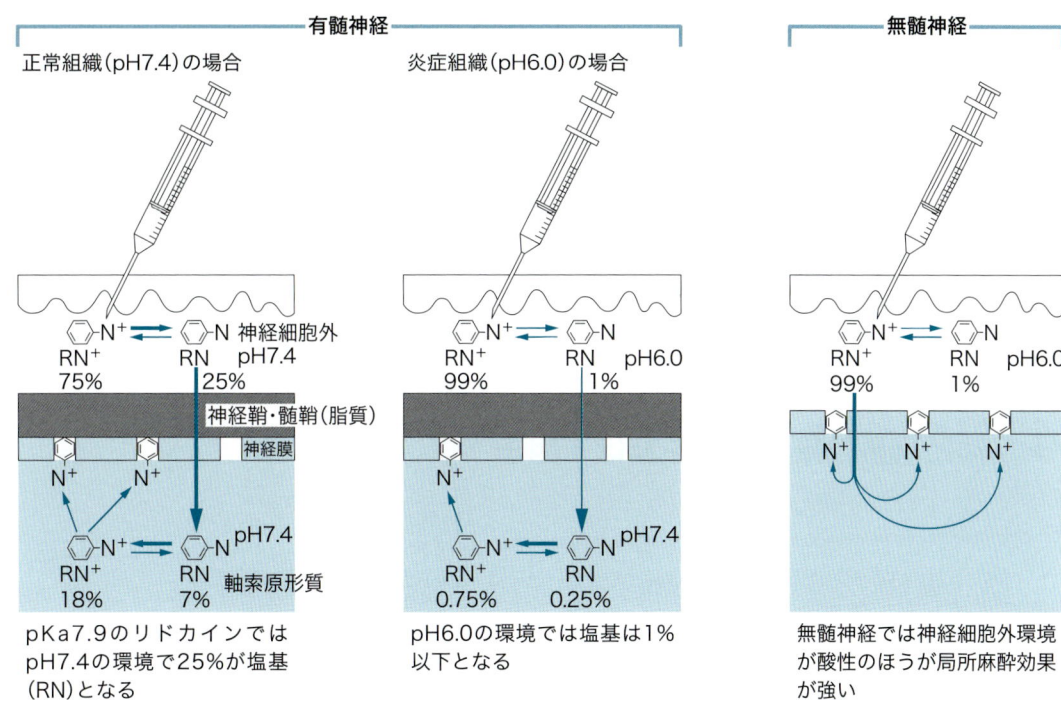

局所麻酔薬が神経鞘，髄鞘などの脂質を通過するためには塩基型であることが必要であるが，局所麻酔作用発現には細胞内において陽イオン型となることが必要である．

## 2 局所麻酔薬の構造

大部分の局所麻酔薬はベンゼン核を含む脂溶性部分と，2級あるいは3級アミンからなる親水性部分，ならびに結合部分である中間鎖によって構成される．局所麻酔薬は中間鎖の構造によりエステル型とアミド型に分類される．

## 3 アミド型局所麻酔薬とエステル型局所麻酔薬

今日，一般に浸潤麻酔あるいは伝達麻酔に用いられるリドカイン，プロピトカイン，メピバカインなどはアミド型局所麻酔薬に分類され，肝臓でミクロソームにより代謝される．プロカイン，コカイン，テトラカインなどのエステル型局所麻酔薬は，血液中で偽コリンエステラーゼ（pseudocholinesterase）により加水分解される．

局所麻酔の効力，作用発現時間，作用持続時間は，局所麻酔薬のpKa（解離定数），脂溶性，タンパク結合能，浸透性，血管拡張能などによって影響される．

## 4 局所麻酔効果に影響を及ぼす因子

| 因 子 | 影響される作用 | |
|---|---|---|
| pKa（解離定数） | 作用発現 | pKaが低いほど遊離塩基が増え，多くの局所麻酔薬分子が受容体に結合しやすいため作用発現時間が短くなる |
| 脂溶性 | 麻酔効力 | 脂溶性が高いほど容易に髄鞘，神経膜を通過するため麻酔効力は増す |
| タンパク結合能 | 作用時間 | タンパク結合能が高いほど受容体タンパクに強固に結合するため作用時間が長くなる |
| 周囲組織への浸透性 | 作用発現 | 神経線維は神経束を形成しているため組織浸透性が高いほど中心部の神経に容易に達し麻酔作用は早く発現する |
| 血管拡張能 | 麻酔効力と持続時間 | 血管拡張能が強いほど局所から流出しやすいため効力が弱く，持続時間も短くなる |

## 5　おもな局所麻酔薬の特徴

| | | pKa | 脂溶性 | タンパク結合能(%) | 効力 | 毒性 | 血管拡張能 | 発現時間 | 持続時間 | 最高基準使用量(mg)<br>浸潤麻酔<br>伝達麻酔 | その他 |
|---|---|---|---|---|---|---|---|---|---|---|---|
| エステル型 | プロカイン | 8.9 | 1 | 5.8 | 1 | 1 | 最も強い | 遅い | 短い | 1,000 | |
| | コカイン | 5.6 | — | — | 4 | 4 | 血管収縮 | 早い | 中等度 | — | 表面麻酔のみ，習慣性あり |
| | テトラカイン | 8.5 | 200 | 75.6 | 10 | 10 | あり | 最も遅い | 長い | 100 | 脊椎麻酔 表面麻酔 |
| アミド型 | リドカイン | 7.9 | 150 | 64.3 | 2 | 1 | 1 | 最も早い | 中等度 | 200 (エピネフリン添加 500) | 表面麻酔 抗不整脈作用 |
| | プロピトカイン (プリロカイン) | 7.9 | 50 | 55 | 1.5 | 0.7 | 0.5 | 早い | 中等度 | 400 | メトヘモグロビン形成 |
| | メピバカイン | 7.6 | | 77.5 | 2 | 1 | 0.8 | 早い | 中等度 | 500 | 蓄積作用あり |
| | ジブカイン | 8.5 | 7 | 15 | 10〜15 | あり | | 遅い | 長い | 40 | おもに脊椎麻酔用 |
| | ブピバカイン | 8.0 | 1,000 | 96 | 強い | 強い (心毒性がある) | | 遅い | 長い | 100 | 脊椎麻酔 硬膜外麻酔 伝達麻酔 |
| | ロピバカイン | 8.1 | 400 | 94 | 強い | 中等度 (心毒性はブピバカインと比べて低い) | | 遅い | 長い | 300 | 硬膜外麻酔 伝達麻酔 |

- エステル型局所麻酔薬であるアミノ安息香酸エチル（ベンゾカイン）は歯科用表面麻酔薬として用いられる．
- 0.5〜1%のロピバカインは伝達麻酔，硬膜外麻酔に用いられ，0.2%溶液は硬膜外投与による術後鎮痛に使用される．
- 脂溶性，効力，毒性はプロカインを基準（1），血管拡張能はリドカインを基準（1）とした相対値で示している．

# 血管収縮薬

　歯科用局所麻酔薬は局所麻酔薬，血管収縮薬を含有し，多くは防腐剤としてパラベンを含む．口腔組織は血管に富むことから，持続した麻酔効果を得るために比較的高濃度の血管収縮薬が添加される．

## 1　血管収縮薬を局所麻酔薬に添加する目的

　局所麻酔薬は血管拡張作用を有し，注射部位の血流を増加させる．その結果，局所麻酔薬は血中に吸収され，すみやかに運び去られるために，持続時間は短縮し，効力も減じる．また，血流増加は局所からの出血量を増加させるとともに，血中の局所麻酔薬濃度を高め，局所麻酔薬中毒発現の危険性を増加させる．

　すなわち，血管収縮薬添加の目的は，注射部位の血流を減じて次の効果を得ることである．

　　① 神経周囲の高い局所麻酔薬濃度を維持し，作用時間を延長し，効力を増す．
　　② 局所の出血を減少させる．
　　③ 血中の局所麻酔薬濃度を低く保ち，急性中毒の危険性を低下させる．

## 2　歯科用局所麻酔薬に添加される血管収縮薬の特徴

　局所麻酔薬に添加される血管収縮薬には交感神経作動薬（アドレナリン作動薬）と血管作動性ポリペプチドがある．

　このうち歯科用局所麻酔薬に用いられるのは，交感神経作動薬であるエピネフリン（アドレナリン，エピレナミン），ノルエピネフリン（ノルアドレナリン，ノルエピレナミン）の2種類，血管作動性ポリペプチドであるフェリプレシン（オクタプレシン）である．

### ▶1◀ 生体内ホルモンと血管収縮薬

- エピネフリン，ノルエピネフリン
  - 副腎髄質から分泌されるホルモンの80%がエピネフリン，20%がノルエピネフリンで，交感神経節後線維終末からはノルエピネフリンが生成される．
  - 生体内では左旋性，合成されたものは右旋性で，左旋性のほうが約10倍効力が強い．
- フェリプレシン
  - 脳下垂体後葉ホルモンであるバゾプレシン由来の合成ポリペプチドである．
  - 血管平滑筋に直接作用し，血管を収縮させる．

## ▶2◀ エピネフリン（アドレナリン）受容体に対する作用

- エピネフリン
  - $\alpha$, $\beta$の両作用があり，少量では$\beta$作用が，大量では$\alpha$作用が強い．
- ノルエピネフリン
  - $\alpha$, $\beta$の両作用があるが，$\alpha$作用が強く，$\beta_2$作用はほとんどない．

## ▶3◀ 心臓に対する作用

- エピネフリン
  - $\beta_1$作用によって心拍出量を増し（陽性変力作用），心拍数を増加する（陽性変時作用）．$\beta_2$作用により冠動脈は拡張する．
  - 不整脈惹起作用がある．
- ノルエピネフリン
  - $\beta_1$作用によって拍出量を増し，心拍数を増加するが，血圧が高い場合は頸動脈洞，大動脈弓の圧受容体反射によって徐脈となる．
  - 冠動脈拡張作用は弱い．
  - 不整脈惹起作用がある．
- フェリプレシン
  - 心筋の刺激性は少なく，不整脈は起こしにくい．
  - 大量に用いると冠血流量を減少させる．

## ▶4◀ 末梢血管に対する作用

- エピネフリン
  - 少量では$\beta_2$作用による血管拡張作用を，大量では$\alpha$作用による血管収縮作用を示す．
  - 皮膚，粘膜，腎臓の血管は収縮し（$\alpha$作用），骨格筋の血管は拡張する（$\beta_2$作用）．
  - 少量では平均血圧はほとんど変化しない．

局所麻酔

### Side memo
#### エピネフリン（アドレナリン）受容体の分類と効果

| $\alpha_1$ | $\alpha_2$ | $\beta_1$ | $\beta_2$ |
| --- | --- | --- | --- |
| ・血管収縮<br>・気管支収縮<br>・子宮筋収縮<br>・腸管収縮<br>・解糖促進（血糖値上昇）<br>・脂肪分解促進 | ・交感神経終末からのノルエピネフリン遊離の抑制<br>・解糖抑制<br>・脂肪分解抑制<br>・血小板凝集<br>・レニン分泌抑制 | ・心拍数増加<br>・心収縮力増加<br>・脂肪分解促進 | ・気管支拡張<br>・血管拡張<br>・子宮筋弛緩<br>・振戦 |

- ノルエピネフリン
  - 強いα作用により末梢血管を収縮させる．また末梢血管抵抗を著しく上昇させ，収縮期血圧，拡張期血圧，平均血圧の上昇をきたす．
- フェリプレシン
  - 直接的に毛細血管の静脈側を収縮させるが，大量ではすべての血管を収縮させる．
  - 末梢血管収縮作用はエピネフリンより弱い．

## ▶5◀ 気管支平滑筋に対する作用

- エピネフリン
  - $\beta_2$作用により気管支は拡張する．
- ノルエピネフリン
  - 平滑筋弛緩作用はエピネフリンに比べはるかに弱い．

## ▶6◀ 代謝系に対する作用

- エピネフリン
  - すべての組織の酸素消費量を増す．
  - 血糖値を上げる．
- ノルエピネフリン
  - 血糖値はわずかしか上げない（エピネフリンの1/20）．
- フェリプレシン
  - ほとんど影響しない．

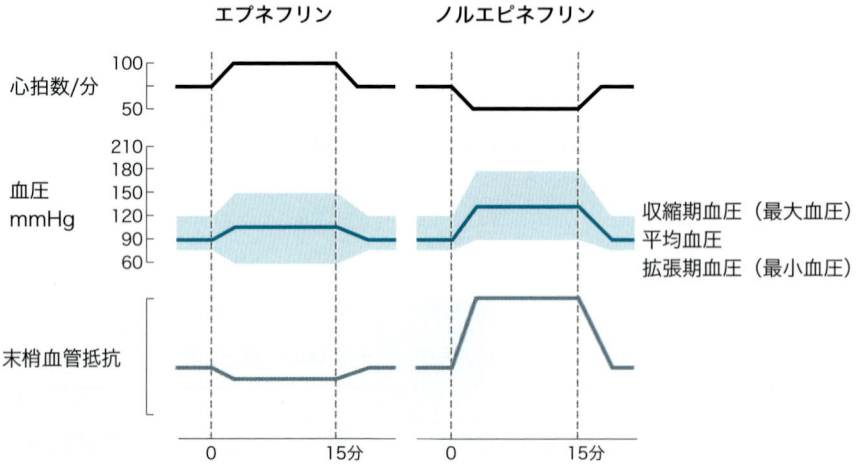

## ▶7◀ そのほかの作用

- フェリプレシン
  - 軽度の抗利尿作用と子宮収縮作用がある．

## ▶8◀ 臨床使用濃度

- エピネフリン
  - 1/50,000 〜 1/200,000（歯科用局所麻酔カートリッジには，1/80,000 濃度のエピネフリンを含有）
- ノルエピネフリン
  - 1/10,000 〜 1/20,000
- フェリプレシン
  - 0.3 IU/m$l$

---

**Side memo**

**抗うつ薬と局所麻酔**

　抗うつ薬にはイミプラミンに代表される三環系抗うつ薬のほか，四環系抗うつ薬，SSRI（選択的セロトニン再取り込み阻害薬），SNRI（セロトニン・ノルアドレナリン再取り込み阻害薬），MAO 阻害薬などがある．いずれも脳内のノルアドレナリンやセロトニンを増加させることを目的に投与される．このため局所麻酔薬に含まれるエピネフリンやノルエピネフリンなどの使用によって異常な高血圧をきたす可能性がある．現在，抗うつ薬は精神科領域のみでなく，慢性疼痛治療などにも使用される．

# 局所麻酔法

## 1 表面麻酔，浸潤麻酔，伝達麻酔

① 局所麻酔を行うときには，刺入時の疼痛を和らげるために表面麻酔を行う．表面麻酔薬は粘膜上の唾液などを拭き取ったあとに塗布し，数分待ってから浸潤麻酔あるいは伝達麻酔を行う．リドカイン，テトラカイン，アミノ安息酸エチル（ベンゾカイン）などが用いられる．

② 口腔内の処置の多くは浸潤麻酔により麻酔効果を得ることができるが，下顎臼歯部のように骨質が緻密で厚い部位や炎症の存在する部位では浸潤麻酔効果を得ることはむずかしいので，伝達麻酔を用いる．

③ 広範囲の処置を行うときには伝達麻酔のほうが少量の局所麻酔薬で効果が得られる．

④ 長時間を要する治療には麻酔持続時間が長い伝達麻酔を用いる．

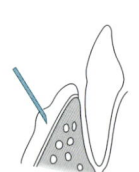
粘膜下注射法

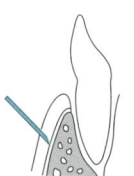
傍骨膜（骨膜周囲）注射法

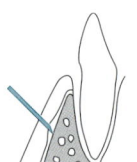
骨膜下注射法

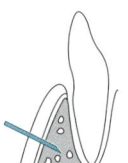
骨内注射法

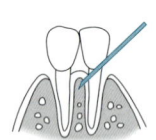
槽間中隔内注射法

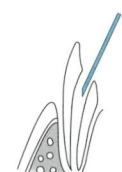
歯髄腔内注射法

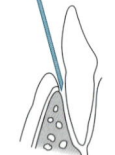
歯根膜内注射法

## 2 局所麻酔法の選択

① 上顎第一大臼歯の近心頰側根には中上歯槽枝が分布することがあり，抜歯，抜髄には後上歯槽枝の伝達麻酔と近心頰側根への浸潤麻酔が必要である．

② 頰側歯肉は下顎では頰神経，上顎では上顎神経が分布する．

③ 下顎前歯部では歯槽骨内で左右の下歯槽神経が吻合しているため，伝達麻酔は奏効しにくい．

④ 軟口蓋は小口蓋神経の，臼歯部口蓋粘膜と骨膜は大口蓋神経の，前歯部口蓋粘膜と骨膜は鼻口蓋神経の支配をそれぞれ受ける．
⑤ 下顎骨臼歯部では骨が緻密で歯根までの距離が遠いため浸潤麻酔は奏効しにくいが，上顎骨では骨小孔が多く歯根が骨面に近接しているため浸潤麻酔が奏効しやすい．
⑥ 頰神経は卵円孔直下で分枝するため下顎孔伝達麻酔では麻酔されない．
⑦ Gow-Gates 法，Akinosi 法は下顎神経の下顎孔より高い位置でブロックするので，下顎神経支配領域のほとんどすべてが麻酔される．

## 3　三叉神経領域の伝達麻酔での麻酔範囲

| 部　位 | 神　経 | 麻酔範囲 |
|---|---|---|
| 眼窩下孔* | 眼窩下神経<br>（前上歯槽枝）<br>（中上歯槽枝） | 上唇，外鼻ならびに鼻粘膜の一部，上顎前歯部唇側歯肉，骨膜<br>上顎前歯部唇側歯肉，骨膜，上顎前歯歯髄<br>上顎小臼歯部頰側歯肉，骨膜，上顎小臼歯部歯髄 |
| 上顎結節 | 後上歯槽枝 | 上顎臼歯歯髄，同側頰側歯肉，骨膜，歯槽骨 |
| 大口蓋孔 | 大口蓋神経 | 上顎臼歯部口蓋粘膜 |
| 切歯孔 | 鼻口蓋神経 | 上顎両側前歯部口蓋粘膜，骨膜 |
| 正円孔 | 上顎神経 | 上顎神経支配全域 |
| 下顎孔 | 下歯槽神経<br>（舌神経） | 下顎臼歯歯髄（前歯），同側歯槽骨，骨膜，歯根膜，オトガイ部皮膚<br>舌前 2/3，舌側歯肉，口腔底粘膜 |
| オトガイ孔 | オトガイ神経 | 下唇皮膚粘膜，前歯部唇側歯肉，小臼歯部頰側歯肉 |
| 卵円孔 | 下顎神経 | 下顎神経支配全域 |

＊眼窩下孔より眼窩下管内に刺入して麻酔すると前・中上歯槽枝が麻酔される．

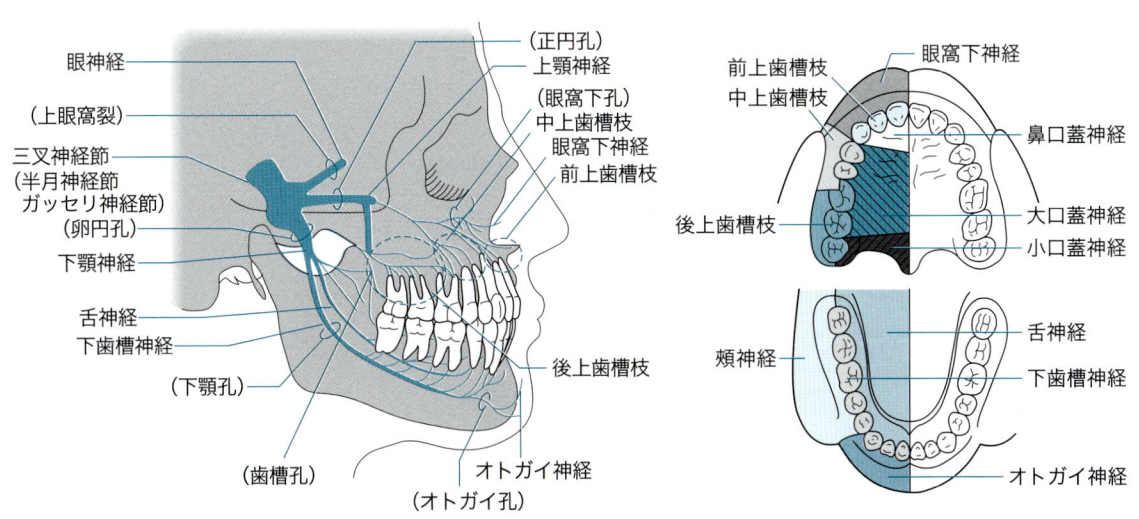

# 局所麻酔にかかわる局所的合併症

解剖学的問題，手技上の問題，器具，局所麻酔薬の取り扱いに由来するものが大部分である．

## 1 麻酔効果不全

- 局所麻酔の手技の問題，炎症部位への注射によるものがほとんどである．
- 神経の走行などを確認し，再度局所麻酔を試み，炎症部位では伝達麻酔の応用や周囲浸潤麻酔を利用する．

## 2 注射中あるいは注射後の疼痛

- 乱暴な注射操作や切れない針の使用により，刺入時の疼痛，注入中の骨膜の剝離や軟組織の損傷が生じる．
- 表面麻酔の併用，細いディスポーザブル注射針の使用，緩徐な注入，2回目以降の刺入点を麻酔された部位とする，などにより予防できる．

## 3 血腫，内出血

- オトガイ孔，下顎孔，眼窩下孔，歯槽孔など比較的太い血管の存在する部位での血管損傷では血腫を生じ，毛細血管の多い粘膜組織では内出血を生じる．
- 血腫は24〜48時間で消退し，出血斑は1〜2週間で退色する．温罨法，抗生物質の投与を行う．

## 4 キューンの貧血帯

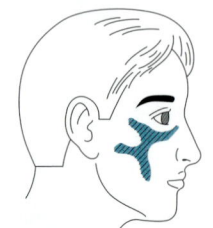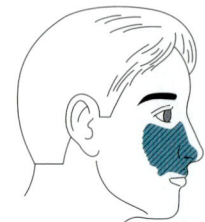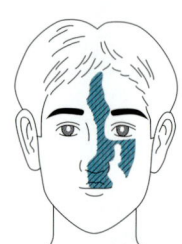

左から，大口蓋孔注射時，上顎結節注射時，切歯孔注射時に現れた貧血帯を示す

■ 伝達麻酔後に現れるキューンの貧血帯 ■

- 眼窩下孔，上顎結節，大口蓋孔の伝達麻酔直後に境界明瞭な貧血帯が現れる．
- 血管の反射性の攣縮による貧血あるいは血管収縮薬の作用により生じ，通常1時間以内に消失する．
- 特別な処置は要しない．

## 5 開口障害

- 下顎孔，歯槽孔（上顎結節），大口蓋孔などへの伝達麻酔時の軟組織や咀嚼筋の外傷性炎症，血腫，感染などにより発現する．
- 外傷によるものは数日ないし1週間程度で回復するが，感染をきたしたときには消炎剤や抗生物質の投与を行い，膿瘍が生じたときには外科的処置を必要とする．

## 6 顔面神経麻痺

- 下顎孔伝達麻酔時に同側の顔面神経麻痺を生じることがある．
- 原因は刺入が深過ぎたり，多量の麻酔薬の使用などによるものであるが，神経損傷をきたさないかぎり，麻痺は一過性で麻酔効果の消失とともに回復する．（86ページ参照）

## 7 遅延性知覚麻痺（後麻痺）

- 通常の伝達麻酔の効果消失時間以後も麻痺が遷延すること．
- 注射針による神経損傷，血腫や感染，アルコールや汚染された局所麻酔薬の注入などで生じる．
- 抜歯に伴う麻痺より回復は早く，2，3週間で回復することが多い．通常処置は要さないが，ビタミンB製剤，ATP製剤，温罨法，星状神経節ブロックなどが治療に用いられる．

## 8 針の破折と組織内迷入

- 下顎孔，歯槽孔（上顎結節），眼窩下孔の伝達麻酔時に発生することが多い．
- 破折した注射針をただちに摘出できないときには，安静に保った状態でエックス線透視下で外科的に摘出する．

## 9 針の気道内吸引，誤嚥

- 注射針の脱落による．

- シリンジと注射針を使用するときには適合を確認して用いることが重要であるが，注射針の脱落することのないカートリッジ式注射器の使用が望ましい．

## 10 口唇や舌の咬傷

- 局所麻酔によって知覚麻痺した口唇や舌を咬むことによって浮腫や潰瘍を形成する．
- とくに小児患者や長時間作用する下顎孔伝達麻酔時に多い．
- 本人，保護者に麻酔効果を説明し，注意を促す．
- 浮腫や潰瘍に対しては局所的な処置を行う．

## 11 局所の皮膚粘膜反応（潰瘍形成，壊死）

- 口蓋粘膜や歯肉などに血管収縮薬や注入薬を強圧で注入したときの局所圧迫，局所的アレルギー反応，変質した局所麻酔薬の使用，毒性のある薬物の誤注などにより生じる．

## 12 視力障害

- 歯槽孔や眼窩下孔伝達麻酔時の眼窩内への局所麻酔薬の浸潤により生じる．また，下顎孔伝達麻酔時に動脈内誤注により複視を生じることがある．
- 麻酔消失とともに回復し，特別な処置は要しない．

## 13 誤薬の注射

- 歯科専用の局所麻酔薬カートリッジの使用により誤薬の危険性はほとんどないが，バイアルから注射筒に移して使用する場合には，すべて歯科医師の責任において確認してから使用する．

## 14 感　染

- 汚染した注射筒や注射針の使用，炎症部や歯周病など感染部への注射による細菌の拡散による．
- 局所麻酔の無菌的操作，注射部位の消毒に細心の注意を払い，ディスポーザブル針の再使用は絶対に避ける．

# 局所麻酔にかかわる全身的合併症

　局所麻酔時に生じる全身的な合併症は，局所麻酔操作や局所麻酔薬に直接かかわるものと，患者の有する全身疾患が局所麻酔により増悪するもの，あるいは精神的な背景によるものがある．ここでは局所麻酔操作と局所麻酔薬にかかわるものについて述べる．

　全身疾患の急性増悪については全身麻酔（術前合併症と全身管理）を参照のこと．

## 1 神経性ショック

### ▶1◀ 成　因

　不安，恐怖心，興奮などの精神的緊張は，ときに交感神経の緊張に続く反射性副交感神経（迷走神経）緊張を引き起こす．また，疼痛刺激は三叉神経－迷走神経反射を誘発する．

### ▶2◀ 症　状

　徐脈，血圧下降，顔面蒼白，冷汗，めまい，嘔気，呼吸浅速，四肢の弛緩，意識消失などの迷走神経緊張に伴う症状が生じる．

### ▶3◀ 処　置

　水平仰臥位あるいは下肢を上げた体位（ショック体位）とし，酸素吸入を行う．血圧低下に対して昇圧薬の投与，徐脈に対してアトロピン投与を行う．

### ▶4◀ 予防法

　精神的緊張を和らげること，疼痛を与えないことが重要で，吸入鎮静法や静脈内鎮静法の併用が有効であり，表面麻酔薬の使用，確実な局所麻酔の施行が必要である．

## 2 局所麻酔薬中毒

### ▶1◀ 成　因

脳循環での局所麻酔薬血中濃度の上昇により生じる．通常量の浸潤麻酔では生じにくいが，血管内誤注，頻回の噴霧用リドカイン表面麻酔薬の使用により発現することがある．とくに下顎孔伝達麻酔時の動脈内誤注で発症する可能性が指摘されている．

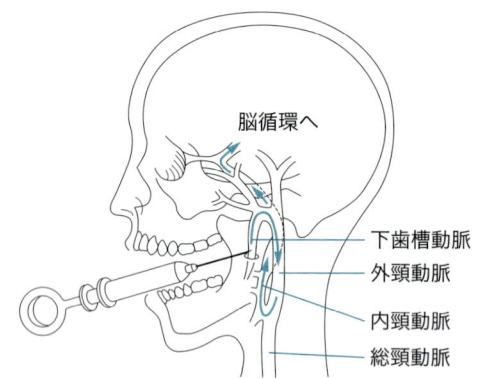

下歯槽動脈内に強圧で局所麻酔薬を注入すると外頸動脈を逆行し，総頸動脈から内頸動脈を経て，中枢神経に達する

### ▶2◀ 症　状

血中濃度の上昇に伴って中枢神経刺激症状から抑制症状に移行する．ただし，大量の局所麻酔薬が急速に血管に注入された場合，突然の意識消失，無呼吸，循環虚脱をきたす．

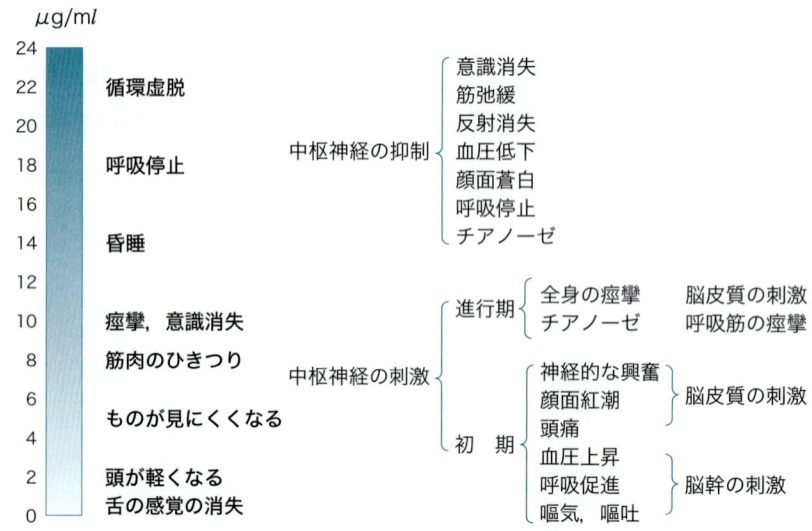

■ リドカインの血中濃度と中毒反応 ■

### ▶3◀ 処　置

　　気道の確保，酸素吸入，必要に応じて人工呼吸を行い，痙攣に対してジアゼパムあるいはチオペンタールの静注を行う．

### ▶4◀ 予防法

　　局所麻酔薬使用量を十分な局所麻酔が得られる範囲で必要最少量（8ページ参照）とする．伝達麻酔では吸引テストを行い，血管内注入を防ぐ．

## 3　添加された血管収縮薬による反応

### ▶1◀ 成　因

　　高血圧症などの患者では局所麻酔薬に添加された血管収縮薬に対し非常に敏感に反応する．

### ▶2◀ 症　状

　　交感神経刺激症状を呈する．心悸亢進，不安，興奮，拍動性の頭痛，顔面紅潮あるいは蒼白，冷汗，めまい，振戦，高血圧，頻脈，不整脈などが生じる．

### ▶3◀ 処　置

　　通常，症状は一過性であり，半座位とし，酸素吸入を行いながらバイタルサインの監視を行う．必要に応じて，高血圧に対してはニフェジピンなどの降圧薬の投与を，不安，興奮などに対しては鎮静薬の投与を行う．

### ▶4◀ 予防法

　　高血圧症などの既往のある患者に対しては，血圧測定などバイタルサインの監視を行い，局所麻酔薬（血管収縮薬）の投与量に留意する．鎮静法や，降圧薬の併用が有効である．健康成人では200 µgまでのエピネフリンが安全に使用できるが，本態性高血圧症患者では40 µgまで，鎮静法や降圧薬を併用すれば80 µgまで使用できる．

## 4　過換気症候群

### ▶1◀ 成　因

　　局所麻酔に対する不安などにより過換気が誘発され，呼吸性アルカローシスをきたす．

### ▶2◀ 症　状

　　呼吸循環に異常は認められず，意識は比較的明瞭であるが，不安，興奮，呼吸苦を訴える．しだいに手足のしびれ感，脱力感を呈し，特有の手指の硬直（助産婦様手指，カルパルスパズム）を呈する．

▶3◀ 処　置

呼吸を意識的にこらえさせる，紙袋により呼気を再呼吸させるなどにより炭酸ガスを蓄積させる．必要により鎮静薬を投与する．

▶4◀ 予防法

患者との間の信頼関係を築くことが重要である．静脈内鎮静法の併用が有効である．

## 5　局所麻酔薬アレルギー（アナフィラキシー）

▶1◀ 成　因

局所麻酔薬あるいは添加されているメチルパラベンなどの防腐剤が抗原として作用するⅠ型のアレルギー反応である．

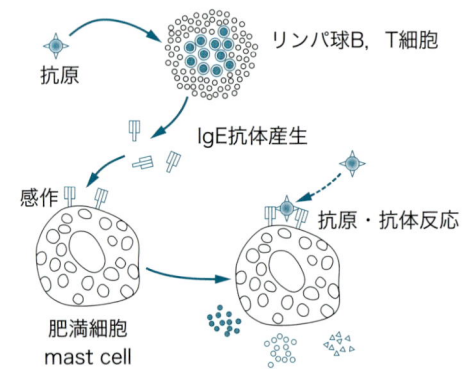

■ Ⅰ型アレルギーにおける伝達物質の遊離 ■

▶2◀ 症　状

注射後数分以内に，蕁麻疹，浮腫，かゆみなどのアレルギーの一般症状を呈し，重症なときには，呼吸循環障害が急速に進行し，喘息様発作，気管支痙攣，喉頭浮腫，血圧低下，頻脈，不整脈，心停止を起こす．

> **Side memo**
> **喘息と歯科治療**
> 　気管支喘息は「発作性の咳」，気道狭窄による「喘鳴」および「呼吸困難」を繰り返す病気であり，多くは気道の過敏性を伴うアレルゲンによる慢性の炎症の存在が原因となる．喘息の治療には$\beta_2$刺激薬やテオフィリン，クロモリン（DSCG）などの気管支拡張薬の経口投与や吸入，吸入ステロイド薬ベクロメタゾンの吸入などが行われる．エピネフリンの皮下投与も治療に用いられる．発作時には患者が常用する吸入薬の吸入と酸素投与をまず行うべきである．

■ アレルギー反応の型 ■

| | Ⅰ型アレルギー | Ⅱ型アレルギー | Ⅲ型アレルギー | Ⅳ型アレルギー | Ⅴ型アレルギー |
|---|---|---|---|---|---|
| 抗 体 | IgE または IgE 類似 | 流血抗体 | 流血抗体 | T 細胞に存在 | 流血抗体 |
| 皮内反応の極大反応 | 15〜30 分<br>発疹と膨疹 | ―<br>― | 3〜8 時間<br>発疹と浮腫 | 24〜48 時間<br>発疹と硬結 | ―<br>― |
| 反応型 | 即時型<br>アナフィラキシー型 | 即時型 | 即時型<br>アルサス型 | 遅延型 | |
| 疾 患 | 気管支喘息<br>アナフィラキシー<br>アレルギー性鼻炎<br>花粉症<br>蕁麻疹 | 輸血反応<br>新生児溶血性疾患<br>慢性甲状腺炎<br>リウマチ熱<br>薬物アレルギー | 血清病<br>糸球体腎炎 | 細菌・ウイルス・カビ感染に伴う反応<br>ツベルクリン反応<br>金属・化粧品・ウルシなどの接触性皮膚炎<br>膠原病の多く<br>移植の際の拒絶反応 | 甲状腺機能亢進症 |

### ▶3◀ 処 置

数分以内にエピネフリン，副腎皮質ホルモン，アミノフィリンの静注，輸液，酸素吸入を行う．気道狭窄，閉塞があるときには気管切開，人工呼吸も必要となる．

### ▶4◀ 予防法

問診を十分に行い，アレルギー性疾患と薬物過敏反応の既往を聴取する．疑いのある場合にはアレルギー検査を行う．

## 6 メトヘモグロビン血症

### ▶1◀ 成 因

アセトアニリド型局所麻酔薬の代謝産物はヘモグロビンに作用して酸素との親和性を低下させるメトヘモグロビンを形成する．プロピトカインに多いが，リドカイン，クロールプロカイン，ベンゾカインでも生じたという報告がある．

### ▶2◀ 症 状

高度のチアノーゼ様症状を呈する．

### ▶3◀ 処 置

メトヘモグロビンを還元するメチレンブルーの静注，アスコルビン酸，還元グルタチオン投与，酸素吸入を行う．

### Side memo
**アレルギー検査と皮内反応テスト**

　アレルギー検査には抗原を投与する検査（鼻腔内滴下テスト，スクラッチテスト，皮内反応テスト，パッチテスト）と，採血してこれと反応させる検査（リンパ球幼弱化テスト LST, RIST, RAST, ヒスタミン遊離テスト）がある．

皮内反応テストの判定

| | |
|---|---|
| 陰　性（－） | 膨疹 0〜5 mm，発赤 0〜9 mm |
| 疑陽性（±） | 膨疹 6〜8 mm，あるいは発赤 10〜19 mm |
| 陽　性（＋） | 膨疹 9〜15 mm，あるいは発赤 20〜40 mm |
| 強陽性（＋＋） | 膨疹 15 mm 以上，あるいは発赤 40 mm 以上，偽足形成，搔痒感あり |

# 精神鎮静法

精神鎮静法は，治療に対する精神的ストレスを軽減する目的で，鎮静効果のある薬物を用いて意識を残した状態で中枢神経系の機能を抑制し，精神的安静を得させる方法である．低濃度笑気と酸素の混合ガスを吸入させる吸入鎮静法と精神安定薬などを静脈路から投与する静脈内鎮静法がある．

精神鎮静法の適応
吸入鎮静法と静脈内鎮静法の比較
吸入鎮静法
静脈内鎮静法

Chapter 2

# 精神鎮静法の適応

　歯科治療に不安や恐怖心を有する患者のすべてが精神鎮静法の適応となる．歯科治療は口腔内の処置であることから，誤嚥や気道閉塞などの合併症を予防するために患者の意識と反射を維持することが必要である．
　精神鎮静法では治療中に患者が術者の指示に従える状態を維持しなければならない．

## 1 精神鎮静法の適応患者

① 意思の疎通が可能な患者．
② 過去の治療において神経性ショックの既往のある患者．
③ 歯科治療に対して不安や恐怖心を持つ患者．
④ 心疾患や高血圧症など歯科治療時のストレスが引き金となり，全身的不快症状が生じる危険性のある患者．
⑤ 咽頭反射が強く，歯科治療，レントゲン撮影，印象採得などで嘔気を催しやすい患者．

## 2 精神鎮静法の非適応患者

① 歯科治療の必要性を認めない患者．
② 歯科治療の必要性を理解できない患者．
③ 重度の心身障害で意思の疎通が不可能な患者．
④ 重度の心身障害で著しい不随意運動のために指示に従えない患者．
⑤ 歯科治療に優先して加療を必要とする重篤な全身疾患を有する患者．

# 吸入鎮静法と静脈内鎮静法の比較

|  | 吸入鎮静法 | 静脈内鎮静法 |
|---|---|---|
| 導　入 | ・時間がかかる<br>・吸入濃度が高いと不快を覚える | ・すみやか<br>・安定した鎮静が得られやすい |
| 鎮静深度の調節 | ・容易である<br>・口呼吸やマスクの不適合により鎮静<br>・深度が不安定になりやすい | ・吸入鎮静法よりむずかしい<br>・投与量が多いと意識消失，舌根沈下が生じることがある |
| 覚　醒 | ・すみやか | ・覚醒まで時間を要し，帰宅時には付き添いが必要 |
| 手　技 | ・容　易 | ・静脈確保，緊急時の対処法に精通している必要がある |
| 禁　忌 | ・鼻閉，口呼吸の患者<br>・上気道感染症，肺疾患など呼吸器疾患を有する患者<br>・中耳疾患を有する患者<br>・妊娠初期の患者<br>・てんかん，ヒステリー，過換気症候群の既往を有する患者 | ・使用薬剤に過敏症を有する患者<br>・開口障害，小顎症など意識消失時に気道確保が困難な患者<br>・急性隅角緑内障，重症筋無力症の患者（ベンゾジアゼピン誘導体使用時） |
| 器　具 | ・吸入鎮静器が必要<br>・笑気ガスによる室内汚染対策が必要 | ・器具，器材が簡単<br>・鼻マスクがないため歯科治療操作を妨げない<br>・呼吸，循環管理の準備が必要 |

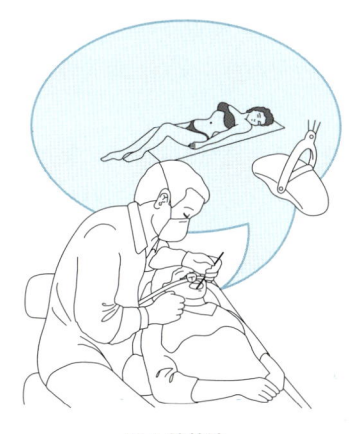

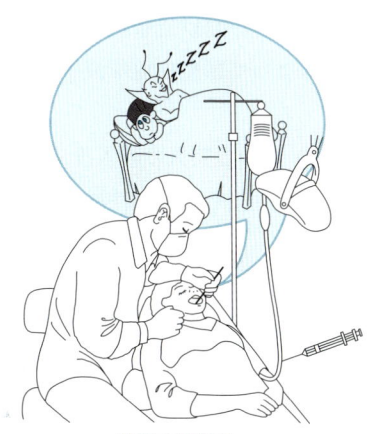

精神鎮静法

吸入鎮静法　　　　　静脈内鎮静法

# 吸入鎮静法

　低濃度の笑気と高濃度の酸素の混合ガスを鼻マスクから吸入することにより鎮静状態を得る方法．

　吸入鎮静器を必要とするため，静脈内鎮静法に比べてコストが高く，鼻呼吸の困難な患者には適応できないが，操作が容易で，呼吸循環をほとんど抑制しないことから臨床に広く応用されている．また，精神鎮静とともに高濃度酸素を吸入できることから高血圧症患者や虚血性心疾患患者の管理にも用いられる．

## 1　笑気（亜酸化窒素，$N_2O$）の薬理

① 最も多く利用されている吸入麻酔薬で，無色でわずかに甘い香気をもつ無機化合物の気体．
② 化学的に安定で，体内で分解されない不活性ガス．
③ 比重 1.53（空気＝1），分子量 44.01，沸点－89℃で，20℃，51 気圧で液化し，シリンダー内に液体として貯蔵される．
④ 助燃性がある．
⑤ 催眠作用は弱いが鎮痛作用は比較的強く，20％笑気はモルヒネ 15 mg に相当する鎮痛作用を有する．
⑥ MAC（最小肺胞内濃度，41 ページ参照）は 105 で，麻酔作用は弱い．
⑦ 呼吸器系，循環器系，神経系，肝，腎などに対する影響はほとんどない．
⑧ 体腔内の閉鎖腔（中耳腔など）に拡散し，閉鎖腔内の内圧を高める．
⑨ 24 時間以上の吸入で骨髄の造血機能が障害され，1 週間以上の持続吸入によって顆粒白血球減少症発現の報告があり，また，催奇性についての報告もある．
⑩ 高濃度笑気の吸入後，空気吸入を行うと笑気が肺胞内に拡散するため低酸素症を生じる（拡散性酸素欠乏）．30％以下の笑気吸入ではほとんど発現しない．

*Side memo*

**笑気の臨床応用の歴史**

　笑気は Priestley（1776）によって発見され，Humphry Davy（1798）によってその麻酔作用が証明された．1844 年，Wells らが抜歯の麻酔に笑気を用い，Andrews（1868）は 20％酸素とともに投与することを考案した．低濃度笑気の使用は 1889 年英国リバプールにおいて窩洞形成の際の無痛法として利用されたのが最初といわれる．

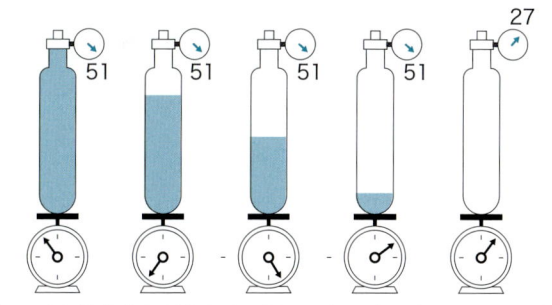

ボンベ内に液体笑気が存在する間，51気圧を示す．このため重量を計ることにより笑気の量を知ることができる

精神鎮静法

### ■ 吸入鎮静法における鎮静深度 ■

| | 鎮静適期 | | | 鎮静過剰期 |
|---|---|---|---|---|
| | ● 意識の保持<br>● 歯科治療に対する不安感，恐怖心の解消<br>● おだやかな表情，リラックス状態<br>● 疼痛閾値の上昇<br>● 術者の指示に従順 | | | ● 意識の保持は不定，なかば無意識状態<br>● 術者の指示を無視<br>● 開口の保持不能，全身的筋の緊張<br>● にらみつけるような険しい表情<br>● Guedel 第Ⅱ期：興奮状態，嘔吐，眼瞼反射消失，瞳孔散大，不規則呼吸 |
| Guedel の分類 | 第Ⅰ期（無痛期） | | | 第Ⅱ期（興奮期） |
| Artusio の分類 | 第1相 | 第2相 | 第3相 | |
| Langa の分類 | relative analgesia | | total analgesia | |
| 平均 $N_2O$ 濃度 | 10～20% | 30～35% | 45～50% | |
| 呼吸・脈拍・血圧 | 正　常 | 正　常 | 正　常 | 不規則な呼吸 |
| 筋の緊張 | 正　常 | 正　常 | 正常，ときに全身の緊張 | 全身の緊張，体動 |
| 眼反射 | 瞳孔正常<br>対光反射あり<br>角膜反射あり | 瞳孔正常<br>まばたきが少なく<br>うつろな感じ | 眼球は奇異な運動<br>にらみつけるような表情，<br>ときに眠そう | 眼瞼反射消失 |
| 開口保持 | 可　能 | 可　能 | 術者が開口させてもすぐに閉じてしまう | 不　能 |
| 術者の指示 | 従　う | 従うが緩慢になる | 通常従わない | 従わない |
| 健　忘 | 非常に軽度 | 中等度 | ほぼ完全 | 完　全 |
| 除　痛 | 疼痛閾値上昇 | 非常に軽減 | 疼痛反応なし | |
| 恐怖心 | ほとんど消失 | 消　失 | 短時間であれば恐怖心に対する抑制効果は良好，まもなく興奮状態となる | |
| 患者の状態 | 意識は残存 | リラックス状態 | 周囲に無関心で無意識状態，顎の強直，全身緊張 | 意識の消失 |
| 患者の主観 | リラックス<br>指，つま先，口唇，<br>舌に軽度のしびれ感 | 全身が温かく，ゆらゆらして酔った感じ<br>治療以外のことをいろいろ考える | 幻覚をみる<br>恐怖心が強く落下する感じ<br>死の恐怖を覚えることもあり，どうすることもできない感じ | |

# 静脈内鎮静法

　静脈内に緩和精神安定薬（マイナートランキライザー）や静脈麻酔薬などを単独で，あるいはこれに麻薬，非麻薬性鎮痛薬などを併用して鎮静状態を得る方法．
　笑気吸入鎮静法に比べて，効果が確実で，安定した鎮静状態が得られ，健忘効果がある．マスクを使用しないため歯科治療操作を妨げないなどの利点を有するが，調節性に乏しく，過量投与によって意識の消失，呼吸の抑制などが生じやすい．
　また，静脈確保，バイタルサインの把握，緊急時の処置法などに精通していることが必要である．
　歯科臨床での静脈内鎮静法にはこれまでジアゼパムやミダゾラムなどのベンゾジアゼピン誘導体や少量のケタミンが多く用いられてきたが，近年，集中治療室での鎮静に用いられているプロポフォールやデクスメデトミジンの持続投与による静脈内鎮静法が歯科臨床にも応用あるいは検討されている．

## 1　ベンゾジアゼピン誘導体

① ジアゼパム，フルニトラゼパム，ミダゾラムなどが用いられる．
② ベンゾジアゼピン誘導体は大脳辺縁系（海馬，扁桃核など）などに選択的に作用し，抑制性のGABA（ガンマ・アミノ酪酸）ニューロンに存在するベンゾジアゼピン受容体に結合し，GABAニューロンの作用を増強する．
③ 鎮静作用，静穏作用，抗痙攣作用や健忘効果を有する．
④ 肝臓で脱メチル化され，次いで水酸化を受け，おもにグルクロン酸抱合体として尿中に排泄される．
⑤ ジアゼパムは急速な静脈内注射により血管痛をみることがあり，細い静脈内に注射した場合，血栓性静脈炎を起こすことがある．フルニトラゼパムやミダゾラムでは血管痛や血栓性静脈炎の発現は少ない．
⑥ 効果持続時間は，フルニトラゼパム＞ジアゼパム＞ミダゾラムの順で長い．
⑦ 急性隅角緑内障，重症筋無力症の患者には禁忌である．
⑧ 鎮静薬の過剰投与時や覚醒遅延時に，近年ベンゾジアゼピン誘導体の拮抗薬であるフルマゼニル（アネキセート）が使用される．

> *Side memo*
>
> **Jorgensen technique（Loma Linda technique）**
> 　Loma Linda大学のJorgensenによりはじめられたペントバルビタール，ペチジン，スコポラミンを併用する方法．短時間作用性バルビツレートのペントバルビタールにより鎮静，麻薬であるペチジンにより鎮静，鎮痛，多幸感，ベラドンナ剤であるスコポラミンにより鎮静，健忘，唾液分泌抑制効果が発現する．

**■ 静脈内鎮静法における鎮静深度 ■**

| | 鎮静適期 | 過剰鎮静期（入眠） |
|---|---|---|
| 徴候 | ・意識は保たれている<br>・術者の指示に従順<br>・応答が遅れ気味となり，声が低くなる<br>・呂律(ろれつ)が低下するが理解可能<br>・おだやかな表情となり，上眼瞼が下垂し，半眼となる（Verrillの徴候） | ・入眠<br>・意識消失<br>・応答せず<br>・ときに舌根沈下 |

## 2 プロポフォール

① 超短時間作用性の静脈麻酔薬であり，全身麻酔の導入に多く使用され，持続投与によって麻酔維持にも用いられる．
② 集中治療の人工呼吸中の鎮静に使用される．
③ 成人に対して 2〜2.5 mg/kg の投与で就眠が得られ，0.3〜3 mg/kg/時間の持続投与で適切な鎮静深度が得られる．
④ 半減期は 2.6 分，投与後 10 分のタンパク結合率は 97％で，作用時間が短い．
⑤ 添加物として大豆油，精製卵黄レシチンが加えられており，これらに過敏症の既往歴のある患者には禁忌である．
⑥ ベンゾジアゼピン誘導体やバルビツレートと同様に $GABA_A$ 受容体に結合して GABA ニューロンの作用を増強する．
⑦ 鎮痛効果を有さない．
⑧ 血管痛があり，緩徐な投与か静注用リドカインとの併用によって軽減される．

## 3 デクスメデトミジン

① 強力で選択性の高い $\alpha_2$ アドレナリン受容体作動薬で，中枢神経系，脊髄での $\alpha_{2A}$ 受容体に作用して鎮痛，鎮静，交感神経遮断作用を示す．
② 0.2〜0.7 μg/kg/時の持続投与が集中治療室での人工呼吸中の鎮静に使用される．
③ ミダゾラム，プロポフォールなどと異なり，鎮静中でも患者の意識レベルが保て，応答が可能であり，呼吸抑制を生じない．
④ 投与早期におもに末梢性 $\alpha_{2B}$ 受容体作用により血管内皮の平滑筋収縮による高血圧を生じ，続いて交感神経系抑制による低血圧と徐脈を示す．

> *Side memo*
> **クロニジン**
>
> イミダゾリン誘導体であるクロニジンは中枢神経系や脊髄の $\alpha_2$ 受容体への結合によって降圧効果と同時に鎮静効果，鎮痛効果を示す．近年，クロニジンが親和性をもつイミダゾリン受容体が発見され，イミダゾリン受容体への結合が降圧効果に関与すると報告され，イミダゾリン受容体への選択性の高いリルメニジンやモキソニジンなどの中枢性降圧薬が開発されている．

*Side memo*

**精神鎮静法と反射**

　喉頭反射とは，喉頭部への機械的刺激または化学的刺激により生じる咳反射，嚥下反射とは，延髄の嚥下中枢の統御によって行われる咽頭粘膜に対する刺激によって起こる不随意の嚥下運動，咽頭反射（絞扼反射あるいは催吐反射）とは，咽頭後壁の粘膜を刺激すると嘔気を起こす反射をいう．

　歯科治療で必要とされる至適な鎮静状態とは，意識を保った状態で，治療に対する不安，恐怖心を解消するとともに，生体機能を維持するために必要な反射を保った状態をいう．歯科治療中，患者は歯科医師の指示に従える状態であるとともに，印象採得，吸引操作などに対する嚥下反射，咽頭反射を抑制し，一方，喉頭反射を維持することで治療に伴って口腔内に貯留する水，分泌物，血液などが気管に入らないように保つことが必要である．

　吸入鎮静法や静脈内鎮静法での過剰な薬剤投与は，意識喪失による舌根沈下を生じ，喉頭反射の消失に伴う異物の気管内吸引による重篤な呼吸器系合併症をきたす危険性がある．

# 全身麻酔

全身麻酔は麻酔薬を中枢神経に直接作用させて無痛と意識消失を得ようとするものである．全身麻酔は口腔外科手術だけでなく，局所麻酔や精神鎮静法を適応できない患者に対する歯科治療にも広く用いられる．全身麻酔は麻酔医の管理のもとに行われるが，術前からの患者の全身状態の把握，管理が重要であり，全身麻酔法や使用する薬剤を知るだけでなく，全身状態との関連を理解することが必要である．

麻酔の歴史
全身麻酔の三要素
麻酔薬の投与経路による分類
術前管理
全身麻酔の前準備
吸入麻酔
静脈麻酔
筋弛緩薬
術中の呼吸管理
術中の循環管理
輸　液
輸　血
術前合併症と全身管理
服用薬剤と全身管理
全身麻酔時の術中・術後合併症
外来全身麻酔
覚えておきたい検査値

Chapter 3

# 麻酔の歴史

| 年 | 人物 | 内容 |
|---|---|---|
| 1689 | 高嶺徳明 | 生薬を用いた全身麻酔で兎唇手術を行う |
| 1799 |  | 亜酸化窒素（笑気）の麻酔作用が発見される |
| 1804 | 華岡青洲 | 麻沸散（痛仙散）による全身麻酔で乳癌手術を行う |
| 1842 | Long | エーテルを外科手術に用いる |
| 1844 | Wells | 笑気を抜歯に用いる |
| 1846 | Morton | エーテル麻酔で下顎腫瘍の切除を公開 |
| 1847 | Simpson | エーテルを分娩痛軽減に用いる |
| 1853 | Snow | クロロホルムをビクトリア女王の分娩時の鎮痛に用いる |
| 1854 | Wood | 中空金属針を発明 |
| 1855 | 杉田成卿 | エーテル麻酔で外科手術を行う |
| 1862 | 伊藤玄朴 | クロロホルム麻酔で外科手術を行う |
| 1868 | Andrews | 酸素と笑気を併用 |
| 1884 | Koller | コカインによる表面麻酔を行う |
| 1885 | Halsted | コカインによる浸潤麻酔と神経ブロック法を発表 |
|  | Corning | 硬膜外麻酔法を発表 |
| 1898 | Bier | 脊椎麻酔法を発表 |
| 1905 | Einhorn | プロカインを合成 |
| 1920 | Guedel | エーテル麻酔における麻酔深度の徴候を発表 |
| 1930 | Sword | 循環式呼吸回路と炭酸ガス吸収装置を発表 |
| 1934 | Lundy | チオペンタールを麻酔導入に使用 |
| 1942 | Griffith, Johnson | d-ツボクラリンによって全身麻酔中に筋弛緩を得る |
| 1943 | Lofgren | リドカインを合成 |
| 1949 | Phillips, Fusco | スキサメトニウム（サクシニルコリン）を臨床使用 |
| 1956 | Johnson | ハロセンを臨床使用 |
| 1959 | Artusio, Van Poznak | メトキシフルランを臨床使用 |
| 1972 |  | エンフルランを臨床使用 |
| 1981 |  | イソフルランを臨床使用 |
| 1989 |  | プロポフォールを臨床使用 |
| 1990 |  | セボフルランを臨床使用 |
| 1992 |  | デスフルランを臨床使用 |

# 全身麻酔の三要素

　全身麻酔は，①意識の消失（鎮静），②痛みの消失（鎮痛），③筋緊張の消失（不動化）の3つの要素，さらに有害反射の消失を満たす必要がある．

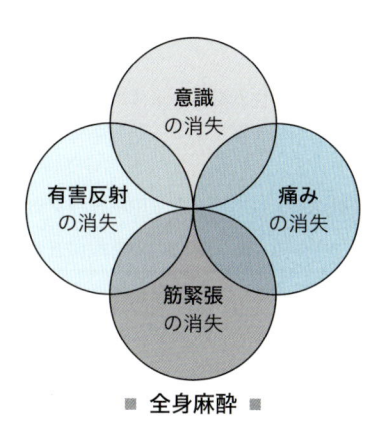

■ 全身麻酔

　従来，十分な量の麻酔薬（おもに吸入麻酔薬）を投与してこれらの要素を満たすことで麻酔を行う方法が主流であったが，過剰な循環の抑制，覚醒の遅延などが生じることが多いため，現在では，1つの麻酔薬ですべての要素をまかなうのではなく，数種類の麻酔薬や麻酔法を併用するバランス麻酔が主流となっている．
　とくに静脈麻酔では単独で麻酔に必要な要素を満たす麻酔薬が存在しないため，神経遮断薬と麻薬などの強力な鎮痛薬を併用するニューロレプト麻酔（neuroleptanesthesia；NLA）や近年用いられている就眠薬（鎮静薬）の持続投与と鎮痛薬を併用する全静脈麻酔（total intravenous anesthesia；TIVA）が臨床で使用されている．
　全身麻酔と局所麻酔の併用もバランス麻酔に含まれる．

# 麻酔薬の投与経路による分類

　全身麻酔は麻酔薬が中枢神経に運ばれることによって効果が発現し，その経路から次のように分類される．

| | |
|---|---|
| 吸入麻酔 | ガス麻酔薬あるいは揮発性麻酔薬を気体の状態で気管チューブ，マスク，気管切開カニューレなどを通して吸入する．麻酔薬は肺胞から血液中に入り，中枢に運ばれて麻酔作用を現す |
| 静脈麻酔 | 麻酔薬溶液を静脈路を介して直接血液中に投与する |
| 筋肉内麻酔 | 麻酔薬溶液を筋肉内に投与し，筋肉中の毛細血管から徐々に血液中に移行させる |
| 直腸麻酔 | 麻酔薬溶液を直腸内に投与し，直腸付近の静脈叢あるいは毛細血管を介して血液中に移行させる |

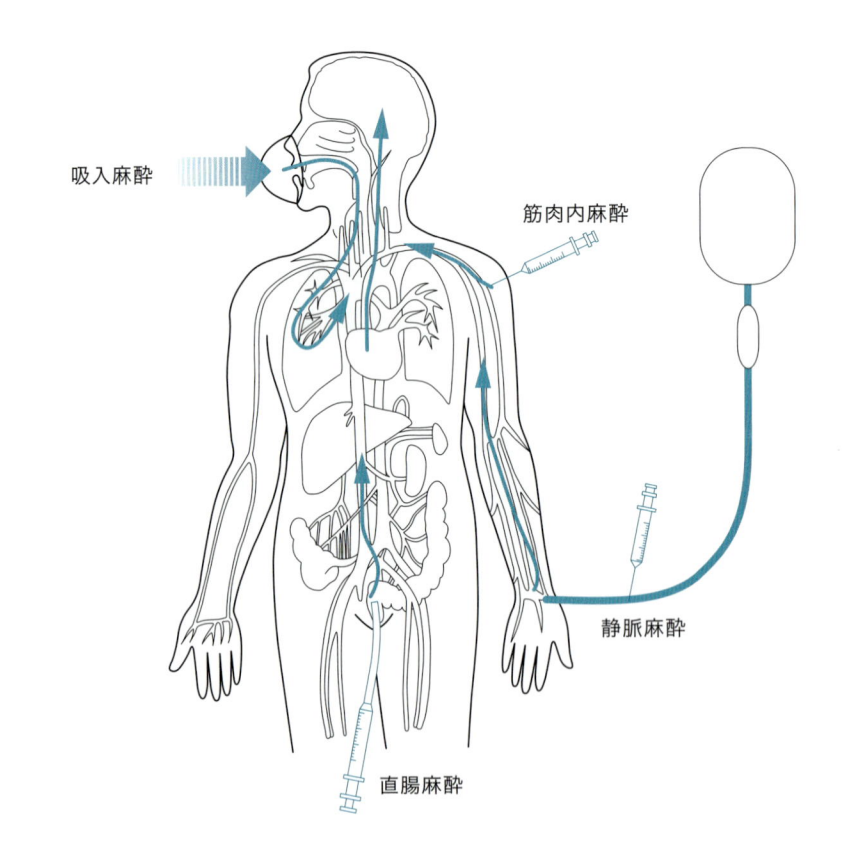

# 術前管理

## 1 術前状態の把握と評価

詳細な問診，診察ならびに術前検査は，麻酔法の選択，術中や術後の合併症の予防，対処の重要な資料となる．

## 2 手術危険度 surgical risk の評価

**■ アメリカ麻酔学会 ASA の術前全身状態の評価（Physical Status 分類；PS）■**

| | |
|---|---|
| PS1 | 手術の対象となる疾患は局所的で，系統的（全身疾患）な障害のないもの |
| PS2 | 軽〜中等度の系統的な障害（たとえば糖尿病，高血圧症，気管支炎など）をもつもの |
| PS3 | 重症の系統的障害をもち，日常生活は制約されているが，生命維持には問題がないもの |
| PS4 | 重症の系統的障害をもち，生命が脅かされているもの |
| PS5 | 手術をしても，しなくても 24 時間以上生存が困難と思われるもの |
| PS6 | 臓器移植のドナーとなる，脳死と宣告された患者 |

・緊急手術の場合には emergency case の E を評価クラスのあとにつける．
・PS は術前全身状態の評価である．術式や麻酔法とは無関係で，手術の大小は PS 判定に影響しない．

全身麻酔

---

*Side memo*

**心疾患患者の分類（American Heart Association）**

1 度：器質的な心疾患があるが，特別な不快感や苦痛なしに普通の身体活動が可能．すなわち，普通の身体活動では異常な疲労感，心悸亢進，呼吸促進，胸痛などを起こさない．
2 度：器質的な心疾患があり，普通の身体活動に際して，不快感や苦痛なしには行えない．
これには a と b の 2 段階がある．
　a…身体活動は軽度に制限されている．普通の活動で疲労，心悸亢進，胸痛などを経験するが，心不全や感染症などの症状を呈することはまれである．
　b…身体活動の高度の制約を受けている．普通よりも軽い身体活動で，すでに a であげた各種の症状を呈するばかりでなく，心不全，狭心症，感染症などの症候のうち，1 つまたはそれ以上を伴うことが多い．
3 度：器質的な心疾患があり，安静時においても心不全の症状を示し，どのような身体活動に際しても不快感をまぬがれない．患者は著明な心不全，狭心症あるいは active cardiac infection の症状を示す．

# 全身麻酔の前準備

## 1　麻酔前の指示

　　手術前夜は，必要に応じて睡眠薬，鎮静薬を投与する．
　　麻酔中に消化管（胃）内容物の逆流や嘔吐によって起きる肺炎や窒息を防止する目的で，術前には禁飲食の指示を行う．
　　① 成人では麻酔導入の8時間前から禁飲食．
　　② 乳幼児では脱水に対する配慮から，固形物は幼児では8時間前から，乳児では6時間前から禁食とし，その後は，麻酔導入の2〜3時間前まで砂糖水などを少量，経口的に与える．

## 2　前投薬の目的と使用薬剤

| 目　的 | 使用薬剤 |
| --- | --- |
| 鎮静，催眠 | 緩和精神安定薬（マイナートランキライザー），バルビツレート，麻薬（合成薬を含む） |
| 基礎代謝の低下 | 麻薬（合成薬を含む），鎮痛薬，精神安定薬，バルビツレート |
| 有害な自律神経反射（主として迷走神経反射）の予防 | 副交感神経遮断薬（アトロピン，スコポラミン） |
| 気道分泌の抑制 | 副交感神経遮断薬（アトロピン，スコポラミン） |
| 疼痛閾値の上昇（鎮痛） | 麻薬（合成薬を含む），非麻薬性鎮痛薬 |

## 3　前投薬の効果に影響する因子

### a．年　齢
　　基礎代謝率は新生児で低く，2歳で最大となり，その後年齢とともに低下する．

### b．体　温
　　発熱1℃につき基礎代謝率は14％増加する．

### c．不　安
　　アドレナリン分泌が増加し基礎代謝を増す．

### d．疼　痛
　　痛みの強さに比例して基礎代謝を上昇させる．

e．全身状態

甲状腺機能亢進症は基礎代謝を上昇させる．

粘液水腫，アジソン病では基礎代謝を低下させる．

貧血症は麻薬や中枢抑制薬の効果を増す．

## 4 前投薬に用いられる薬剤

一般に副交感神経遮断薬（アトロピンやスコポラミン），鎮痛薬（ペンタゾシンやペチジン），精神安定薬（ヒドロキシジンほか）などを組み合わせて用いられる．乳幼児では副交感神経遮断薬のみ，高齢者では鎮静薬や精神安定薬を減量して用いる．

| 分類 | 一般名 | 特徴 |
| --- | --- | --- |
| 麻薬 | モルヒネ | 副交感神経刺激，低血圧などのためほとんど使用されない |
|  | ペチジン | 鎮静，鎮痛効果を有する |
|  | フェンタニル | 鎮痛効果は強いが，呼吸抑制が著明 |
| 非麻薬性鎮痛薬 | ペンタゾシン | 鎮痛効果はペンタゾシン 30〜60 mg がモルヒネ 10 mg に相当する |
| 緩和精神安定薬 | ヒドロキシジン | 疼痛閾値の上昇，抗ヒスタミン作用，制吐，鎮静，健忘，抗痙攣，催眠作用 |
|  | ジアゼパム，ニトラゼパム | 催眠作用が強く，術前夜の催眠薬として多く用いられる |
| 催眠薬 | ペントバルビタール セコバルビタール | 鎮痛作用はなく，副交感神経刺激作用がある |
| 副交感神経遮断薬 | アトロピン | 小児でときにアトロピン中毒（興奮，譫妄，発熱，顔面紅潮，口唇の周囲の蒼白）をきたす |
|  | スコポラミン | 鎮静，健忘効果がある．老人ではときに興奮，譫妄をきたす |

全身麻酔

## 5 アトロピンとスコポラミンの作用の相違

|  | アトロピン | スコポラミン |
| --- | --- | --- |
| 分泌抑制効果 | ＋ | ＋＋ |
| 鎮静作用 | －（むしろ興奮的） | ＋＋（健忘を伴う．ただし高齢者や疼痛のあるものは譫妄状態をきたすことがある） |
| 副交感神経抑制作用 | ＋＋ | ＋ |
| 心拍数増加作用 | ＋（＋＋） | －（＋） |
| 基礎代謝亢進作用 | ＋ | － |
| 瞳孔散大作用 | ＋ | ＋＋ |
| モルヒネに対する呼吸抑制拮抗作用 | ＋ | ＋＋ |

# 6 全身麻酔の深度と徴候

吸入麻酔では麻酔深度が深くなるにつれて，大脳（大脳皮質，大脳核）＞間脳＞中脳＞小脳＞脊髄＞延髄の順で抑制され，この抑制の拡大に伴って，呼吸，眼症状，循環，咽喉頭反射，筋弛緩などの臨床徴候に変化が生じる．1937 年に Guedel が開放点滴法によるエーテル麻酔での深度とその徴候を記載した．今日用いられる吸入麻酔薬のすべてがこの徴候に当てはまるわけではないが，基本的な経過は同じと考えてよい．

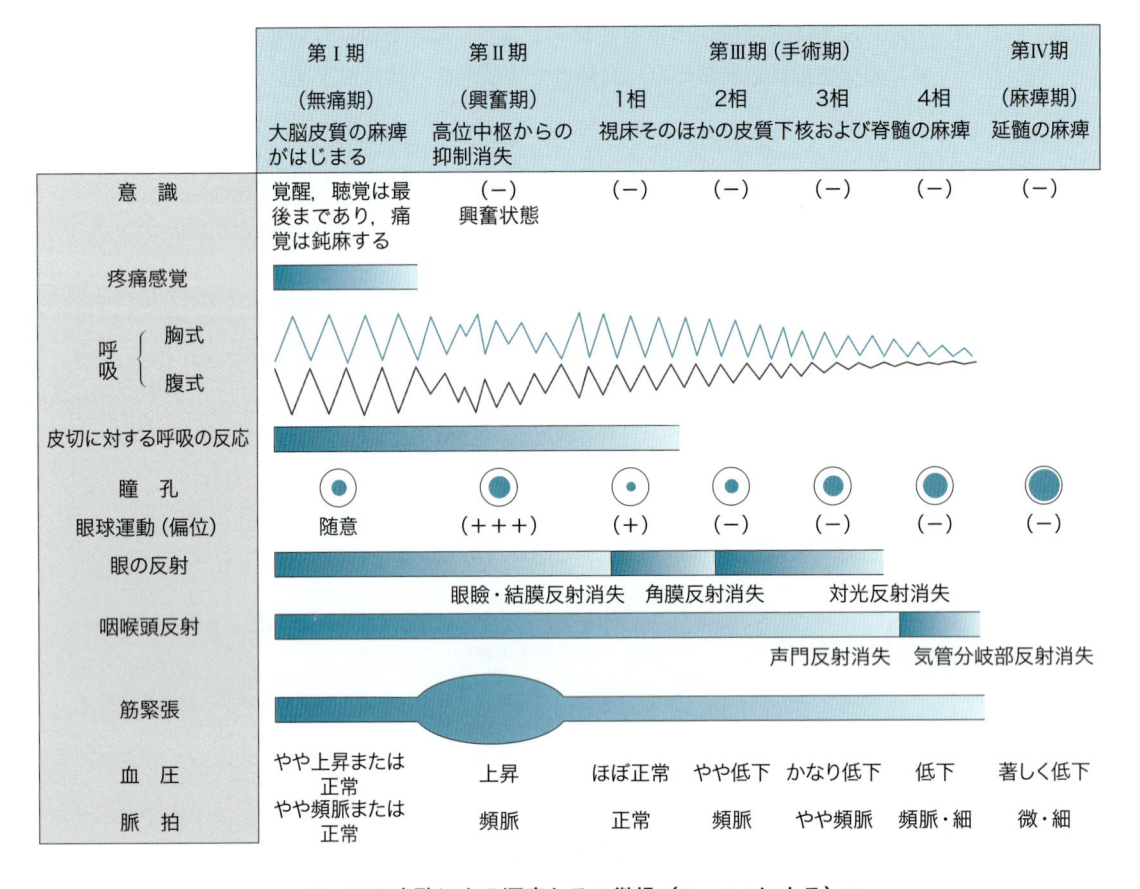

| | 第Ⅰ期<br>（無痛期）<br>大脳皮質の麻痺がはじまる | 第Ⅱ期<br>（興奮期）<br>高位中枢からの抑制消失 | 第Ⅲ期（手術期）<br>1相　2相　3相　4相<br>視床そのほかの皮質下核および脊髄の麻痺 | 第Ⅳ期<br>（麻痺期）<br>延髄の麻痺 |
|---|---|---|---|---|
| 意識 | 覚醒，聴覚は最後まであり，痛覚は鈍麻する | （−）<br>興奮状態 | （−）　（−）　（−）　（−） | （−） |
| 疼痛感覚 | | | | |
| 呼吸 胸式／腹式 | | | | |
| 皮切に対する呼吸の反応 | | | | |
| 瞳孔 | | | | |
| 眼球運動（偏位） | 随意 | （＋＋＋） | （＋）　（−）　（−）　（−） | （−） |
| 眼の反射 | | 眼瞼・結膜反射消失　角膜反射消失　対光反射消失 | | |
| 咽喉頭反射 | | | 声門反射消失　気管分岐部反射消失 | |
| 筋緊張 | | | | |
| 血圧 | やや上昇または正常 | 上昇 | ほぼ正常　やや低下　かなり低下　低下 | 著しく低下 |
| 脈拍 | やや頻脈または正常 | 頻脈 | 正常　頻脈　やや頻脈　頻脈・細 | 微・細 |

■ エーテル麻酔による深度とその徴候（Guedel による）■

## 7　吸入麻酔薬の吸収と排泄

脳内の麻酔ガス濃度と肺胞内の麻酔ガス濃度は等しいと考えられる．このため，肺胞内ガス濃度がすみやかに上昇すれば麻酔は速く導入される．一方，麻酔ガスが体内の脂肪組織などに蓄積されると，血液中のガス濃度はなかなか低下せず，肺からの排泄が遅れ，覚醒は遅延する．

### ▶1◀ 濃度効果

吸入麻酔ガス濃度が高いほど肺胞内ガス濃度は急速に上昇する．

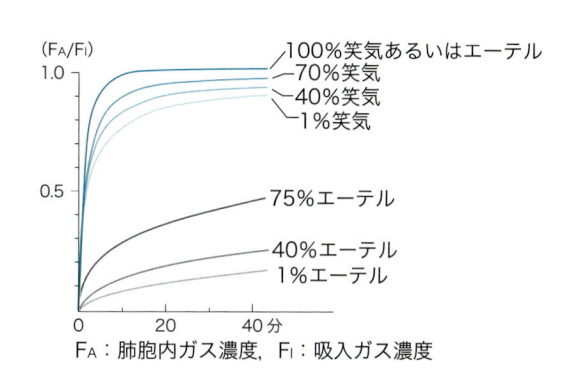

$F_A$：肺胞内ガス濃度，$F_I$：吸入ガス濃度

### ▶2◀ 二次ガス効果

高濃度の笑気（一次ガス；first gas）をほかの低濃度の揮発性麻酔薬（二次ガス；second gas）と併用したほうが揮発性麻酔薬を単独使用するより揮発性麻酔薬の肺胞内濃度上昇が促進される．

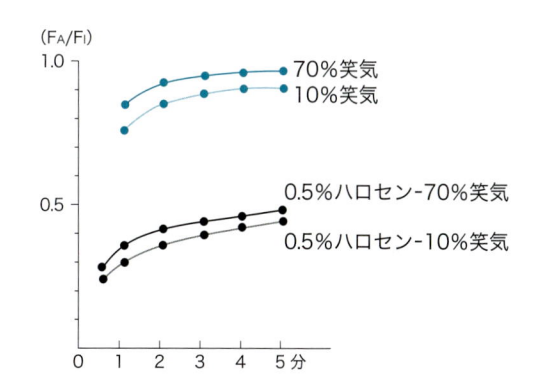

### ▶3◀ 肺胞換気

肺胞換気量が多いほど同じ濃度の麻酔ガスを吸入させた場合，麻酔ガス濃度はすみやかに上昇する．

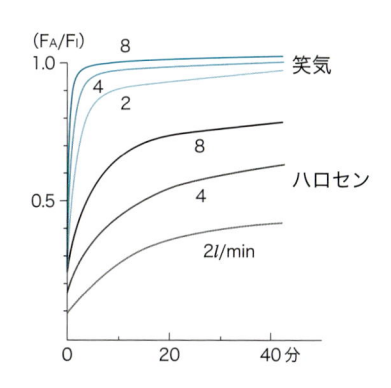

## 8 麻酔導入にかかわる因子

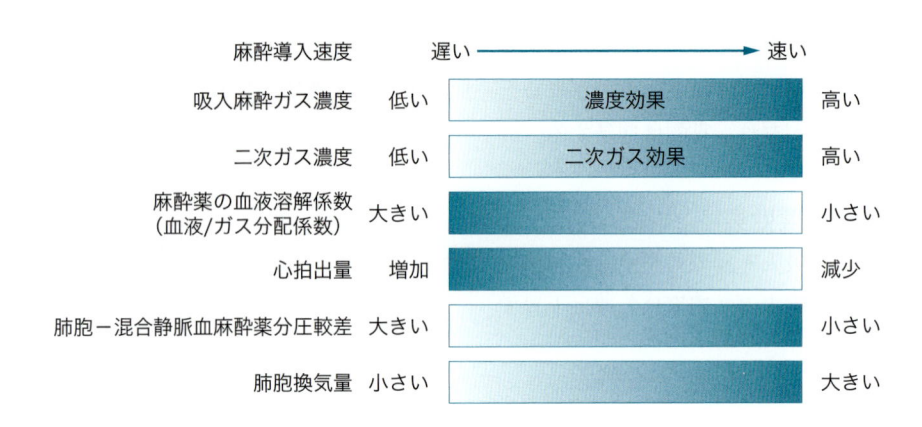

| 麻酔導入速度 | 遅い ──────────→ 速い |
|---|---|
| 吸入麻酔ガス濃度 | 低い ── 濃度効果 ── 高い |
| 二次ガス濃度 | 低い ── 二次ガス効果 ── 高い |
| 麻酔薬の血液溶解係数（血液/ガス分配係数） | 大きい ────── 小さい |
| 心拍出量 | 増加 ────── 減少 |
| 肺胞−混合静脈血麻酔薬分圧較差 | 大きい ────── 小さい |
| 肺胞換気量 | 小さい ────── 大きい |

## 9 おもな吸入麻酔薬の化学生物学的性質と特性

|  | 揮発性麻酔薬 |  |  |  | ガス麻酔薬 |
|---|---|---|---|---|---|
|  | ハロセン | エンフルレン | イソフルレン | セボフルレン | 亜酸化窒素（笑気） |
| 化学構造式 | $CF_3CHBrCl$ | $CHFClCF_2\text{-}O\text{-}CH_3$ | $CF_3CHCl\text{-}O\text{-}CHF_2$ | $CH(CF_3)_2\text{-}O\text{-}CH_2F$ | $N_2O$ |
| 血液/ガス分配係数 | 2.4 | 1.9 | 1.4 | 0.59 | 0.47 |
| 脂肪/血液分配係数 | 60 | 105 | 45 |  | 3 |
| 導入覚醒速度 | 中等度 | 中等度 | 中等度 | 速 | 速 |
| MAC（%） | 0.75 | 1.68 | 1.15 | 1.71 | 105 |
| 呼吸抑制 | あり | あり | あり | あり | なし |
| 心拍数 | ↓/→ | ↓ | ↓ | ↓ | → |
| 血圧 | ↓↓ | ↓ | ↓↓ | ↓↓ | → |
| エピネフリンによる不整脈誘発 | あり | まれ | まれ | なし | なし |
| 体内代謝率 | 20 | 2.4 | 0.17 | 2.89 | 0.04 |

全身麻酔

> **Side memo**
> **MAC（minimum alveolar concentration；最小肺胞内濃度）**
> 　疼痛刺激を与えて，50％の患者が体動などの逃避行動を起こさないときの麻酔薬の肺胞内濃度（％）を MAC という．すなわち MAC の小さい吸入麻酔薬は強力な麻酔薬である．
> 　MAC は乳幼児では大きく，高齢者では小さい．また，体温が高いと MAC は大きく，低いと小さい．代謝が亢進しているときには MAC は大きく，低下しているときは小さい．また，MAC は併用する麻酔薬などで変化し，笑気の併用では半減する．

# 吸入麻酔

## 1 麻酔回路

吸入麻酔に用いられる回路は，呼気中の炭酸ガスを炭酸ガス吸収装置（ソーダライム）で取り除き再び呼吸回路に戻す循環式回路と，炭酸ガス吸収装置を用いない非循環式回路に大別できる．

## 2 循環式回路

循環式回路は，体内に吸収された酸素と吸入麻酔薬のみを補充する閉鎖循環式と，酸素と吸入麻酔薬の新鮮ガスを 5～6 $l$/分補充する半閉鎖循環式に分類される．半閉鎖循環式回路は，呼吸管理が容易で加湿効果があり，ソーダライムの消耗による炭酸ガスの蓄積を予防できるので，今日おもに用いられている．

## 3 非循環式回路

非循環式回路には，呼気弁をもたず呼気の一部を再呼吸するジャクソンリース回路などの部分再呼吸回路や非再呼吸弁により呼気のすべてを大気中に放出する非再呼吸回路，また気道に麻酔ガスを吹き込むだけの吹送法がある．非循環式回路は呼吸抵抗が小さいので，小児麻酔や自発呼吸で維持するときに用いられるが，炭酸ガスの蓄積を防ぐために大量の麻酔ガスを必要とし，かつ吸入ガスの加湿が困難であるため，長時間の麻酔には用いられない．

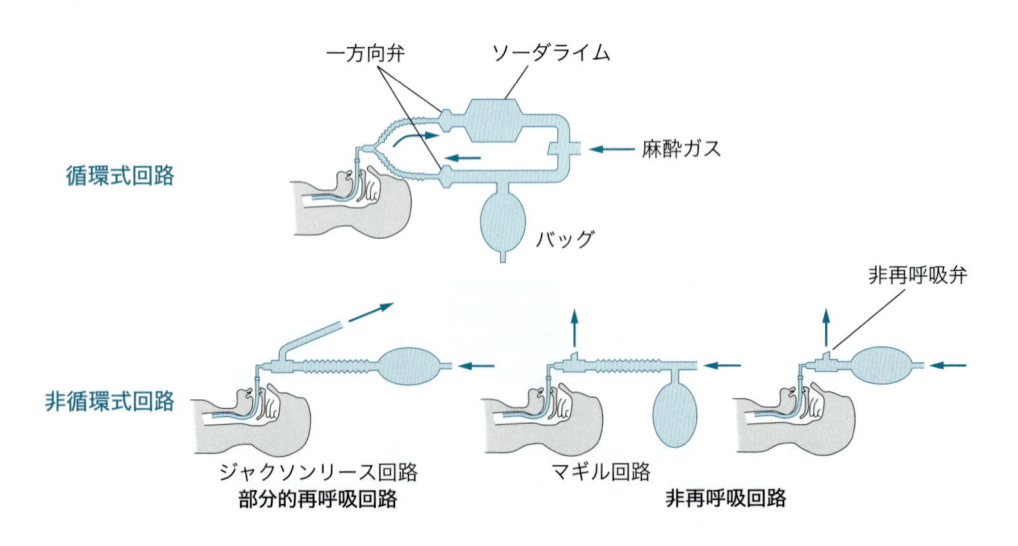

# 4 気管挿管

　歯科・口腔外科手術では，麻酔の導入はマスクにより行われるが，麻酔の維持には，水や手術創からの血液の気管内流入を防止する目的で気管挿管が多く用いられる．

　術野が口腔内の場合にはおもに経鼻挿管が用いられ，上顎洞，鼻腔，顔面皮膚などが対象となる場合には経口挿管が用いられる．また，下顎や舌の悪性腫瘍手術などで気管チューブが手術の妨げとなるとき，術後の長期の呼吸管理を必要とするときには気管切開による管理が行われる．

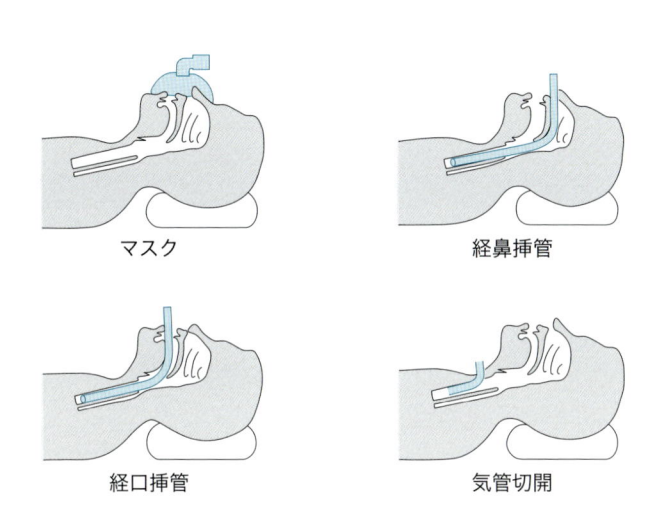

マスク　　　　　経鼻挿管

経口挿管　　　　気管切開

### Side memo

**気管挿管を用いない歯科・口腔外科領域の全身麻酔法**

　少数歯の抜歯や充塡処置など，あまり出血を伴わず，また大量の水を使用しない口腔内処置では，気管挿管を用いない鼻マスク，鼻咽頭チューブなどにより気道の確保を行うことがある．これらの方法は調節呼吸あるいは補助呼吸が困難なために自発呼吸下での短時間処置の場合に応用される．

　近年は，呼吸管理の容易なラリンジアルマスクが使用されることがある．

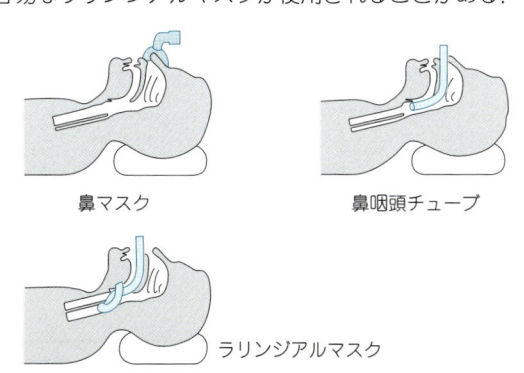

鼻マスク　　　　鼻咽頭チューブ

ラリンジアルマスク

全身麻酔

# 静脈麻酔

　静脈麻酔はおもに吸入麻酔の導入や，きわめて短時間の小手術に用いられる．しかし，近年，導入，覚醒，代謝がきわめて速いプロポフォールが用いられるようになり，持続投与によって比較的長時間の手術にも使用される．

## 1　静脈麻酔薬の利点と欠点

| 利　点 | 欠　点 |
|---|---|
| ・導入が迅速で患者に苦痛を与えない | ・調節性に欠ける |
| ・気道粘膜を刺激しない | ・急速投与時に呼吸や循環の抑制が起こる |
| ・麻酔後の悪心と嘔吐が比較的少ない | ・鎮痛効果が一定していない |
| ・引火や爆発性がない | ・筋弛緩作用がほとんどない |
|  | ・単独では麻酔維持が困難である |

## 2　静脈麻酔薬の分類

| 種　類 | 効果発現作用 | 注射液の性状 |
|---|---|---|
| バルビツレート |  |  |
| 　　　チオペンタール | 即効性 | 水溶性 |
| 　　　チアミラール | 即効性 | 水溶性 |
| 　　　メトヘキシタール | 即効性 | 水溶性 |
| 非バルビツレート |  |  |
| 　　　ケタミン | 即効性 | 水溶性 |
| 　　　ベンゾジアゼピン誘導体 |  |  |
| 　　　　ジアゼパム | 遅効性 | 溶媒：プロピレングリコール |
| 　　　　フルニトラゼパム | 遅効性 | 水溶性 |
| 　　　　ミダゾラム | 遅効性 | 水溶性 |
| 　　　プロポフォール | 即効性 | 溶媒：ダイズ油，レシチン |

## 3　ニューロレプト麻酔（NLA）

　　　強力な鎮静薬と鎮痛薬を組み合わせて特殊な鎮静状態（mineralization）と無痛状態をつくることを neuroleptanalgesia といい，さらに笑気を併用して意識のない状態をつくり出すことを neuroleptanesthesia という．鎮静薬にはメジャートランキライザーであるドロペリドールやハロペリドール，あるいはマイナートランキライザーであるジアゼパムなどが使用され，鎮痛薬には麻薬であるフェンタニルやモルヒネ，あるいは非麻薬系鎮痛薬であるペンタゾシンやブプレノルフィンなどが使用される．ドロペリドールとフェンタニルの組み合わせを NLA 原法といい，これ以外の組み合わせを NLA 変法という．

## 4　全静脈麻酔とプロポフォール

　　　近年，吸入麻酔薬の使用による汚染問題が議論されるようになり，静脈麻酔薬のみを用いた全静脈麻酔法が注目されている．
　　　全身麻酔では鎮痛，意識の消失，筋弛緩などが必要とされ，また侵襲の程度による調節性が求められる．全静脈麻酔では鎮痛薬として麻薬や合成麻薬，ケタミンあるいは局所麻酔が用いられ，意識を消失させるために近年開発された鎮痛効果をもたない超短時間作用性麻酔薬であるプロポフォールの持続投与が行われる．また必要に応じて筋弛緩薬が使用される．

---

**Side memo**

**レミフェンタニル**

　レミフェンタニルは，鎮痛薬のなかで最も鎮痛効果が高いと考えられているフェンタニルと同属のオピオイド鎮痛薬（μ-オピオイド受容体作動薬）である．強力な鎮痛作用を有するとともに，すみやかな鎮痛作用の発現（約1分）と消失が早く（約5～10分）調節性に優れるという特徴をもつ超短時間作用性の鎮痛薬で，持続静脈内投与によって用いる．レミフェンタニルは，血液中および組織内の非特異的エステラーゼによってすみやかに代謝されるため，肝・腎機能の悪い患者に対して必要な十分量を投与しても蓄積性がなく，手術終了後の呼吸抑制といった遅発性の副作用発現のリスクが少ない．

# 筋弛緩薬

筋弛緩薬（神経筋弛緩薬）は，①骨格筋を弛緩することで気管挿管を容易にする，②術中の調節呼吸を容易にする，③筋弛緩を必要とする手術での十分な環境を提供する目的で用いられる．

## 1 筋弛緩薬の作用機序

運動神経終末のシナプス小胞から放出されたアセチルコリン（ACh）が，終板に存在するアセチルコリン受容体に結合して脱分極し，筋収縮が生じる．受容体に結合したアセチルコリンはただちにシナプス間隙に存在するアセチルコリンエステラーゼ（AChE）によって加水分解され再分極するが，再び受容体にアセチルコリンが結合して脱分極する．この繰り返しにより筋収縮は持続するが，筋弛緩薬はアセチルコリン受容体にアセチルコリンと競合的に結合することにより筋弛緩が生じる．

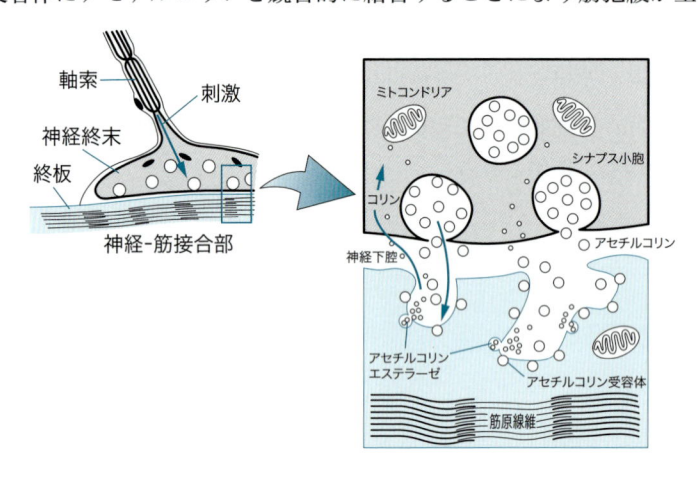

## 2 非脱分極性筋弛緩薬

d-ツボクラリン（クラーレ），パンクロニウム，ベクロニウム，ロクロニウムなどは，アセチルコリン受容体に結合することにより終板に脱分極を起こさないことで筋弛緩を生じる．

非脱分極性筋弛緩薬は抗コリンエステラーゼ（ネオスチグミン）投与による大量のアセチルコリンの存在により競合的に拮抗される（リバース）．アセチルコリンは運動神経終末での伝達物質であるとともに，副交感神経終末から放出される伝達物質で，徐脈，血圧低下などの作用を示す．抗コリンエステラーゼ投与による副交感神経の刺激に拮抗させるために，リバースにはアトロピンを併用する．

アセチルコリン

非脱分極性筋弛緩薬は
長時間（30〜40分間）
受容体を占拠する

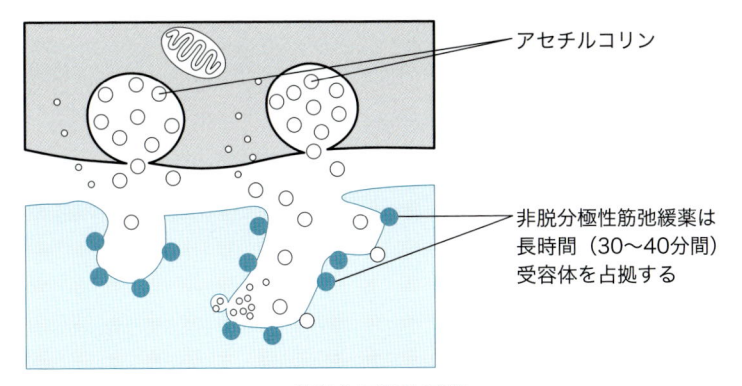

■ 非脱分極筋弛緩薬 ■

## 3　脱分極性筋弛緩薬

　アセチルコリンに似た作用を示す塩化スキサメトニウム（塩化サクシニルコリン）は，アセチルコリン受容体に結合することにより持続的に脱分極を起こし筋弛緩を生じる．この筋弛緩に先だつ脱分極は全身の線維束性攣縮（fasciculation）を生じる．しかし塩化スキサメトニウムは血漿コリンエステラーゼにより分解されるため，その効果時間は数分と短い．遺伝的にコリンエステラーゼに異常のある患者やコリンエステラーゼ活性の低下している患者では筋弛緩作用が遷延する．

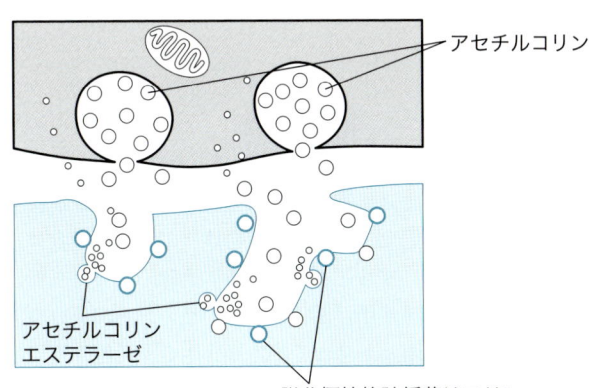

アセチルコリン

アセチルコリン
エステラーゼ

脱分極性筋弛緩薬はコリン
エステラーゼにより分解さ
れるため効用時間は短い

■ 脱分極性筋弛緩薬 ■

全身麻酔

> **Side memo**
>
> ### 筋弛緩薬拮抗薬スガマデックス
>
> 　非脱分極性筋弛緩薬では，抗コリンエステラーゼであるワゴスチグミンを投与することで神経筋接合部でのアセチルコリンを増加させ，アセチルコリン受容体（ニコチン受容体）に結合している筋弛緩薬を追い出すことで拮抗（リバース）することができる．近年，まったく新しい機序による非脱分極性筋弛緩薬の拮抗薬が開発され，臨床使用が期待されている．スガマデックスは非脱分極性筋弛緩薬であるロクロニウムのみに特異的に直接結合して筋弛緩作用を不活性する．このためワゴスチグミンのようにアセチルコリンの増加に伴う副作用（ムスカリン作用）をきたさず，アトロピンの併用も必要としない．用量依存性で作用は 2 分程度と大変早く，また深い筋弛緩状態にあっても確実に拮抗が可能となる．

> **Side memo**
>
> ### 悪性高熱（malignant hyperthermia）
>
> 　麻酔中に生じる筋硬直を伴う急激な体温上昇を悪性高熱という．とくに揮発性麻酔薬（ハロセン）とサクシニルコリン併用時に生じた報告が多く，骨格筋の Ca 代謝の先天異常が原因といわれる．症状として，筋の硬直，0.5℃以上/15 分，40℃以上の体温上昇，頻脈，不整脈，チアノーゼ，CPK の上昇，赤褐色のミオグロビン尿，アシドーシスなどが生じる．悪性高熱は死亡率が高く，治療には，酸素吸入，冷却，アシドーシスの補正，筋弛緩薬であるダントリウム投与などが行われる．

# 術中の呼吸管理

## 1 呼吸運動とその調節

　呼吸器は，鼻腔，口腔，咽頭，喉頭，気管－気管支系，肺胞からなる気道と，これを取り囲む胸郭からなる．換気とは気道を介して外界と肺胞との間を空気，酸素，二酸化炭素あるいは吸入麻酔薬が移動することである．肺胞（肺）の拡張，収縮は胸郭の拡大，縮小に伴って受動的になされる．すなわち，呼吸運動は肋間筋，横隔膜の収縮，弛緩に依存しており，これは神経により調節されている．

　呼吸運動は延髄，橋などに存在する呼吸中枢の支配を受けている．呼吸中枢には呼息中枢，吸息中枢，持続吸息中枢，呼吸調節中枢があり，肺の伸展受容器を介したHering-Breuer反射や三叉神経や迷走神経からの刺激，頸動脈体（圧受容器）反射など末梢神経からの求心性のインパルスによる影響も受ける．

　また，化学受容体である頸動脈小体，大動脈小体は$CO_2$の増加，pHの低下，$PO_2$の低下を感知し，迷走神経を介して呼吸中枢を刺激し，逆に$CO_2$の低下とpHの上昇は無呼吸を引き起こす．

　呼吸中枢の近傍には化学受容体が存在し，脳脊髄液のpHが低下したときには呼吸を促進する．$CO_2$の増加は脳脊髄液のpHを低下させ，呼吸刺激作用を示す．

## 2 死腔

　気道の全容積のうち，ガス交換に関与しない部分の全容積を死腔という．

　解剖学的には，口腔，鼻腔，咽頭，喉頭，気管と呼吸細気管支より上部の気管支が含まれ，その容積は，男子で約150 m$l$，女子で約100 m$l$で，1回換気量の約1/3に相当する（解剖学的死腔）．また，肺胞の一部にはガス交換に関与しない部分（肺胞死腔）が存在し，解剖学的死腔と肺胞死腔を合わせたものを生理学的死腔という．肺胞死腔は通常わずかであり，生理学的死腔は解剖学的死腔にほぼ等しい．

　死腔部分はガス交換には関与しないが，吸気が肺胞に達するのに必要な経路であり，吸気の清浄化，加湿，加温が行われ，さらに発声器官の一部を構成している．

　① 気管支収縮薬は解剖学的死腔を減少させ，気管支拡張薬は解剖学的死腔を増加させる．
　② 気管切開や気管挿管は解剖学的死腔を約2/3に減少させる．
　③ マスクの使用などは解剖学的死腔が増加する．
　④ 一般に高齢者になると解剖学的死腔が増加する．

## 3 酸素と炭酸ガスの運搬

肺胞と肺毛細血管内血液との間のガス交換は物理的な拡散現象により行われる．

肺胞と肺毛細血管の間を，酸素は約 60 mmHg，炭酸ガスは約 6 mmHg の分圧勾配によって拡散する．炭酸ガスの分圧勾配は酸素の 1/10 であるが，酸素の 20 倍の拡散能力があるため，炭酸ガスの拡散障害が問題となることは少ない．しかし，酸素は，①肺胞膜の肥厚，②毛細血管壁からヘモグロビンまでの距離の増加，③毛細血管の太くなった状態（肺うっ血），などで拡散障害を生じる．

### ▶1◀ 酸素の運搬

血漿の酸素溶解能はきわめて小さく，血漿 100 m$l$ につき 0.3 m$l$ が溶解しているに過ぎない．しかし，血漿中に拡散した酸素は非常にすみやかにヘモグロビン（Hb）と結合することができ，ヘモグロビン 1 g 当たり 1.34 m$l$ の酸素と結合できるため，血液は 100 m$l$ につき最大 19.5 m$l$ と多量の酸素を含むことができる．

酸素は換気によって大気から肺胞に到達し，拡散によって血液中に入り，ここでその大部分はヘモグロビンと結合し，さらに循環系によって末梢に運ばれる．末梢組織では，ヘモグロビンから毛細血管壁を介した拡散によって組織間液，組織細胞へと運ばれる．すなわち大気中の酸素は各過程における拡散によって組織に運ばれるのであり，それぞれの段階での拡散は分圧の較差によって行われる．

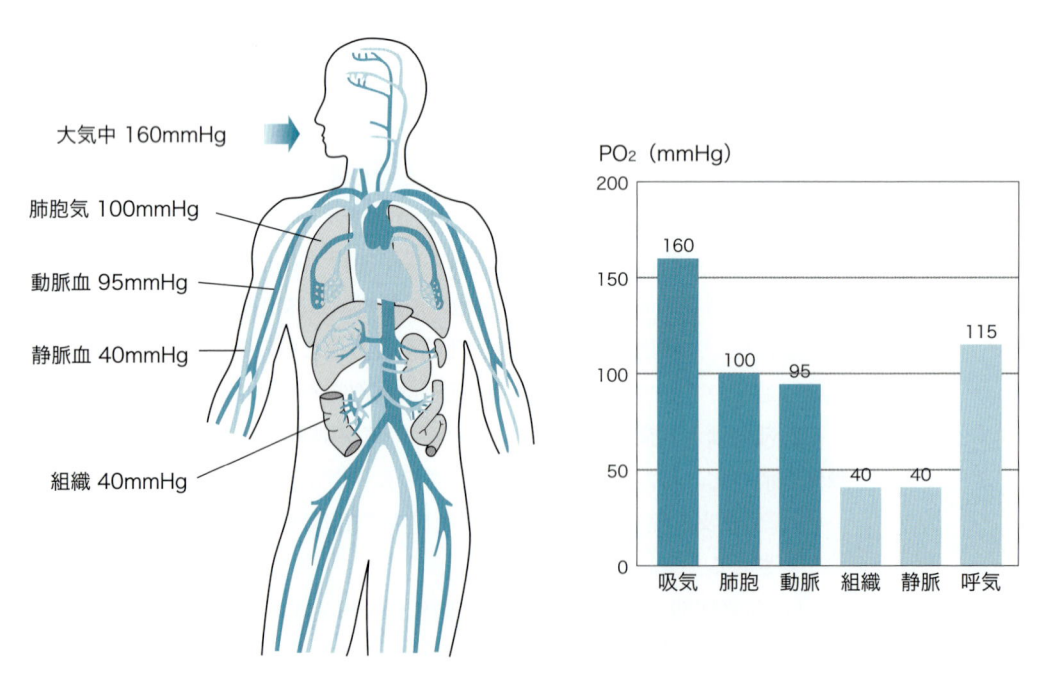

■ 生体各部での酸素分圧 ■

## ▶2◀ 酸素解離曲線

　　血液の酸素分圧とヘモグロビンの酸素飽和度との関係を示したのがヘモグロビン酸素解離曲線である（57ページの図参照）．

　　酸素解離曲線はS字状を示し，$PO_2$（血中酸素分圧）の高い部分ではヘモグロビンはほとんど酸素により飽和するため，実質的に水平である．また，$PO_2$が低いところではきわめて急峻なカーブを描き，酸素飽和度は減少する．この酸素飽和度と$PaO_2$の関係は，次の意義を有している．

　　① 心肺の障害などで$PaO_2$が80 mmHg程度まで低下しても，動脈血の酸素飽和度は95％程度までしか低下せず，組織への酸素供給に対する影響は少ない．

　　② 組織での毛細血管の$PaO_2$は40 mmHg程度であり，このとき酸素飽和度は98～75％まで低下する．この飽和度の低下に相当する大量の酸素がヘモグロビンから放出され，組織で利用される．

## ▶3◀ 炭酸ガスの運搬

　　代謝の最終産物は炭酸ガスである．体内の細胞で産生された炭酸ガスは物理的に溶解し，周囲の毛細血管内に拡散する．毛細血管内に移行した炭酸ガスは血液中に溶解し，肺毛細血管から肺胞内に拡散し，呼吸運動により外界に排出される．

　　血液中の炭酸ガスは，赤血球，血漿中に，①溶解炭酸ガス（5％），②カルバミノ化合物（25％），③重炭酸イオン（70％）の3つの形で存在し，運搬される．

---

*Side memo*

### 酸素解離曲線の移動

　酸素解離曲線は，pH，$PCO_2$，温度，2,3-ジホスホグリセリン酸（2,3-DPG）などの因子により，左右に移動する．

　pHの低下，体温上昇など組織が酸素を必要とするときには右方移動が生じ，ヘモグロビンの酸素飽和度が低下することにより大量の酸素が末梢組織に供給される．また，貧血，慢性肺疾患，高地居住者，右一左シャントのある心疾患など慢性的な組織の酸素不足の原因となるような状態では，2,3-DPGの増加が生じ，酸素解離曲線は右方に移動する．すなわち，組織が酸素をより必要とする状態では，2,3-DPGが増加し，酸素を組織に効率よく引き渡す働きを示す．

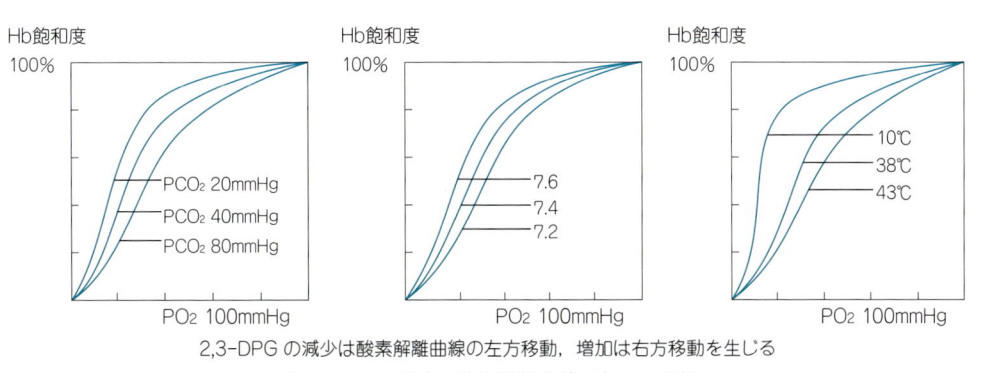

2,3-DPGの減少は酸素解離曲線の左方移動，増加は右方移動を生じる

**$PCO_2$，pH，温度の酸素解離曲線に与える影響**

# 4　換気障害

　　換気障害は，閉塞性換気障害と拘束性換気障害に分類される．

　　閉塞性換気障害とは，気道の閉塞による障害を意味し，気道閉塞や気管支喘息，肺気腫などが含まれる．完全閉塞でないかぎり，気道の閉塞があっても吸気は横隔膜や肋間筋の運動により比較的容易であるが，呼気は困難なため，努力性呼気量を示す1秒量の測定（1秒率＝1秒量/肺活量）により診断することができる．1秒率が70％以下のとき閉塞性換気障害と診断する．

　　拘束性換気障害は，肺の拡張が障害されていることをさす．すなわち，胸郭の拡張を障害する骨折や肺実質の拡張障害を引き起こす肺結核や腫瘍，肺線維腫症，肺葉切除などが原因となる．肺活量の減少をみることで診断でき，標準肺活量に対する割合（％肺活量）で評価し，％肺活量が80％以下のとき拘束性換気障害と診断する．

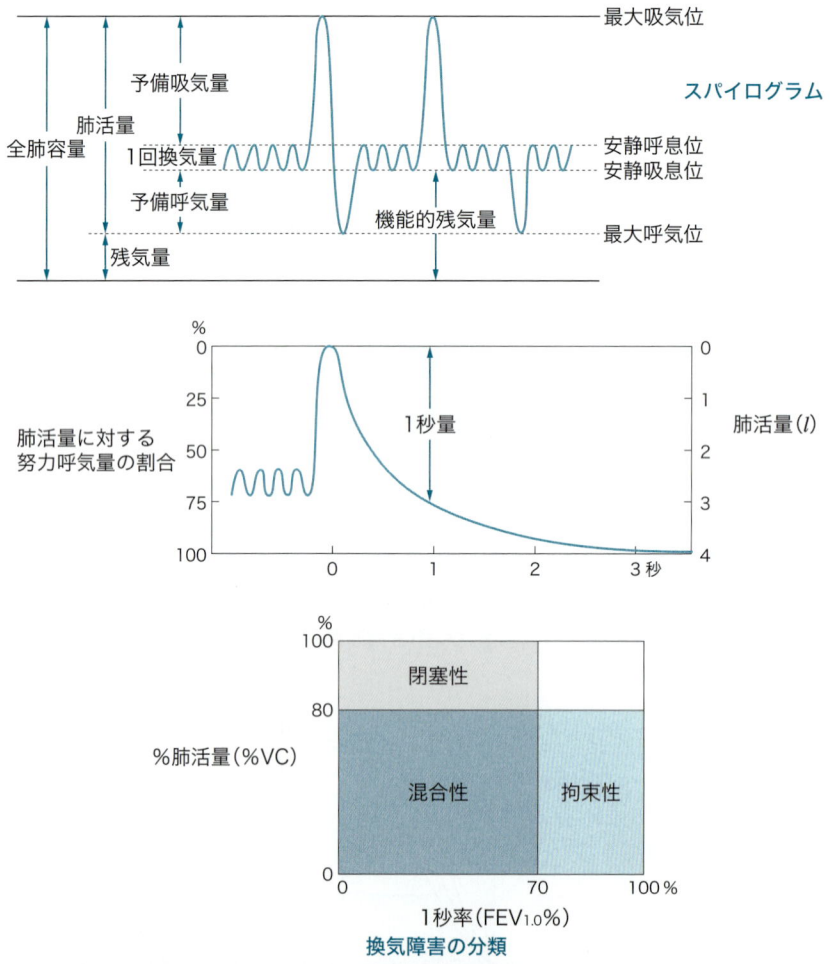

スパイログラム

換気障害の分類

- 最大吸気位から全力で呼出したとき，1秒間の呼出量を1秒量，肺活量に対する1秒量の割合を1秒率といい，閉塞性換気障害（呼出障害）で低下する．
- また拘束性換気障害（肺の拡張障害）では肺活量の低下が生じ，標準肺活量に対する割合が低下する．

## 5 アシドーシスとアルカローシス

　正常な動脈血液がpH 7.4（7.35〜7.45）より低下して酸性に傾くことをアシドーシス，上昇してアルカリ性に傾くことをアルカローシスという．

　慢性的な障害の場合，生体は，代謝性のpHの変化を呼吸性の代償作用によって，呼吸性のpHの変化を代謝性の代償作用によって，正常に保とうとする．このように動脈血のpHが正常値であってもpHを変化させる一次性の変化があるものも，アシドーシス，アルカローシスという．

　この一次性のpHの変化を，その原因によって呼吸性アシドーシス，呼吸性アルカローシス，代謝性アシドーシス，代謝性アルカローシスの4つに区別する．

### ▶1◀ 呼吸性アシドーシス

　代謝によって産生される炭酸ガス量に対して肺胞換気が低下し，動脈血中の炭酸ガス濃度（炭酸ガス分圧）が上昇した状態をいう（高炭酸ガス血症）．

　原因として，気管支喘息，肺気腫，呼吸筋の麻痺，麻薬や麻酔薬などによる呼吸抑制，中枢神経系疾患による呼吸抑制などがあげられる．

### ▶2◀ 呼吸性アルカローシス

　代謝によって産生される炭酸ガス量に対して肺胞換気が上回っている状態をいい，動脈血中の炭酸ガス濃度（炭酸ガス分圧）が低下した状態をいう．

　原因としては，呼吸中枢刺激薬，低酸素症による呼吸中枢への刺激，肺塞栓や過換気症候群などによる過呼吸，麻酔中の過換気などがある．過度の呼吸性アルカローシス（$PaCO_2$：動脈血炭酸ガス分圧15 mmHg以下）になると脳血管収縮をきたし，脳が酸素欠乏に陥る危険がある．

■ 酸塩基平衡の異常とその原因 ■

| | | $PaCO_2$ 正常値 40 mmHg | $HCO_3^-$ 25 mEq/l | pH 7.35〜7.45 | 原因 |
|---|---|---|---|---|---|
| アシドーシス | 呼吸性アシドーシス | ↗ | → | ↘ | 炭酸ガス蓄積，慢性肺疾患，発熱 |
| | 代謝性アシドーシス | → | ↘ | ↘ | 糖尿病，脱水症，低酸素症，腎疾患 |
| アルカローシス | 呼吸性アルカローシス | ↘ | → | ↗ | 過換気症候群，人工呼吸による過換気，脳疾患 |
| | 代謝性アルカローシス | → | ↗ | ↗ | 嘔吐，腸瘻，腎疾患 |

### ▶3◀ 代謝性アシドーシス

酸の獲得あるいは $HCO_3^-$ の喪失によって生じる pH の低下した状態を代謝性アシドーシスという．原因には，糖尿病，飢餓などでのケトン体の蓄積，嫌気性解糖による乳酸の蓄積，腎からの $HCO_3^-$（重炭酸イオン）の排泄の増加，下痢や腸瘻などがあげられる．

### ▶4◀ 代謝性アルカローシス

$HCO_3^-$ の獲得，あるいは酸の喪失により pH が上昇した状態を代謝性アルカローシスという．原因には，$HCO_3^-$ の投与，輸液などにより投与された乳酸ナトリウム，クエン酸ナトリウム，酢酸ナトリウムなどの代謝による $HCO_3^-$ の産生，嘔吐による酸の喪失，カリウムイオンの喪失，原発性アルドステロン症などがあげられる．

### ▶5◀ pH の調節機構

さまざまな原因で pH が変動するとき，pH を維持するためにさまざまな調節機構が働く．

この調節は，①血液，細胞外液での緩衝反応，②肺における炭酸ガス排出，③腎における調節の順で行われる．

#### a．重炭酸緩衝系

重炭酸緩衝系は，生体の緩衝系のなかで最も重要で，この系の緩衝作用は全血のなかの約 35％，血漿中の約 90％ に及ぶ．重炭酸緩衝系自体の緩衝作用はさほど大きくないが，肺からの炭酸ガスの排泄，腎からの $HCO_3^-$ の排泄により系全体として大きな緩衝効果を発揮している．

#### b．リン酸緩衝系

リン酸緩衝系での緩衝対（buffer pair）は，1 価の陰イオンである $H_2PO_4^-$ と 2 価の陰イオンである $HPO_4^-$ である．グルコース 1 リン酸，AMP，ADP，ATP などがそれに当たる．

#### c．血色素緩衝系

血液中で最も強力な緩衝作用を発揮するのはヘモグロビンである．ヘモグロビンは緩衝作用と酸素運搬の 2 つの機能を有する．

#### d．タンパク緩衝系

タンパクはいわゆる両性電解質であり，溶液の pH いかんにより荷電が変化し，酸または塩基として働く．

---

*Side memo*

**糖尿病と過換気（クスマウル大呼吸）**

糖尿病ではインスリンの相対的欠乏により好気性代謝が十分でなく，嫌気性代謝が亢進するため代謝性アシドーシスとなる．このため pH を正常に保つため呼吸による代償作用として，アセトン臭を伴う過換気（クスマウル大呼吸）が生じる．

#### e．肺における CO₂ 排出

　　肺は開放系の緩衝系としてきわめて重要な役割をはたしている．PaCO₂（動脈血中炭酸ガス分圧）は換気量の増減によって調節される．すなわち，肺胞換気量が減少し PaCO₂ が上昇すればアシドーシス（呼吸性アシドーシス）になり，肺胞換気量が増加し PaCO₂ が低下すればアルカローシス（呼吸性アルカローシス）となる．一方，代謝性アシドーシスのときには，pH の低下による呼吸中枢刺激により肺胞換気量が増加して PaCO₂ を低下させることにより代償し，代謝性アルカローシスでは，肺胞換気量が減少し PaCO₂ は上昇する．

#### f．腎における調節

　　血液中の H⁺ は炭酸脱水酵素によって CO₂ と平衡状態にあり，H⁺ が増加すると HCO₃ は減少して CO₂ が増加し，増加した CO₂ は肺から呼出され，また H⁺ は腎から排出されることにより pH は一定に保たれる．

## 6　呼吸状態の観察

### ▶1◀ 胸郭および上腹部の動き

　　正常な呼吸時には，吸気時に胸郭が膨らみ，これに伴い上腹部も上がり，呼気時には胸郭が下がるとともに上腹部も下がる．しかし，気道の狭窄あるいは閉塞が生じたときには，胸郭の動きに伴って，吸気時に前胸壁が陥凹して上腹部が上がり，呼気時に前胸壁が上がり上腹部が下がる（外奇異呼吸）．また，吸気時の胸腔内の陰圧により甲状軟骨が下方に牽引されることを tracheal tag という．

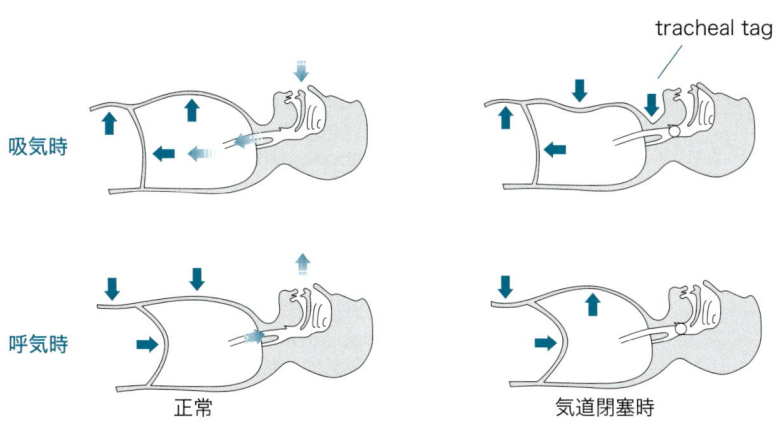

■ 上気道閉塞時の胸郭の動き ■

### ▶2◀ 呼吸障害を示す症状

#### a．チアノーゼ

　　低酸素症では皮膚，粘膜，爪が青紫色になる．ただし，チアノーゼは毛細血管中血液 100 ml 中の還元ヘモグロビンが 5 g 以上存在しているとき生じることから，多

血症ではチアノーゼをきたしやすく，貧血では現れにくい．また，照明，皮膚の色，観察者などに左右され，絶対的なものではない．

### b．頻呼吸，頻脈，血圧上昇

浅麻酔のほか，炭酸ガス蓄積や低酸素症でも生じる．

## 7 補助呼吸と調節呼吸

呼吸中枢は全身麻酔薬によって抑制され，また筋弛緩薬は神経筋接合部に作用して呼吸を抑制する．このため全身麻酔中に自発呼吸で維持した場合は換気量が少なくなり，高炭酸ガス血症，低酸素症，呼吸性アシドーシスをきたす．

### ▶1◀ 補助呼吸

自発呼吸があっても換気量が不十分な場合，吸気時に麻酔器の呼吸バッグを加圧して必要な換気量を得ること．

### ▶2◀ 調節呼吸

自発呼吸がないとき，患者が必要とする換気量をすべて機械的に行うこと．このとき気道内は陽圧となる．

### ▶3◀ 持続陽圧呼吸

吸気中の酸素濃度を上げても動脈血中酸素分圧が上がらないときや酸素中毒の危険性から吸入酸素濃度をあまり上げたくないときに終末呼気時にも陽圧を加えること．

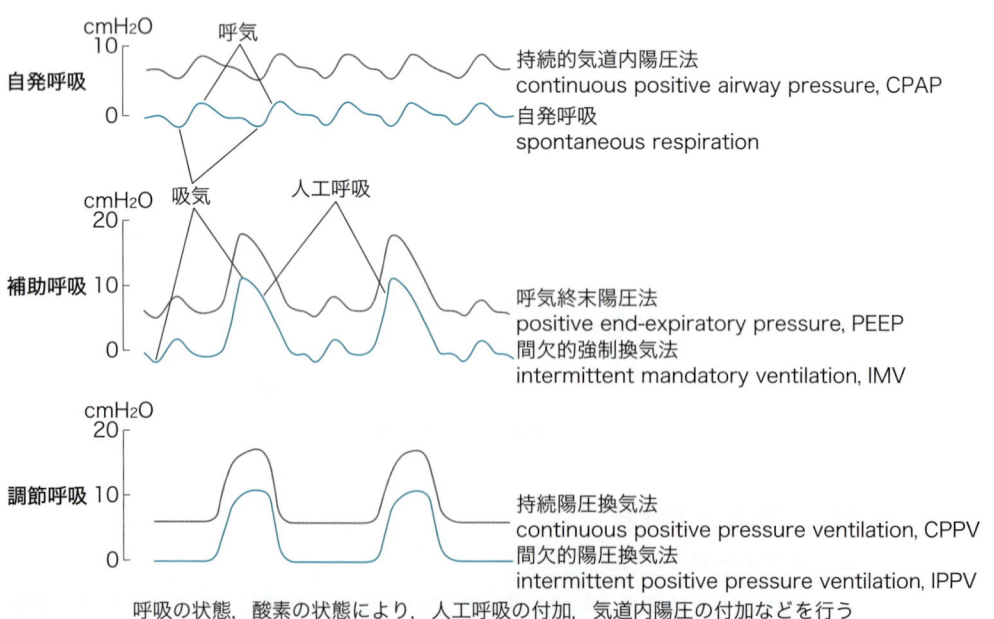

自発呼吸：持続的気道内陽圧法 continuous positive airway pressure, CPAP / 自発呼吸 spontaneous respiration

補助呼吸：呼気終末陽圧法 positive end-expiratory pressure, PEEP / 間欠的強制換気法 intermittent mandatory ventilation, IMV

調節呼吸：持続陽圧換気法 continuous positive pressure ventilation, CPPV / 間欠的陽圧換気法 intermittent positive pressure ventilation, IPPV

呼吸の状態，酸素の状態により，人工呼吸の付加，気道内陽圧の付加などを行う

# 8 呼吸状態の適否の判定

## ▶1◀ 換気状態の観察

安静状態では成人の1回換気量は 400〜500 m$l$，呼吸数は 12〜20 回，分時換気量は 5〜10 $l$ である．胸郭の動きの観察，胸部の聴診，患者の口・鼻に手を当てて呼気を感じることなどが必要である．

## ▶2◀ 換気量の測定

換気量計（レスピロメーター）を麻酔回路に装着して測定する．

## ▶3◀ 動脈血ガス分析

採血した動脈血の $PaO_2$, $PaCO_2$, pH から直接的に正確な換気状態や酸塩基平衡状態を知ることができる．

## ▶4◀ 終末呼気炭酸ガス濃度（$F_{ET}CO_2$）

動脈血中の炭酸ガス分圧を反映する（$PaCO_2$ 40 mmHg のとき $F_{ET}CO_2$ 4〜5％）．

## ▶5◀ 酸素飽和度の測定

酸素飽和度計（パルスオキシメーター）によって経皮的酸素飽和度（$SO_2$）を測定し，ヘモグロビン酸素解離曲線からおおよその $PaCO_2$ を知ることができる．

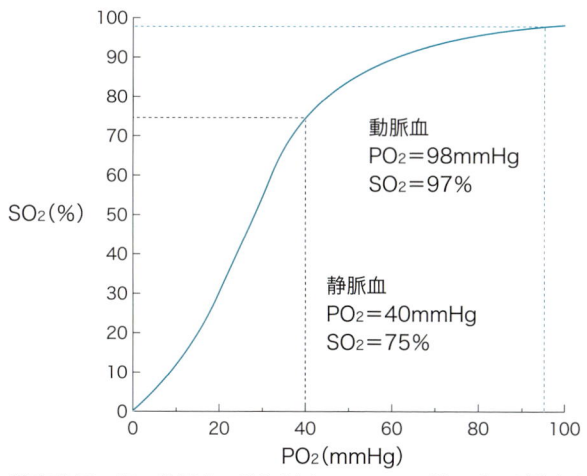

動脈血
$PO_2$＝98mmHg
$SO_2$＝97％

静脈血
$PO_2$＝40mmHg
$SO_2$＝75％

酸素分圧の高い動脈血ではほぼすべてのヘモグロビンが酸素と結合（飽和）し，酸素分圧の低い毛細血管で約 25％の酸素を組織に渡し，飽和度は 75％となる．このとき 2,3-DPG が大きな役割をはたしている．

■ **ヘモグロビン酸素解離曲線** ■

# 術中の循環管理

## 1　血圧の調節因子

血圧の多くは，次の3つの因子によって調節される．
① 循環血液量
② 心臓のポンプ作用（心拍出量）
③ 末梢血管抵抗

さらに動脈壁弾性率や血液の粘性などが関与する．

## 2　心臓・循環のパラメーター

### a．全血液量
成人において体重の8％（1/13）．

### b．循環血液量
男子 70〜80 m$l$/kg，女子 60〜70 m$l$/kg，乳幼児 85 m$l$/kg．
65〜75％は静脈系，15〜20％は動脈系，5〜5.7％は毛細血管に存在する．

### c．1回拍出量
50〜60 m$l$

### d．心拍出量
1回拍出量×心拍数＝心拍出量（$l$/分）

### e．心係数
体表面1 m$^2$当たりの心拍出量をいい，3.5〜4.0 $l$/分/m$^2$．
男女差はなく，幼児で最大，年齢とともに低下する．

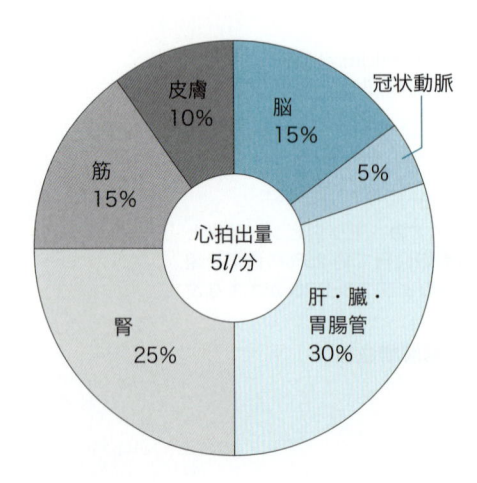

心拍出量 5$l$/分
- 皮膚 10％
- 脳 15％
- 冠状動脈 5％
- 肝・臓・胃腸管 30％
- 腎 25％
- 筋 15％

・肺血流量は心拍出量とほぼ等しい．
・生命維持のため脳と心臓に優先的に血液が分配される．
・激しい運動時には骨格筋に心拍出量の2/3が供給される．

## 3 心臓の特性

a．変時作用（chronotropic action）

　　心拍数の変化．

　　交感神経刺激，カテコールアミン，カルシウムイオンなどで増加．

　　副交感神経（迷走神経）刺激，アセチルコリン，ジギタリス，カリウムイオン，麻酔薬などで減少．

b．変力作用（inotropic action）

　　心筋収縮力の変化．

　　交感神経刺激，カテコールアミン，ジギタリス，カルシウムイオンなどで増加．

　　副交感神経（迷走神経）刺激，アセチルコリン，カリウムイオン，麻酔薬などで減少．

c．変伝導作用（dromotropic action）

　　房室間の伝導の変化．

## 4 循環反射

a．圧受容体反射

　　頸動脈洞，大動脈弓の圧受容器による反射で，血圧上昇は迷走神経を刺激して血圧下降と徐脈をきたす．血圧低下では逆の反応．

b．化学受容体反射

　　頸動脈小体，大動脈小体の化学受容器による反射で，血液中の炭酸ガスの増加，酸素の欠乏，pH の減少などにより血圧上昇をきたす．

c．Bainbridge 反射

　　静脈還流の増加により右房圧が上昇すると心拍数が増加する．

d．迷走－迷走神経反射

　　内臓の牽引などで迷走神経が刺激されると血圧低下や徐脈をきたす．

e．眼球－心臓反射（oculo-cardiac reflex）

　　眼球圧迫や外眼筋牽引により迷走神経反射が生じ，血圧低下や徐脈をきたす．

f．Hering-Breuer 反射

　　吸気時に速く，呼気時に遅くなる呼吸周期とともに変化する呼吸性の不整脈．

# 輸　液

## 1　輸液の目的

① 水，電解質の補給．
② 体液，循環血液量の維持．
③ 酸塩基平衡，電解質異常の補正．
④ 尿量の確保．
⑤ 栄養の補給．
⑥ 静脈路の確保．

　手術あるいは麻酔では，術前の禁飲食，術野や呼吸回路からの水の喪失，創部付近の組織などでの水分の貯留，出血などにより多くの水分不足が生じ，循環，代謝を抑制する．このため出血が少量であっても輸液によってその不足分を補わなければならない．

## 2　輸液の種類

### a．維持輸液
　生理的代謝に対応した水，電解質の補給を目的とし，標準的尿組成，不感蒸泄に近い組成の輸液剤を用いる．

### b．細胞外液補充液
　手術中の出血や減少した細胞外液の補正を目的とし，Naを含んだ細胞外液に近い組成の晶質液を用いる．

### c．栄養輸液
　手術中は侵襲による筋タンパクの崩壊を抑制する目的で，ブドウ糖を中心とした糖質液を投与する．また，術前，術後の栄養状態を改善するために高カロリー輸液剤，アミノ酸製剤，脂肪乳剤などを用いる．

■ おもな輸液の成分比較 ■

| | | 糖　質 | Na$^+$ (mEq/$l$) | Cl$^-$ (mEq/$l$) | K$^-$ (mEq/$l$) | Mg$^{++}$ (mEq/$l$) | Ca$^{++}$ (mEq/$l$) | 乳酸など (mEq/$l$) |
|---|---|---|---|---|---|---|---|---|
| 細胞外液 | 血　漿 | | 142 | 103 | 4 | 3 | 5 | HCO$_3^-$ 27 |
| | 組織間液 | | 144 | 114 | 4 | 1.5 | 2.5 | HCO$_3^-$ 30 |
| 細胞内液 | | | 15 | 1 | 150 | 27 | 2 | HCO$_3^-$ 10 |
| 細胞外液補充液 | 生理食塩水 | | 154 | 154 | | | | |
| | 乳酸リンゲル液 | | 130 | 109 | 4 | | 3 | Lactate$^-$ 28 |
| | 酢酸リンゲル液 | | 130 | 109 | 4 | | 3 | Acetate$^-$ 28 |
| | 重炭酸リンゲル液 | | 135 | 113 | 4 | 1 | 3 | HCO$_3^-$ 25<br>Citrate$^-$ 5 |
| 開始液 | | ブドウ糖 2.6% | 90 | 70 | | | | Lactate$^-$ 20 |
| 維持液 | | ブドウ糖 4.3% | 35 | 35 | 20 | | | Lactate$^-$ 20 |
| 糖質輸液 | | ブドウ糖 5% | | | | | | Lactate$^-$ 20 |
| 血漿増量剤 | | デキストラン40　100% | 130 | 109 | 4 | | 3 | Lactate$^-$ 28 |

HCO$_3^-$：重炭酸イオン，Lactate$^-$：乳酸イオン，Acetate$^-$：酢酸イオン，Citrate$^-$：クエン酸イオン

全身麻酔

*Side memo*

**体水分の構成**

体液は体重の約60％を占める．この割合は幼小児で大きく，加齢に従い，おもに細胞内液の減少によって小さくなる．

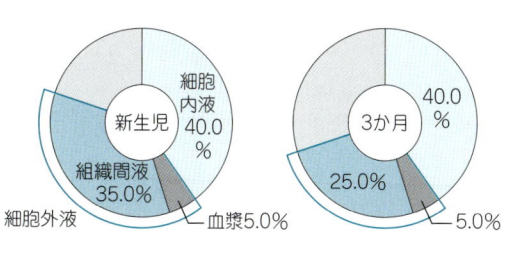

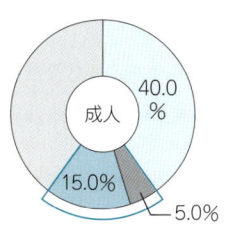

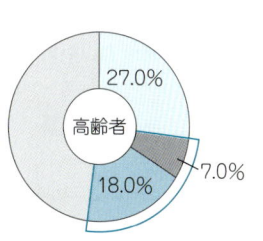

新生児：細胞内液 40.0％／組織間液 35.0％／血漿 5.0％（細胞外液）

3か月：40.0％／25.0％／5.0％

成人：40.0％／15.0％／5.0％

高齢者：27.0％／18.0％／7.0％

# 輸　血

## 1　輸血の目的

① 循環血液量の増加．
② 酸素運搬能の上昇．
③ 血中タンパク質の増加．
④ 血液凝固因子などの補給．

## 2　輸血製剤の種類

|  |  |  | 成　分 | 特　徴 |
|---|---|---|---|---|
| 全血輸血 | 保存血 | ACD保存血 | 血液200m*l* にACD液（acid-citrate dextrose，クエン酸-クエン酸ナトリウム-ブドウ糖）を加える | 4℃，72時間以上保存したもので有効期間は採血後3週間 |
|  |  | CPD保存血 | 血液200m*l* にCPD液（citrate-phosphate dextrose，クエン酸-クエン酸ナトリウム-リン酸ナトリウム-ブドウ糖）を加える | 2,3-DPG濃度が高く保たれるため赤血球の生存率がよく，一般的に多く用いられる．4℃，72時間以上保存したもので有効期間は採血後3週間 |
|  | 新鮮血 |  | 採血後24時間以内の血液．慣習上，72時間以内のCPD保存血も新鮮血という | 凝固因子，血小板もよく保存されるが，梅毒，マラリアに感染する危険性がある |
| 成分輸血 | 濃厚赤血球 |  | 保存血から血漿の大部分を除去（Ht 70〜80％）したもの | 赤血球保存用添加液としてCPD液を含む製剤とMAP液（D-マンニトール，アデニン，クエン酸-クエン酸ナトリウム-リン酸二水素ナトリウム-ブドウ糖）を含む製剤がある．MAP液の添加により赤血球のATPが高く維持され，形態もよく保たれ，多く用いられる |
|  | 洗浄赤血球 |  | 濃厚赤血球に生食を加え遠心分離，白血球，血小板の大部分を除去したもの | 輸血反応（蕁麻疹，アナフィラキシーショック，発熱など）が少ない |
|  | 濃厚血小板血漿 |  | 約30m*l* の血漿中に100万/mm$^3$ 以上の血小板を含む | 血小板減少症の患者に用いられる |
|  | 新鮮凍結血漿 |  | 新鮮液状血漿を凍結したもの | 製造後1年まで使用できる |

## 3 輸血の適応と注意

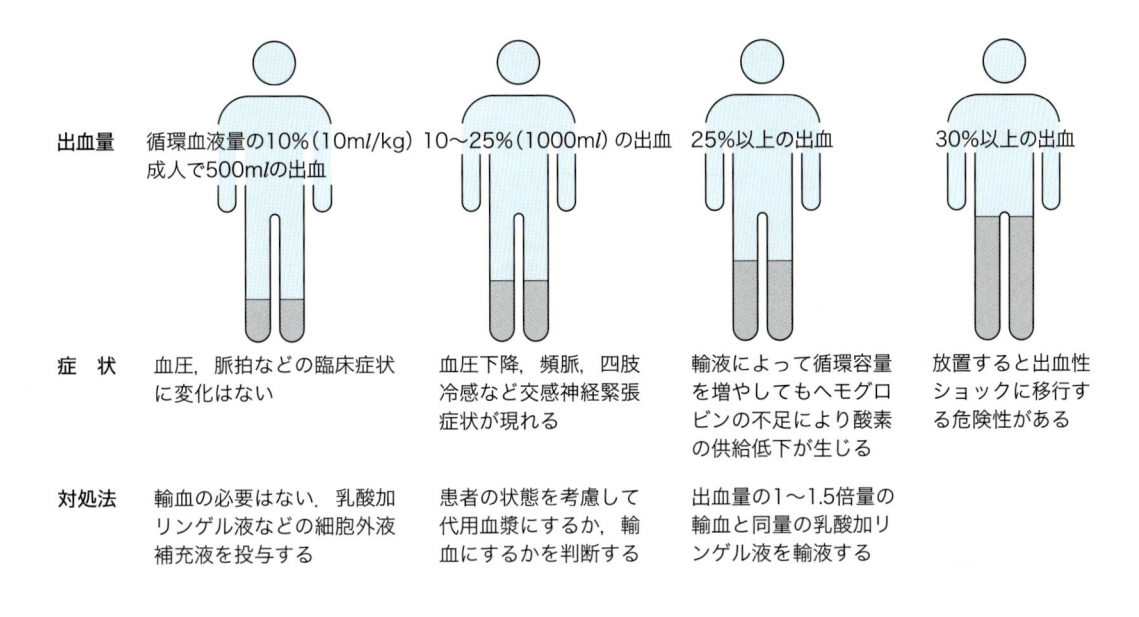

| | | | | |
|---|---|---|---|---|
| 出血量 | 循環血液量の10%（10ml/kg）成人で500mlの出血 | 10〜25%（1000ml）の出血 | 25%以上の出血 | 30%以上の出血 |
| 症状 | 血圧，脈拍などの臨床症状に変化はない | 血圧下降，頻脈，四肢冷感など交感神経緊張症状が現れる | 輸液によって循環容量を増やしてもヘモグロビンの不足により酸素の供給低下が生じる | 放置すると出血性ショックに移行する危険性がある |
| 対処法 | 輸血の必要はない．乳酸加リンゲル液などの細胞外液補充液を投与する | 患者の状態を考慮して代用血漿にするか，輸血にするかを判断する | 出血量の1〜1.5倍量の輸血と同量の乳酸加リンゲル液を輸液する | |

全身麻酔

## 4 輸血の合併症

### a．溶血性輸血反応

① 異型輸血（ABO 式あるいは Rh 型不適合輸血による溶血）．
② 不規則抗体による溶血．
③ 期限切れ血液，温め過ぎや凍結血液による溶血．

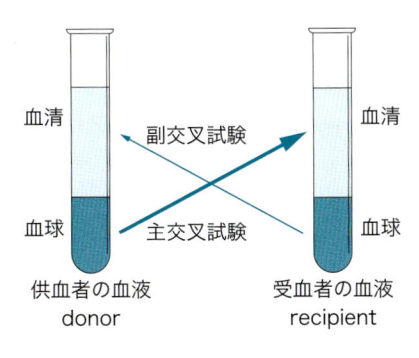

血清　副交叉試験　血清
血球　主交叉試験　血球
供血者の血液　　　受血者の血液
donor　　　　　　recipient

■ 交叉試験 ■

### b．アレルギー反応

血液，器具による異種タンパクや細菌汚染による．

c．発熱反応

　　輸血用血液，器具の発熱物質などの汚染による．

　d．細菌感染

　　不適当な血液保存での一般細菌の増殖による．

　e．輸血後肝炎

　　輸血後肝炎発生率は13％程度である．供血者のHb抗原スクリーニングが行われる．主体は非A非B型肝炎，C型肝炎と考えられる．

　f．後天性免疫不全症候群（AIDS）

　　現在は献血血液の検査により疑いのある血液は破棄されている．

　g．梅　毒

　　4℃で72～96時間以上保存すれば感染の危険はない．

　h．マラリア

　　4℃で4～8日以上保存すれば感染能力はなくなる．

　i．GVHD（移植片対宿主病）

　　輸血血液中に含まれる供血者のリンパ球が，患者の体組織を攻撃，傷害することによって起きる病態．輸血後1～2週間後に発熱，紅斑が出現し，肝障害，下痢，下血などの症状が続き，骨髄無形成，汎血球減少症を呈し，致死的な経過をたどる．

　　輸血後GVHDの予防として，①血液製剤に放射線照射を行う，②全血輸血，とくに新鮮血の使用を避ける，③自己血輸血を行うなどが行われる．

## 5　大量輸血による合併症

　a．低体温

　　低温保存した血液を加温しないで輸血したときに生じる．

　b．高カリウム血症

　　長期間保存した血液では血漿中のカリウム濃度が上昇し，徐脈や不整脈が生じる．

　c．クエン酸中毒

　　保存血中のクエン酸により，しびれ，悪心・嘔吐，痙攣，意識消失などが生じる．

　d．代謝性アシドーシス

　　保存血中のクエン酸と乳酸，赤血球の低酸素などにより生じる．

　e．出血傾向

　　血小板，凝固因子の欠乏により生じる．血小板輸血，新鮮凍結血漿，凝固因子の補充などが治療に用いられる．

　f．肺微小血栓症

　　微小凝集物，血球破壊産物などによって生じる．微小凝集物除去用フィルターを用いて予防する．

　g．循環系の負荷

　　急速な過剰輸血により生じる．

# 術前合併症と全身管理

## ▶1◀ 気管支喘息

喘鳴，呼吸困難，咳，粘稠な分泌物を主症状とする．

歯科治療，全身麻酔は発作の緩解期を選ぶ．

発作時の対症療法として，β刺激薬，気管支拡張薬（アミノフィリン），ステロイドが用いられる．

バルビタール，ネオスチグミン，モルヒネ，d-ツボクラリン（クラーレ）などヒスタミン遊離作用，気管支収縮作用，副交感神経刺激作用のある薬物の使用を避ける．

## ▶2◀ 高血圧症

収縮期血圧≧140 mmHg，拡張期血圧≧90 mmHg の両者あるいはいずれかが存在するときをいう（1999 年 WHO, ISH）．原因が不明なものを本態性高血圧症といい，腎疾患や副腎疾患など原因が明らかなものを二次性高血圧症という．

歯科治療や全身麻酔は血圧がコントロールされた状態（収縮期血圧＜140 mmHg，拡張期血圧＜90 mmHg）で行うのが望ましい．

血管収縮薬の使用は禁忌ではないが，血圧，脈拍など循環の連続監視を行いながら，使用可能な量を用いる．精神鎮静法の積極的な応用が有効である．

高血圧時の対症療法として，酸素吸入とともに，カルシウム拮抗薬であるニフェジピンの経口投与やニカルジピンの静脈内投与，ニトログリセリンスプレーの吸入などを行う．

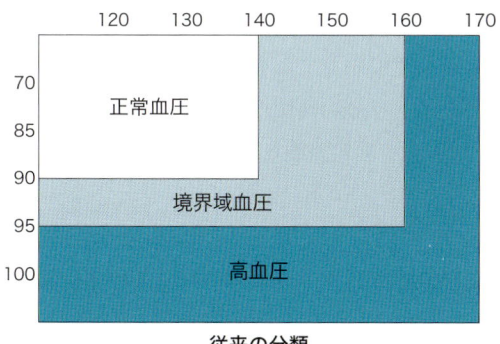

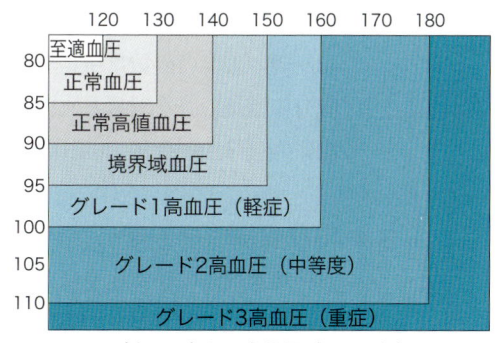

従来，高血圧症の分類として左図に示す分類が用いられていたが，1999 年 2 月，世界保健機構（WHO）と国際高血圧学会（ISH）によって改訂された高血圧管理指針（右図）が発表された．これによると，正常血圧以上を高血圧症と定義して，降圧目標値をより低く置き，従来よりもさらに積極的な降圧治療を行うことをすすめている

■ 高血圧症分類 ■

### ▶3◀ 狭心症，心筋梗塞

　　冠動脈の器質的狭窄あるいは冠攣縮などにより一過性心筋虚血をきたすものを狭心症といい，冠動脈血栓症によって心筋壊死をきたしたものを心筋梗塞という．狭心症での胸痛，胸内苦悶の持続は10分以内のことが多いが，心筋梗塞では激しい胸痛が長時間持続し，心原性ショックに移行する．

　　歯科治療や全身麻酔は，病態ならびに治療経過を把握することが重要で，とくに心筋梗塞では発作後6か月以上経過してから行うことが必要である．

　　狭心症の発作時には，酸素吸入とともにニトログリセリン，亜硝酸塩，カルシウム拮抗薬などの冠拡張薬の使用が有効である．心筋梗塞患者に治療を行うときには，血圧，脈拍，心電図などのモニターが必要である．虚血性心疾患患者に対する治療時には，無痛処置，精神鎮静法による精神的愛護，循環の監視を欠くことはできない．

　　心筋梗塞患者では，抗凝固薬が投与されていることが多く，観血的処置時には主治医と相談する必要がある．

### ▶4◀ 腎不全

　　血液透析を受けている患者は，高血圧，貧血，出血傾向，易感染性などを有する場合が多い．どのような歯科治療においても血圧監視は必須であり，観血的処置時には血液凝固能の検査，必要により血小板輸血を行う．また，外科手術時には術前から抗生剤の投与を行う．

　　歯科処置の時期は，透析を受けた翌日とする．

### ▶5◀ 甲状腺機能亢進症

　　甲状腺腫，眼球突出，心悸亢進，息切れ，振戦，体重減少，発汗，高血圧，微熱，不眠などをきたす．抗甲状腺薬，外科的療法，放射性ヨード療法などを受けている場合は，甲状腺機能が低下状態であることが多い．

　　侵襲の大きい処置は甲状腺機能が正常になっていることを確認してから行う．全身麻酔では鎮静薬を増量した前投薬を行い，アトロピンは使用しない．歯科治療時には静脈内鎮静法を併用し，局所麻酔薬はエピネフリンの添加していないものを使用する．

### ▶6◀ 甲状腺機能低下症

　　甲状腺機能の正常化をはかってから歯科治療を行う．全身麻酔では前投薬に鎮静薬は用いず，アトロピンのみを使用する．

### ▶7◀ 糖尿病

　　高血糖，高脂質血症，高ケトン血症，高アミノ酸血症，脱水，電解質異常など多彩な代謝異常を伴い，易感染性である．

　　治療前に十分コントロールされている（空腹時血糖100〜140 mg/m$l$，尿ケトン体（−），HbA$_{1c}$ 6.5％未満，76ページ Sideniemo：糖尿病の評価参照）ことを確認する．

インスリンを投与されている場合は低血糖に注意することが必要で，治療は食後に行うことが望ましい．

コントロールされている患者では問題ないが，コントロールが不十分な場合，エピネフリンの添加されている局所麻酔薬の使用は避ける．

## ▶8◀ 脳梗塞

脳動脈のアテローム硬化症による脳血栓と，おもに心臓血栓の剥離に起因する脳血栓による．

脳梗塞では心機能，腎機能に異常を伴うことが多いため，原因疾患を把握することが重要である．また，再梗塞予防の目的でワーファリンなどの抗凝固薬が使用されているため，観血的処置に際しては凝固機能の検査が必要である．

発症 6 か月以内や症状に進展がある場合には歯科治療は避ける．

## ▶9◀ 抗精神薬服用者

クロールプロマジンやハロペリドールを投与されている統合失調症（精神分裂病）や躁うつ病の患者は血圧低下をきたしやすい．

パーキンソン病に使用される L-ドーパは体位変換や麻酔導入時に低血圧を生じやすい．

うつ病に使用される三環系抗うつ薬やモノアミン酸化酵素（MAO）阻害薬はカテコールアミンの効果を高め，高血圧，高体温をきたすことから，手術の 2 週間前に中止する．

# 服用薬剤と全身管理

### ▶1◀ 降圧薬
　降圧利尿薬，カルシウム拮抗薬，β遮断薬，レニン－アンギオテンシン転換酵素阻害薬などが用いられ，歯科治療に際しても継続する．

### ▶2◀ 冠拡張薬
　狭心症患者では，カルシウム拮抗薬，β遮断薬，ニトログリセリンなどが使用され，これらは歯科治療に際しても継続する．発作時に使用する薬剤として把握しておく必要がある．

### ▶3◀ ジギタリス
　心不全，心房細動，弁置換術後などで使用される．ジギタリスは中毒症状として不整脈が生じる恐れがあるが，歯科治療前に投与を中止する必要はない．

### ▶4◀ 抗凝固薬
　心房細動，弁置換術後，脳梗塞後では血栓予防の目的でワーファリンやアスピリン，ジピリダモールなどが，また慢性腎不全で血液透析を受けている場合はヘパリンが使用される．観血的処置を行うときにはワーファリンの減量を内科医に依頼する必要がある．また，透析で使用されるヘパリンは半減期が短いので，あまり問題とならないが，透析患者では血液中の凝固因子が減少しているため抜歯などでは厳重な止血処置が必要である．

### ▶5◀ 抗不整脈薬
　カルシウム拮抗薬，β遮断薬などが使用される．これらは歯科治療に際しても継続し，上室性か心室性かを把握し，歯科治療中に頻発するようであればリドカインやカルシウム拮抗薬，β遮断薬の使用を考慮する．

### ▶6◀ 副腎皮質ホルモン（ステロイド剤）
　リウマチ，喘息患者などでは長期投与されていることがある．過去2年以内に使用された既往のあるときには副腎機能不全をきたしている可能性があり，異常な低血圧をまねく恐れがある．術前に副腎皮質ホルモンを投与する（ステロイドカバー）．血糖値が上昇するため糖尿病患者に使用するときには注意を要する．

### ▶7◀ 向精神薬
　統合失調症（精神分裂病）にはクロルプロマジンやドロペリドールなどが使用さ

れ，全身麻酔では低血圧，不整脈，覚醒遅延，突然死を生じる可能性がある．また精神鎮静法を行うことにより情動の混乱を招くことがある．

　うつ病に対する三環系抗うつ薬やモノアミン酸化酵素（MAO）阻害薬を使用している患者は全身麻酔で高血圧，高体温，痙攣などを生じることがあり，術前2～3週間前に投与を中止する．

　パーキンソン病に使用されるL-ドーパは体位変換や麻酔導入時に低血圧を生じやすい．

　てんかんには抗てんかん薬としてジフェニールヒダントインやマイナートランキライザーが使用される．歯科治療では静脈内鎮静法が有用である．

# 全身麻酔時の術中・術後合併症

### ▶1◀ 酸素欠乏（低酸素症）

　　麻酔器から肺毛細血管に酸素が運ばれる途中で障害が起きることによる．

　　吸入酸素濃度の低下，肺胞換気量の低下，肺胞での拡散障害，換気－血流量比の異常やシャントの増加，酸素消費量の増加，心拍出量の減少，高度の貧血などが原因となる．

　　酸素欠乏が軽度なときには頻脈と血圧上昇が，進行するに従いチアノーゼ，血圧下降，不整脈が現れ，心停止にいたる．

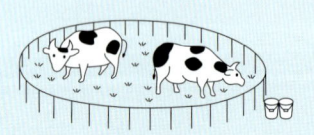

低酸素症の原因

- 牧場で十分な牛乳が得られない　**低酸素性**
- 牛乳は十分とれたが運搬用トラックの故障　**貧血性**
- 牛乳満載のトラックが来たが道路が破壊されていてトラックが通れない　**うっ血性**
- 牛乳は各戸の入口まで配られたが配達した家の人たちが行方不明で利用されない　**組織中毒性**

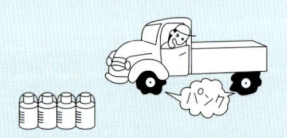

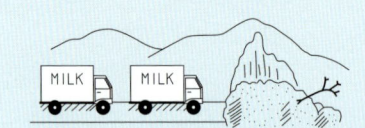

■ 牛乳（酸素）が利用できない理由 ■
(Saclad, M, 1950，山本享：麻酔学，医学書院，1992)

### ▶2◀ 炭酸ガス蓄積（高炭酸ガス血症）

　　換気量の不足，死腔の増加，肺胞低換気，気道閉塞，炭酸ガス吸収剤（ソーダライム）の消耗などが原因となる．

　　軽度の炭酸ガス蓄積では換気量の増加，血圧上昇，頻脈，顔面紅潮などがみられるが，著しい増加では呼吸抑制，不整脈，徐脈，血圧低下，脳圧亢進，意識消失（$CO_2$ナルコーシス），呼吸性アシドーシスが生じる．

## ▶3◀ 気道閉塞・狭窄

### a．喉頭痙攣

声帯の内転筋が痙攣的に閉塞するもの．

気管挿管，エアウェイ，吐物や血液・分泌物，高濃度麻酔薬吸入などの機械的刺激，浅麻酔時や低酸素状態での副交感神経刺激などが原因となる．

外奇異呼吸，tracheal tag，呼気の延長，吸気時の狭窄音が生じ，長引くと低酸素症症状が現れる．治療は，純酸素による陽圧換気を行い，緩解しないときには脱分極性筋弛緩薬を使用して人工呼吸を行う．

### b．気管支痙攣

気管支平滑筋の痙攣，収縮による気道狭窄・閉塞をいい，麻酔中に生じる気管支喘息発作である．

気管支喘息，慢性気管支炎，アレルギー体質，肺気腫などの患者に発症しやすく，副交感神経刺激作用のある薬剤（バルビツレート，モルヒネ，フェンタニル，クラーレ，抗コリンエステラーゼ薬など）の使用，気管チューブ，カフ，麻酔ガス，気管内分泌物，気管内吸引操作などの気管壁への直接的刺激で発症する．

気道抵抗の増加，呼気の延長，喘鳴，胸部聴診での wheezing が認められ，炭酸ガス蓄積，低酸素血症が生じる．

気管刺激の原因の除去（分泌物の吸引やカフを緩めるなど），気管支拡張薬（アミノフィリン），副腎皮質ホルモンの静脈内投与，純酸素による陽圧換気，ハロセンの吸入などを行う．

## ▶4◀ 肺水腫

過剰な輸液，輸血，左心不全，低タンパク血症，カテコールアミンの過剰投与，脳圧亢進，ショックなどで発症する．

聴診による水疱性ラ音の聴取，気道からのピンク色泡沫状分泌物が特徴的であり，肺胞換気は著しく阻害され，低酸素症に陥る．

治療は純酸素による PEEP，除泡剤としての 20〜30％アルコールの気管内投与，ジギタリス，利尿薬，副腎皮質ホルモン，アルブミン投与などが行われる．

## ▶5◀ 血圧上昇

浅麻酔，高炭酸ガス血症，低酸素症，交感神経刺激，昇圧薬の過剰投与などのほか，脳圧亢進，甲状腺機能亢進症，褐色細胞腫などの疾患で生じる．

## ▶6◀ 血圧低下

麻酔薬の過量投与（深麻酔），低酸素症，炭酸ガスの高度な蓄積，出血，脱水，電解質異常，交感神経遮断薬の使用，副交感神経の刺激，気道内圧の上昇，不適合輸血などにより生じる．

▶7◀ **不整脈**
麻酔中に発生する不整脈は，麻酔薬自体による心筋の被刺激性の亢進，挿管操作や手術操作による交感神経刺激あるいは副交感神経刺激による．低酸素血症や高炭酸ガス血症のとき発生しやすい．

▶8◀ **Mendelson 症候群**
胃内溶液の気管内吸引による肺合併症で，吸引後 2～4 時間から呼吸困難，頻脈，チアノーゼ，喘鳴などの喘息様症状が生じ，重篤な場合には肺水腫が発生する．

▶9◀ **悪性高熱**
体温の異常な上昇，筋強直，ミオグロビン尿を主症状とし，発生頻度は高くないものの死亡率は 15% 程度に達する．筋小胞体でのカルシウムイオン代謝異常が原因とされ，遺伝性疾患の疑いがある．ハロセンと塩化スキサメトニウム使用時に多いが，ほかの麻酔薬でも報告がある．
処置は，純酸素による換気，全身冷却，酸塩基平衡の補正，十分な輸液，利尿薬の使用，筋硬直に対してダントリウム（ダントロレン®）が使用される．

---

**Side memo**

**深部静脈血栓症と肺塞栓症**

肺塞栓症の原因の多くは下肢から下大静脈に生じた血栓（深部静脈血栓症；DVT）による肺動脈の閉塞である．広範囲の塞栓は鋭い胸の痛みを起こし，太い肺動脈が閉塞すると指先や唇などにチアノーゼが現れ，突然死することがある．静脈血栓形成には，血流のうっ滞，血管障害，血液凝固能の亢進の 3 つの因子（Virchow の三因子）が関与するが，血流のうっ滞が主因である．長時間同じ姿勢でいることが血栓形成を促進することから長期臥床後の第一歩行時に症状が現れることが多いが，いわゆる「エコノミークラス症候群」のように日常の生活のなかでも生じる可能性がある．予防には下肢の運動，弾性ストッキングやフットポンプの使用，抗凝固薬の使用，下大静脈フィルターの留置などが用いられる．

# 外来全身麻酔

　外来全身麻酔とは，施術当日に来院して全身麻酔下で処置を行い，その日のうちに帰宅させる方法をいう．

　外来全身麻酔は術後に医師による管理を必要とする全身疾患を有さない患者を対象に，あらかじめ術前の診査，検査を行い，予定される処置内容，処置時間などを検討したうえで行われる．

## 1 外来全身麻酔の適応

① 治療に協力できない患者．
② 局所麻酔薬アレルギーを有したり，局所麻酔の効果が不十分な患者．
③ 歯科集中治療症例．

## 2 外来全身麻酔の禁忌

① 輸血が必要であったり，長時間の術後管理が必要な手術侵襲の大きな症例．
② 治療に長時間を要する症例．
③ 気道確保の困難な患者．
④ 全身的な合併症を有する患者．
⑤ 通院に長時間を要する患者．
⑥ 帰宅時に責任のもてる付き添いのいない患者や1人住まいの患者．
⑦ 本人あるいは保護者の了解の得られない患者．
⑧ 胃内容物のある患者．
⑨ 妊　婦．
⑩ 骨格筋に異常のある患者．

## 3 術前検査と術前管理

　外来全身麻酔の術前検査においても入院患者と同様に十分な検査を行う．外来全身麻酔に支障がある検査結果が得られた場合には入院管理下に行う．

　術前の禁飲食も入院患者と同じであるが，禁飲食の開始時刻が来院前で医師の監視下にないことから，徹底するように説明し，当日守れなかったときには延期する．

　前投薬には覚醒遅延の可能性のある薬剤は避け，アトロピンのみを用いることが多い．

## 4 全身麻酔薬の選択

覚醒遅延の可能性のある麻酔薬の使用を避け，また短時間作用性薬剤であっても過量投与とならないように使用しなければならない．

一般に，吸入麻酔薬による緩徐導入や短時間作用性の静脈麻酔薬により導入し，吸入麻酔薬で維持される．また，近年覚醒のすみやかなプロポフォールなどの静脈麻酔薬が応用されている．

筋弛緩薬の使用は禁忌ではない．

## 5 全身麻酔方法の選択

気管挿管麻酔が多く用いられるが，短時間の処置であったり，水や血液の気管内流入の恐れがないときには鼻マスクや経鼻エアウェイを用いた吹送法や非再呼吸法による麻酔方法が選択される．

## 6 術後管理

麻酔終了後は，回復室において帰宅時まで呼吸，循環，意識レベルなどの監視を行う．

## 7 帰宅条件

① 経口摂取が可能で，嘔吐しない．
② 覚醒後の排尿を確認する．
③ 呼吸循環機能が安定していること．
④ 意識，判断，運動機能が常態に復していること．

以上を満たしていることが必要であるが，異常のないことを十分な時間をかけて観察することが必要であり，一般に麻酔終了後3時間以上を必要とする．

帰宅時には責任のとれる付き添いが伴い，帰宅当日は自転車や自動車の運転などは避け，安静を保つように指示する．

# 覚えておきたい検査値

| 検査項目 | | 正常値 | 備考 |
|---|---|---|---|
| **血液一般検査** | | | |
| 白血球数 | WBC | 4,000～9,000/mm³ | |
| 赤血球数 | RBC | 男 410～530 万/mm³<br>女 380～480 万/mm³ | 予定手術では，RBC 300 万/mm³，Hb 10 g/dl，Ht 35％以上であることが必要 |
| ヘモグロビン | Hb | 男 14～18 g/dl<br>女 12～16 g/dl | |
| ヘマトクリット | Ht | 男 40～48％<br>女 34～42％ | |
| 血小板数 | Plt | 14～34 万/mm³ | 血小板数 5 万/mm³ 以下では出血の危険性が大きい |
| **血液生化学検査** | | | |
| 血糖 | BS | 空腹時<br>60～100 mg/dl | 食後<br>60～160 mg/dl |
| 糖化ヘモグロビン | HbA1c | 6.5％未満 | 過去 1～2 か月の血糖の状態を推測できる |
| **肝機能検査** | | | |
| グルタミン酸オキサロ酢酸トランスアミナーゼ | GOT (AST) | 8～40 U/l | 肝障害，心筋梗塞で上昇 |
| グルタミン酸ピルビン酸トランスアミナーゼ | GPT (ALT) | 5～35 U/l | 肝細胞の破壊により上昇 |
| γ-グルタルトランスペプチダーゼ | γ-GTP | 0～80 U/l | アルコール性肝炎で特異的に上昇 |
| 乳酸脱水素酵素 | LDH | 78～197 U/l | 肝細胞の破壊，心筋梗塞などで上昇 |
| アルカリフォスファターゼ | ALP | 21～92 U/l | 肝細胞，骨，胎盤などに由来<br>子供，妊娠でも上昇 |
| 総タンパク | TP | 6.5～8.2 mg/dl | 肝障害，栄養不良，腎障害で低下 |
| アルブミン/グロブリン比 | A/G | 1.1～2.0 | 肝疾患でアルブミン産生が減少すると低下 |
| コリンエステラーゼ | ChE | 300～450 U/l | 肝障害で低下，糖尿病，脂肪肝で上昇 |
| 総ビリルビン | | 0.2～1.0 mg/dl | 溶血，肝障害，胆道障害で上昇<br>3 mg/dl 以上で黄疸が出現 |
| **電解質検査** | | | |
| Na | | 135～145 mEq/l | 食事摂取不良，輸液による水分過剰などで低下，脱水で上昇 |
| K | | 3.6～5.0 mEq/l | 下痢，原発性アルドステロン症，利尿薬などで低下，大量輸血，腎不全などで上昇 |
| Cl | | 98～108 mEq/l | 嘔吐で低下 |

全身麻酔

| 検査項目 | | 正常値 | 備考 |
|---|---|---|---|
| **血液凝固検査** | | | |
| 出血時間：Duke 法 | | 2〜6 分 | 出血時間 6 分以上では出血の危険性が大きい |
| 凝固時間：Lee-White 法 | | 6〜15 分 | |
| プロトロンビン時間 | PT | 8〜15 秒 | |
| 活性化トロンボプラスチン時間 | APTT | 20〜40 秒 | |
| **腎機能検査** | | | |
| 血中クレアチニン | | 0.8〜1.3 mg/dl | |
| 尿素窒素 | BUN | 8〜20 mg/dl | |
| 尿中尿素窒素 | | 15 分値 25〜50% | 15 分値 20% 以下では手術危険度が増加する |
| 腎クリアランス試験（クレアチニン・クリアランス試験） | | 男 108（86〜130）ml/分<br>女 101（82〜120）ml/分 | 腎不全，心不全，尿路疾患などで減少 |
| **尿検査** | | | |
| 尿量 | | 500〜2,000 ml/日 | 500 ml/日以下を乏尿という |
| 尿比重 | | 1.005〜1.020 | 糖尿病，水欠乏などで増加<br>尿崩症，腎不全などで減少 |
| 尿糖 | | （-） | 糖過剰摂取，糖尿病，甲状腺機能亢進などで陽性 |
| 尿ケトン | | （-） | 糖尿病，飢餓，肝障害などで陽性 |
| 尿タンパク | | （-） | 腎炎，ネフローゼ，膀胱炎，心不全などで陽性 |
| **胸部レントゲン検査** | | | |
| 心胸郭比 | CTR | 50% 以下 | 50% 以上は心肥大 |
| **呼吸機能検査** | | | |
| % 肺活量 | %VC | 80% 以上 | 骨折，結核などの拘束性障害で低下<br>60% 以下は機能低下 |
| 1 秒量 | FEV$_{1.0}$ | | 500 ml 以下では一般手術の麻酔は非常に危険 |
| 1 秒率 | FEV$_{1.0}$% | 70% 以上 | 喘息，肺気腫，気管支炎などの閉塞性障害で低下<br>50% 以下では肺活量が十分あっても手術危険度は非常に高い |

*Side memo*

**糖尿病の評価**

　糖尿病は血糖値が高く，コントロールできていない病態をさすが，数日の食事制限だけでも血糖値が下がることから血糖値だけでそのコントロール状況は十分に把握できない．そこで一定期間の血糖値の平均を示すような指標として，過去 1〜2 か月の血糖レベルを反映する HbA1c（糖化ヘモグロビン，正常値 6.5% 未満）や，約 20 日間の血糖レベルを反映するフルクトサミン（285μmol/dl 以下），糖化アルブミン（11.3〜16.7%）が用いられる．

> **Side memo**
>
> ### 心エコー（心臓超音波）
> 　超音波を用いて体内にある心臓の状態を体の外からリアルタイムで把握することができる検査法．心臓の壁の動き，壁の厚さ，弁の動き，各弁での血液の逆流，心室や心房の大きさを知ることができる．心不全の疑われる患者には心エコーによる心機能評価が必須である．従来，心不全，冠動脈疾患の予後予測に有効である左室駆出率などの心収縮能検査は心臓カテーテル検査で行われていたが，今日ではそのほとんどが侵襲を伴わない心エコーによって行われる．
> 　左室駆出率（ejection fraction；EF）
> 　左心室が拡がって貯めた血液（左室容量）のうちのどのくらいの割合の血液を送り出すことができているのかを表す数値．正常値は 0.55 以上．
> 　左室内径短縮率（fractional shortening；FS）
> 　左室心筋収縮力の指標の 1 つ．左室の拡張末期径と収縮末期径を計測し，その差を左室拡張末期径で割り，百分率で表した数値．EF とよく相関する．正常値は 30～50％．

全身麻酔

> **Side memo**
>
> ### PT-INR（プロトロンビン時間の国際標準化比）
> 　プロトロンビン時間（PT）は施設間，試薬間で凝固反応測定値のばらつきがある．1982 年に WHO は国際標準ヒト脳由来組織トロンボプラスチン試薬を標準試薬とした PT 測定値を標準化した．標準試薬と各社試薬との相関より回帰補正値（ISI＝国際感度指数）を求め，実測した PT 比を ISI で補正した PT 比のことを INR という．
> 　INR＝(患者血漿 PT 秒／正常血漿 PT 秒)$^{ISI}$
> 　脳梗塞や人工弁置換術，冠動脈バイパス手術，心房細動，深部静脈血栓症などで抗凝固療法にワーファリンを投与している患者ではこれまでトロンボテスト（TT）の値によって抗凝固状態を評価されていたが，今日では PT-INR によって多く治療評価がされている（PT-INR 1.00＝TT 100％）．
> 　ワーファリン投与患者は一般に PT-INR 1.5～2.5（TT 30～12％）となるように調節され，人工弁弛緩術後の患者では PT-INR 2.0～3.0（TT 17～9％）になるように投与されている．
> 　ワーファリン投与患者の抜歯では，①PT-INR 1.2～1.5（TT 30～50％程度）にあげてから抜歯または手術を行うのが安全，②INR が 2.5 以下（TT 12％以上）であればワーファリン継続のまま抜歯可能で，止血困難例では歯肉縫合，ガーゼ圧迫，局所止血剤を応用，③PT-INR 1.3～1.5（TT 30～40％）で処置を行い，局所止血処置を行う，④PT-INR 1.8（TT 20％前後）では局所止血，縫合後止血シーネの装着によって後出血の危険は少ないなどの報告がある．

# ペインクリニック

ペインクリニック（疼痛痛治療）とは神経疾患をはじめ外傷や腫瘍などの疾患にかかわるさまざまな疼痛，痙攣あるいは麻痺などの症状を取り除こうとするものである．原疾患が明らかなときにはこれを除去することにより多くは緩解するが，原因が不明であったり難治性のものに対しては，神経ブロック，理学療法，薬物療法，東洋医学の応用あるいは外科的治療などが行われる．

顎・顔面領域の神経
三叉神経痛
三叉神経麻痺
顔面神経麻痺
顔面神経痙攣
そのほかの神経疾患
星状神経節ブロック
東洋医学

Chapter 4

# 顎・顔面領域の神経

　顔面の知覚神経の大部分は三叉神経であり，運動神経の大部分は顔面神経（表情筋をつかさどる）である．頸部あるいは後頭部は頸神経の支配を受ける．また交感神経は星状神経節の支配を受ける．

　知覚神経が過敏になることを「痛」といい，知覚神経の麻痺を「知覚麻痺」という．すなわち，顔面の痛みは知覚神経である三叉神経の過敏状態をさし，三叉神経痛といい，痛みを感じない状態を三叉神経麻痺という．

　運動神経が過敏になることを「痙攣」といい，運動神経の麻痺を「運動麻痺」という．顔面の表情筋に分布する運動神経は顔面神経で，顔面の痙攣を顔面神経痙攣といい，顔面チックと顔面痙攣とがある．表情筋が動かない状態は顔面神経麻痺により生じる．また咀嚼筋には三叉神経が分布するため，三叉神経麻痺によって咀嚼困難，咬筋萎縮などを生じることがある．

## 1　神経疾患の特徴

① 症状は神経の解剖的分布に一致する．
② 神経の分布領域の器官や組織に変形などの他覚的症状は伴わない．
③ 症状は短期間で消失せず，徐々に軽快あるいは増悪する．
④ 症状発現の原因がはっきりしない場合が多い．
⑤ 神経系の機能異常として唾液，涙，発汗などの分泌異常を伴うことが多い．
⑥ 発作回数，持続時間などは季節，天候，気温などに影響されることがある．

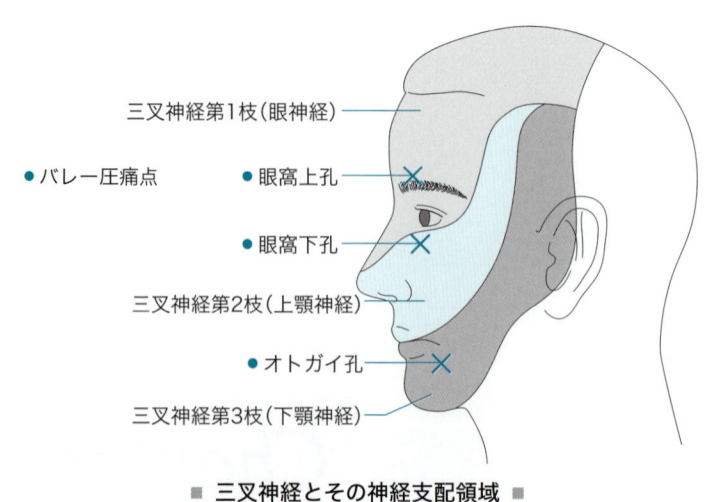

■ 三叉神経とその神経支配領域 ■

# 三叉神経痛

　三叉神経は眼神経（第1枝），上顎神経（第2枝），下顎神経（第3枝）より構成され，三叉神経痛はそれぞれの神経支配領域に応じて痛みが生じる．
　三叉神経痛は，原因を特定できない真性（特発性）三叉神経痛と，原因を求めることのできる仮性（症候性）三叉神経痛に分類される．また，三叉神経の支配領域を特定できない非定型顔面痛がある．

## 1 真性（特発性）三叉神経痛

### ▶1◀ 原　因
① 不　明
② 血行障害説
③ 代謝障害説
④ 血管による圧迫（compression distortion）

### ▶2◀ 症　状
① 三叉神経支配領域に限局した発作性の激烈な疼痛である．
② 痛みは数秒から数分間続き，発作がおさまるとまったく症状が消失する．
③ 発作は数分から数時間の間隔で，末梢から求心的に発現する．
④ 疼痛は顔面正中線を越えない．
⑤ 精神緊張，談話，咀嚼，洗顔，冷気，および皮膚や粘膜への接触により誘発される．
⑥ 40歳以降の女性に多い．
⑦ 睡眠中の発作はまれである．
⑧ 第2枝および第3枝の罹患率が高く，第2枝と第3枝の合併症もある．

---

**Side memo**
**顔面神経痛**
　顔面の痛みは三叉神経痛であり，よくいわれる顔面神経による痛みではない．しかし，顔面神経の知覚枝（中間神経）は耳介皮膚，外耳道，鼓膜に分布し，耳痛（otalgia）を引き起こす．これを顔面神経痛あるいは膝神経痛という．

## ▶3◀ 診　断
### a．バレー圧痛点
　　神経が筋膜を通過する部位，神経が分岐する部位，神経が深いところから浅いところへ出る部位，神経幹が骨の表面に出る部位などを圧迫すると疼痛を生じる．
　　三叉神経では神経の終末枝が骨孔から出る部位がバレー圧痛点で，第1枝は眼窩上孔，第2枝は眼窩下孔，第3枝はオトガイ孔である．

### b．パトリック発痛帯（trigger zone，trigger point）
　　口唇，口角，鼻唇溝，歯肉，鼻翼，側頭皮膚など，刺激（接触）により発作性疼痛が惹起される限局した特定部位である．

### c．局所麻酔薬を用いた神経ブロックによる罹患枝の鑑別

### d．抗痙攣薬の投与による効果の有無
　　カルバマゼピン（テグレトール®）は真性三叉神経痛の約70％に有効である．

## ▶4◀ 治　療
### a．薬物療法
① 抗痙攣薬：カルバマゼピン（テグレトール®）
② 鎮痛薬
③ ビタミン剤
④ 精神安定薬

### b．神経ブロック
　　Trigger zone が限局しているときには末梢枝からブロックするが，全枝にわたるときには三叉神経節ブロック（半月神経節ブロック）が必要となる．
　　ブロックにはアルコール，フェノールなどの神経破壊薬が用いられ，最近はレーザーによるブロックも用いられる．
① 第1枝：眼窩上神経ブロック
② 第2枝：眼窩下神経ブロック，上顎神経ブロック
③ 第3枝：オトガイ神経ブロック，舌神経ブロック，下歯槽神経ブロック，下顎神経ブロック

### c．手術療法
　　三叉神経節神経切除術などが行われたが，近年は後頭蓋窩での開頭手術により三叉神経根部を圧迫している動脈を排除する三叉神経減圧手術（ジャネッタ Jannetta の手術）が多く用いられる．

---

**Side memo**

**神経ブロックに使用される薬剤**

　神経ブロックに使用される薬剤は局所麻酔薬と神経破壊薬の2つに分類される．
　局所麻酔薬（リドカイン，メピバカイン，ブピバカイン，ジブカインなど）の効果は可逆性で診断と治療の両方に使用される．一方，神経破壊薬（95％アルコールや10％フェノール）は長期あるいは半永久的なブロックを目的に使用される．

# 2 仮性（症候性）三叉神経痛

## ▶1◀ 原　因

歯科的疾患が原因となることが多い．

① 局所的原因：外傷，歯髄炎，骨膜炎，埋伏歯，上顎洞炎，顎関節症，腫瘍など．

② 全身的原因：リウマチ，痛風，代謝障害など．

## ▶2◀ 症　状

① 放散性，拍動性の持続性疼痛が多く，真性のものより軽度．
② 疼痛が顔面正中線を越えることがある．
③ 皮膚の痛覚異常や痛覚過敏のみられることがあり，trigger point のないことが多い．
④ 原因に伴う随伴症状を呈することが多い．
⑤ 年齢的な特徴はなく，若年者にもみられる．

## ▶3◀ 診　断

① 随伴症状による原因の確認．
② 疼痛の性質，持続時間．
③ 抗痙攣薬の投与による効果の有無．
④ バレー圧痛点，パトリック発痛帯の有無．

## ▶4◀ 治　療

① 原因の除去．
② 対症療法としての鎮痛薬の使用．

---

**Side memo**

**反射性交感神経ジストロフィー（reflex sympathetic dystrophy；RSD）とカウザルギー**

反射性交感神経ジストロフィーは外傷，手術，炎症などに続いて広範囲の灼熱痛や自律神経障害に伴う末梢循環不全，また進行すると萎縮や栄養障害をきたす難治性症候群をいう．症状は，持続性の灼けつく痛み（カウザルギー），正常な場合には痛みとして感じない程度の刺激でも生じる知覚過敏（アロディニア），発汗障害，筋萎縮，皮膚や筋の栄養障害などである．

早期では知覚神経ブロック，交感神経ブロックが有効であるが，症状の進行に伴い無効となることが多い．

抜歯後，まれにカウザルギーを生じることが報告されており，口腔に症状が現れるほか，四肢にも生じたという報告がある．

ペインクリニック

# 3 非定型顔面痛

## ▶1◀ 原　因
原因は不明である．

## ▶2◀ 症　状
① trigger point はない．
② まれな疾患で，蝶口蓋神経痛，翼突管神経痛などが含まれる．
③ 持続性灼熱痛あるいは鈍痛が，鼻腔，眼窩，口蓋，咽頭などに生じる．
④ 流涙，鼻閉，鼻汁，顔面紅潮，結膜充血，発汗などの自律神経症状が出現する．
⑤ 若年者に多い．

## ▶3◀ 診　断
耳，鼻，目の病歴を確認する．

## ▶4◀ 治　療
① 蝶口蓋神経節ブロックあるいは星状神経節ブロック
② 鎮痛薬，精神安定薬

# 三叉神経麻痺

　　三叉神経の支配領域に知覚麻痺および運動麻痺を生じることがあるが，知覚麻痺を主訴に受診する患者が多い．

### ▶1◀ 原　因
　① 脳底部の腫瘍，炎症，外傷や手術などによる神経損傷．
　② 神経線維の損傷ないし切断，あるいは歯牙や顎骨の疾患．

### ▶2◀ 症　状
　a．第1枝（眼神経）
　　前頭部の知覚麻痺，眼の炎症や潰瘍，毛髪の脱落，白髪化．
　b．第2枝（上顎神経）
　　顔面上半部の皮膚や上顎歯牙，粘膜の知覚麻痺．
　c．第3枝（下顎神経）
　　顔面下半部の皮膚や下顎歯牙，粘膜の知覚麻痺，舌前2/3の味覚障害，咀嚼障害．末梢部の麻痺ではオトガイ部から下口唇の麻痺．

### ▶3◀ 治　療
　① 原疾患の除去
　② 理学療法：レーザー治療，赤外線療法，鍼，電気療法
　③ 星状神経節ブロック
　④ 薬物療法：ビタミン剤，神経賦活薬

ペインクリニック

# 顔面神経麻痺

　顔面神経の損傷部位により，中枢性（核上性）顔面神経麻痺と末梢性（核性，核下性）顔面神経麻痺に分類される．運動性神経の特徴として，下顔面は反対側の大脳皮質の支配を受け，上顔面は両側の大脳皮質の支配を受ける．このため中枢性か末梢性かにより症状が異なる．

　たとえば，左側の顔面神経核より中枢性に障害があると，右側の下顔面筋に麻痺が生じるが，前頭筋は麻痺せず，眼輪筋の麻痺症状も軽度である．障害が顔面神経核より末梢にあるときは障害側の前頭筋，眼輪筋，口輪筋を含む下顔面筋のすべてが麻痺し，特徴的なベル麻痺が生じる．

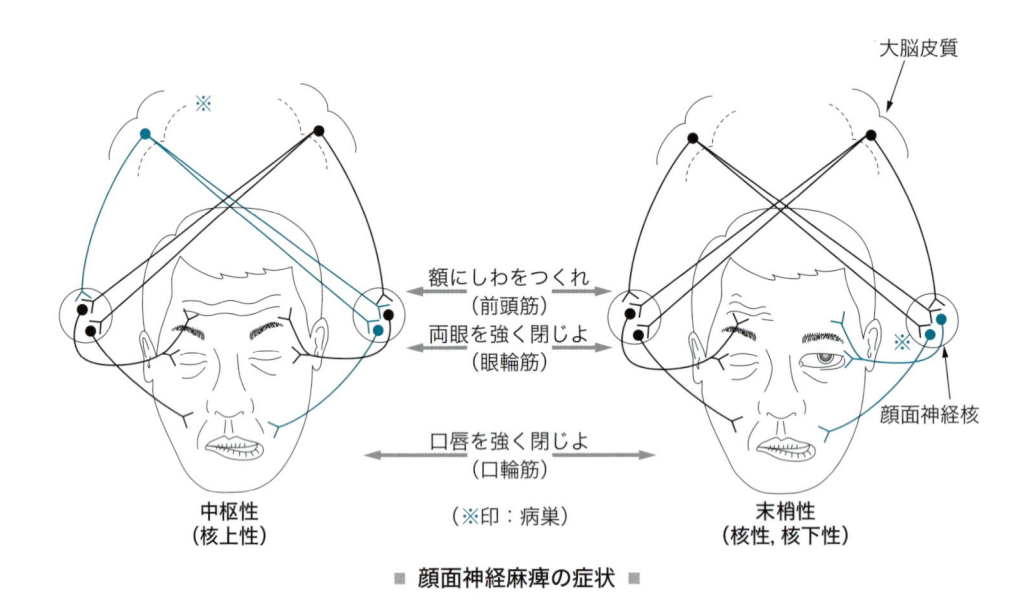

■ 顔面神経麻痺の症状 ■

中枢性（核上性） ／ 末梢性（核性，核下性）

額にしわをつくれ（前頭筋）
両眼を強く閉じよ（眼輪筋）
口唇を強く閉じよ（口輪筋）

（※印：病巣）

大脳皮質
顔面神経核

### Side memo
**顔面神経核**
　顔面神経核は延髄にあり，この近くには外転神経核があるため，顔面神経核からはじまった神経線維は，外転神経核の周囲を回転するようにして走っている．この部を顔面神経膝という．この部位が障害されると顔面神経麻痺や外転神経麻痺をきたすことがある．

# 1 中枢性顔面神経麻痺

顔面神経核より中枢側の障害により生じる顔面筋（表情筋）麻痺をいう．

### ▶1◀ 原　因

髄膜炎，血腫，脳出血，腫瘍などによる大脳皮質あるいは皮質下の疾患．

### ▶2◀ 症　状

麻痺は顔面の下部に限局する．前額のしわ寄せは障害されず，前頭筋，眼輪筋の運動障害はみられない．

### ▶3◀ 治　療

一般に原疾患の治療が必要であり，麻痺のみの治療を行うことは少ない．

# 2 末梢性顔面神経麻痺（ベル麻痺）

顔面神経核を含めた末梢の障害によって起こる．顔面神経核での障害を核性麻痺といい，障害部位により随伴症状が異なる．顔面下部と前額部の麻痺をきたし，同時に純音障害，味覚，涙分泌の異常所見を認める．

### ▶1◀ 原　因

① 炎症，腫瘍，出血などの頭蓋内病変
② 顔面神経管内での中耳炎，腫瘍，出血などの異常
③ ウイルス感染（Ramsay-Hunt 症候群）
④ 頭蓋底の骨折，手術などによる損傷（外傷性麻痺）
⑤ 歯性病変や手術中の偶発症
⑥ 血行障害による局所貧血
⑦ 奇形や寒冷刺激

### ▶2◀ 症　状

末梢性顔面神経麻痺の4大徴候は次のとおりであり，このほか味覚障害，唾液分泌障害，聴覚障害，涙液分泌障害（乾眼 dry eye）などが顔面神経の障害部位によって生じる．

a．麻痺性兎眼

眼輪筋運動障害により眼裂を閉じることができず，充血，炎症が生じ，角膜潰瘍を起こしやすい．

b．ベル症状

眼輪筋運動障害により無理に閉眼させようとすると眼球が上転して外側に偏位す

ペインクリニック

る.
### c．鼻唇溝消失
口輪筋，上唇挙筋，頬筋などの運動神経麻痺により麻痺側の鼻唇溝が消失する．
### d．口笛不能
口輪筋，上唇挙筋，頬筋，下唇下制筋などの運動神経麻痺により口笛ができず，同時に口角下垂，流涎を認める．

## ▶3◀ 診　断
① 涙液分泌の検査（Shiemer's test）：涙液分泌が認められないときには膝神経節以上脳幹までの障害が疑われる．
② 味覚検査
③ アブミ骨筋反射の検査
④ 神経損傷程度の検査：神経興奮性検査，誘発筋電図検査

## ▶4◀ 治　療
① 薬物療法：ステロイド，ビタミン剤（神経賦活薬），ニコチン酸（循環促進薬）
② 理学療法：顔面筋マッサージ，経皮的電気刺激
③ 星状神経節ブロック
④ 手術療法：自家神経移植術，Fallopio 管開放減圧術

# 顔面神経痙攣

顔面神経痙攣は，顔面チックと顔面痙攣に分類される．

## ▶1◀ 原　因

① 顔面チックは表情運動が習慣的または病的に進行したものをさし，心因的要素が関与する．顔面痙攣には心因的要素は関与しない．
② 有痛性疾患に対する反射．
③ 顔面神経核での血行障害．
④ ヒステリーあるいはてんかん．
⑤ 顔面神経麻痺の随伴症状として生じることがある．

## ▶2◀ 症　状

① 顔面チックは睡眠中にはみられず，注意をそらすと軽減，消失するが，精神的緊張により亢進する．
② 顔面痙攣は眼輪筋の一過性の軽い攣縮にはじまり，進行すると眼裂が開かなくなり，さらには口角の収縮筋にも波及する．

## ▶3◀ 治　療

① 原因の除去
② 顔面神経ブロック（茎乳突孔ブロック）
③ 理学療法
④ 精神療法
⑤ 鎮痙薬，鎮静薬

# そのほかの神経疾患

まれな頭頸部の神経疾患として舌咽神経障害，迷走神経障害，舌下神経障害がある．

## 1 舌咽神経障害

　舌咽神経痛として，舌根部，扁桃部，咽頭部に疼痛が生じ，耳，下顎角，頸部などに放散する．嚥下，あくびなどによって誘発され，咽頭粘膜への局所麻酔薬噴霧により一時的に消退する．

　舌咽神経麻痺では，舌の後部，口蓋弓，扁桃の知覚麻痺，嚥下障害，舌後部1/3の味覚障害が生じる．原因には，中枢性では腫瘍，炎症など，末梢性では手術，扁桃炎，中耳炎，ジフテリアなどがある．

## 2 迷走神経障害

　迷走神経痛はきわめてまれで，嚥下，咳，あくびなどに誘発される発作性の激痛を生じ，喉頭部から下顎角，耳，舌根部に放散する．迷走神経痛と舌咽神経痛，膝神経痛の鑑別は困難である．

　迷走神経麻痺は，通常，舌咽神経麻痺を合併していることが多く，鑑別は困難である．反回神経の麻痺が生じたときには，嗄声，失声，呼吸困難が生じる．

## 3 舌下神経障害

　末梢性麻痺では延髄疾患の部分症状として両側性に生じ，中枢性（核上性）麻痺では一側性に，ときに両側性に現れ，一般に不全麻痺にとどまる．

　舌下神経は舌の運動をつかさどるため，舌下神経麻痺により，舌の患側偏位が生じ，末梢性の麻痺が一定期間持続すると患側の舌は萎縮し，薄くなり，皺襞(すうへき)が増える．

　中枢性麻痺で両側性に症状が現れるときには，舌運動が不可能となり，重篤な咀嚼，嚥下，構音障害，著明な流涎がみられる．

# 星状神経節ブロック

ほとんどの顔面神経麻痺は，なんらかの原因によって反射性の血管収縮を起こして循環不全をきたした結果と考えられるので，麻痺側の星状神経節（顔面を支配する交感神経節）をメピバカインやリドカインを用いてブロックすることによって，血管を拡張させ，血流増加をはかる．

星状神経節は下頸交感神経節と第一胸神経節の連合したもので，星状神経節ブロックにより，瞳孔の縮小，眼裂狭小，眼球の後退の3主徴を呈するホルネル症候群が出現する．

星状神経節の支配領域は，上頸部，顔面のほか上腕も含まれ，周囲には肺尖，鎖骨下，総頸動脈，椎骨動脈，反回神経が位置する．

- ●星状神経節ブロックの合併症
  ① 動脈内注入による局所麻酔薬中毒
  ② 肺尖穿刺による無気肺
  ③ 反回神経麻痺による嗄声
  ④ 上腕神経叢ブロック
  ⑤ 両側ブロックによる呼吸不全，心停止

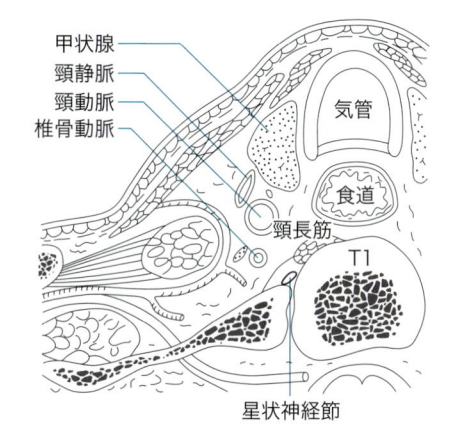

■ 第7頸椎での横断図 ■

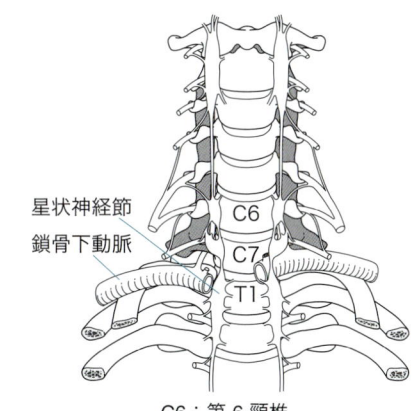

■ 星状神経節の解剖 ■
（十時ら）

C6：第6頸椎
C7：第7頸椎
T1：第1胸椎

ペインクリニック

### Side memo
#### ホルネル（Horner）症候群

ホルネル症候群とは，瞳孔縮小，眼裂狭小，眼球後退を3大症候とするものをいう．頸部交感神経の直接の障害（創傷）・頸胸部リンパ腺腫大による圧迫，腫大した甲状腺の圧迫，頸部胸部動脈瘤，癌腫の転移，膿瘍による圧迫，肺炎部肋膜癒着などのときに発症する．星状神経節ブロックは頸部交感神経をブロックすることによりこの症候をきたす．

# 東洋医学

　東洋医学では，人体は「気，血，津液（体液）」からなり，機能的構成単位である臓腑と，体表と臓腑を結ぶ「経絡」により統一体としての機能をはたしていると考え，これらの失調あるいは低下に何らかの病因が加わって疾病が発症すると考える．疼痛は，寒冷，湿気，循環障害，精神的要因などにより生じ，症状と原因とのかかわりを東洋医学的に正しく識別して，統一体としての機能的な失調を改善するために漢方薬あるいは鍼灸治療などが用いられる．

　東洋医学は一般に機能的疾患に有効であり，西洋医学は器質的疾患に有効である．

# 心肺脳蘇生法

蘇生とは呼吸，循環が停止し，そのまま放置すれば「死」にいたる危険性のあるものに対して，迅速な処置を行うことにより，呼吸機能，循環機能を回復させることをいい，今日，その最も大きな目的は中枢機能を維持することである．

- 心肺蘇生法の順序
- 一次救命処置と二次救命処置
- 呼吸停止
- 循環停止
- 救急蘇生法の指針（ガイドライン 2005）
- 二次救命処置
- ショック
- 死の定義

Chapter 5

## 心肺蘇生法の順序

　世界麻酔学会連合（1968）のマニュアルによる心肺蘇生法の順序は次のとおりである．

- Airway ：気道の確保
- Breathe ：人工呼吸
- Circulate ：心臓マッサージ
- Drugs ：薬剤の投与
- Electrocardiogram ：心電図
- Fibrillation treatment ：心室細動の治療
- Gauge ：計測と予後判定
- Hypothermia ：低体温療法
- Intensive care ：集中治療

# 一次救命処置と二次救命処置

## 1　一次救命処置

　　すでに仮死状態にある傷病者に対してほかに手段がない場合，医師，看護師，救急救命士などの医療関係者以外の者でも進んで救命処置を行うべきで，このとき医療関係者でなくても行ってよい範囲の蘇生法を一次救命処置とよぶ．特殊な器具や薬品を用いることはないが，蘇生法の基本となる救急処置で，国際蘇生法連絡委員会（ILCOR）救急蘇生法の指針，basic life support（BLS）にあたる．心肺蘇生法の順序のA，B，Cに相当するが，自動体外式除細動器（AED）の使用も一次救命処置に含まれる．

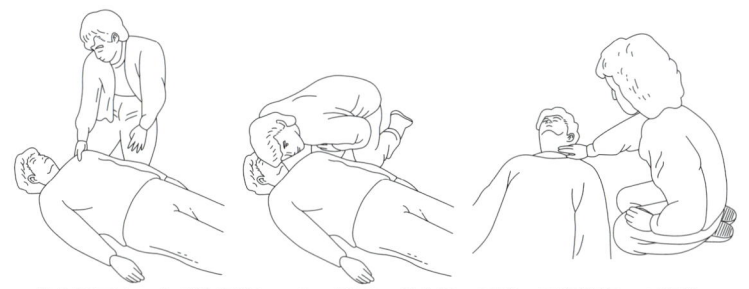

救命処置は，まず①意識レベルの確認，②応援の要請，医療機関への連絡，③呼吸状態の把握，④循環状態の把握を行う

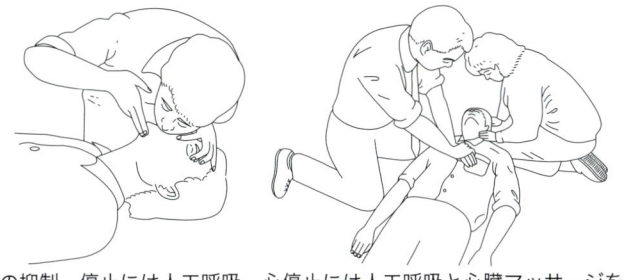

呼吸の抑制，停止には人工呼吸，心停止には人工呼吸と心臓マッサージを行う

## 2　二次救命処置

　　医師が中心となり，薬剤，器具，モニターなどを用いて行う高次の蘇生法で，アメリカ医師会蘇生法指針のadvanced life support（ALS）にあたる．補助具を用いる気道確保，人工呼吸，開胸心臓マッサージ，人工的循環維持などのA，B，CならびにD以降の処置を含む．

# 呼吸停止

## 1 気道の確保

　気道とは，鼻腔・口腔，気管・気管支，肺胞からなる空気の通り道である．何らかの原因で閉塞している気道を開通させることを気道の確保といい，呼吸運動が十分あるときには気道閉塞の原因を取り除くことにより回復する．

　上気道閉塞の原因には，①意識消失に伴う閉塞，②異物による閉塞がある．

　自発呼吸はあるが意識のないときには，舌や粘液，吐物の吸入による気道閉塞の危険があり，回復体位（側臥位，昏睡体位はすべて同義）にすることで，気道閉塞の予防と口から液体を排出することが容易になる．

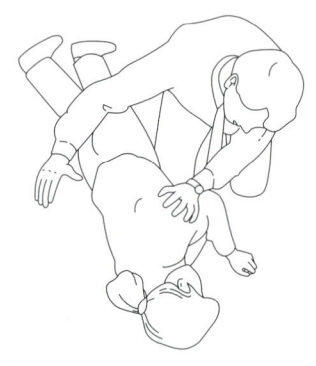

■ 回復体位（昏睡体位と同義で安定した側臥位）■

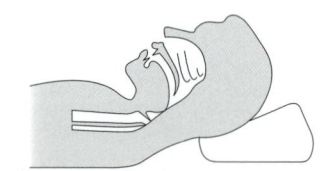

意識消失に伴う舌根の沈下による閉塞 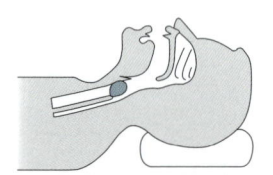　　　声門付近の異物による閉塞

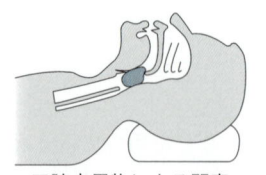

口腔内異物による閉塞 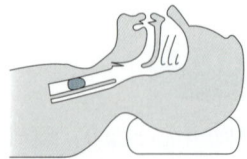　　　気管内異物による閉塞

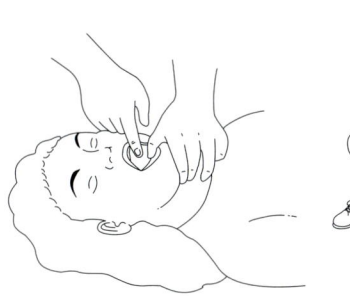

まず，口腔内に異物がないことを確認する

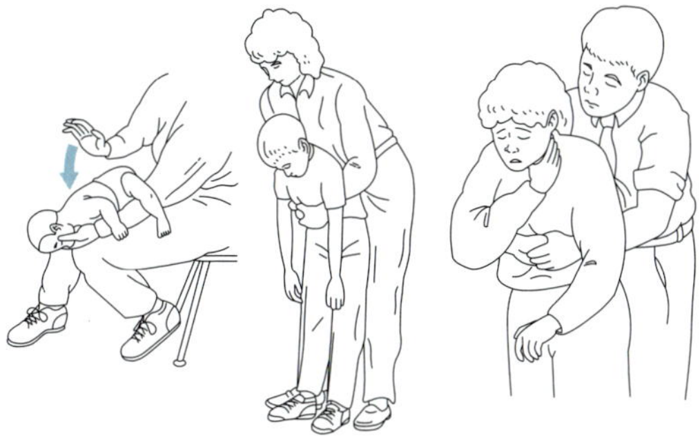

ハイムリック法：気管内異物の除去法で，肺を急激に圧迫することで吐き出させる

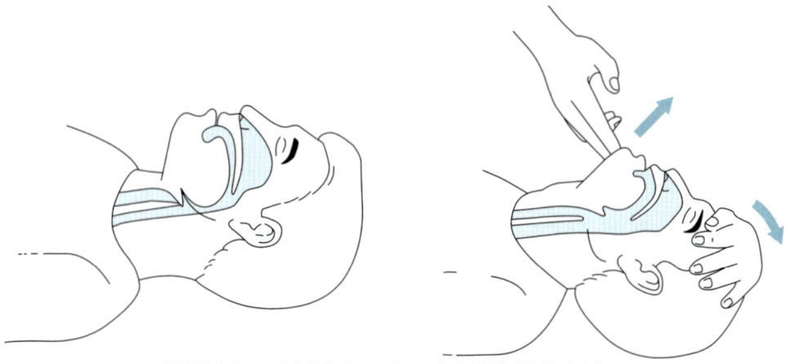

舌根沈下には用手による気道確保を行う

**■ 異物の除去と用手による気道の確保 ■**

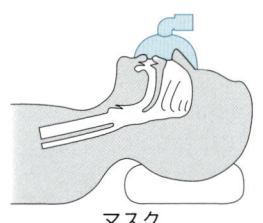

マスク 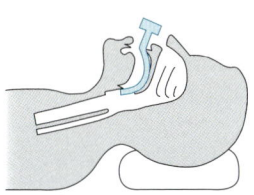　　経口エアウェイ 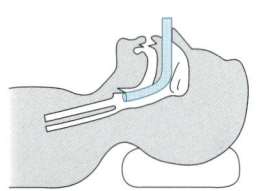　　経鼻エアウェイ

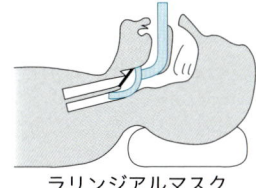

ラリンジアルマスク 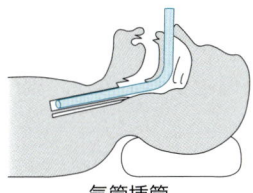　　気管挿管 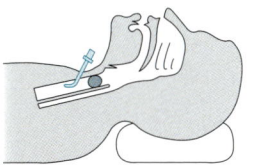　　気管切開あるいは輪状甲状靱帯穿刺

**■ 器具を用いた気道の確保 ■**

口腔内の異物による気道閉塞に対しては，手指，吸引器による異物除去を行い，気道内の異物に対しては背部叩打法，ハイムリック法による除去をはかるが，気管上部で閉塞していて除去できないときには，輪状甲状靱帯穿刺法や気管切開が用いられる．意識消失に伴う舌根沈下による気道閉塞に対しては，用手による気道確保，エアウェイ，気管挿管，ラリンジアルマスクなどによる気道確保が用いられる．
　ILCOR guidelines 2000 では，ハイムリック法（腹部圧迫法）が胃内容物の気道への誤嚥や腹部臓器の損傷といった重大な危険性を増大させることから一次救命処置に含めていない．胸骨圧迫心臓マッサージによる胸腔内圧の上昇によって，気道内異物により閉塞した気道を開通させることが可能である．

## 2　人工呼吸

　気道を確保したあと，自発呼吸が十分に保たれないとき，あるいは呼吸が停止している場合には人工呼吸を行うことが必要である．

## 3　人工呼吸の方法

### ▶1◀ 呼気吹込み法
① 口－口人工呼吸
② 口－鼻人工呼吸
③ 口－口鼻人工呼吸
④ 口－エアウェイ人工呼吸

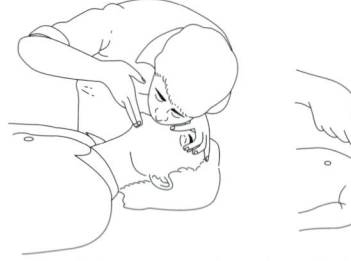

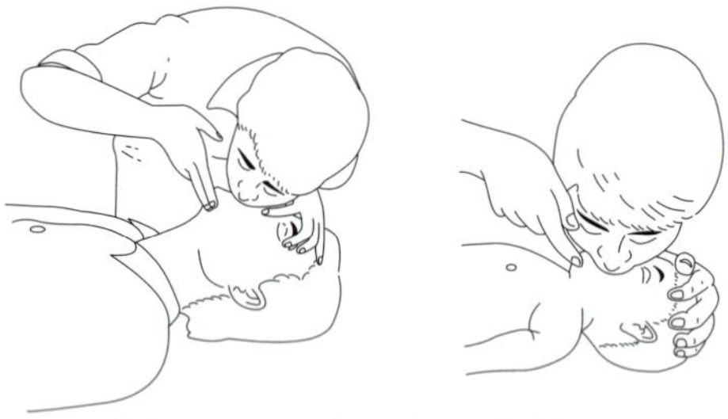

### ▶2◀ 器具を用いた人工呼吸
① バッグ・マスク人工呼吸
② バッグ・気管チューブ人工呼吸

成人には口－口人工呼吸，乳幼児では口－口鼻人工呼吸が用いられる

　器具を用いた場合，大気中の20％酸素のみならず100％酸素を吸入させることが可能である．手技に習熟する必要があるが，施術者の疲労も呼気吹込み法に比べてはるかに少ない．

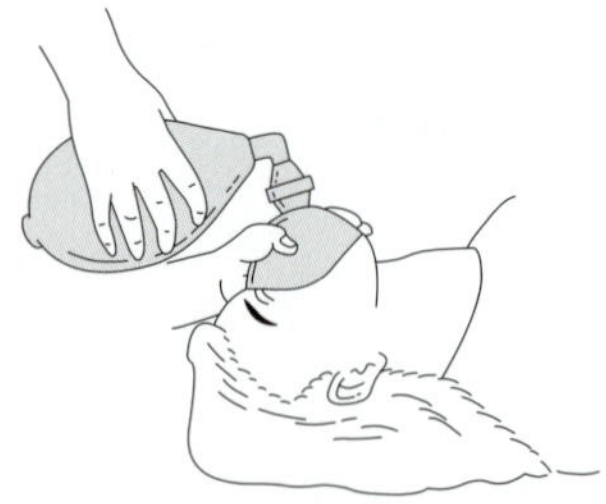

バッグ・マスク人工呼吸では100％酸素の吸入が可能

### Side memo
#### 呼気吹込み法での吸入酸素濃度

呼気吹込み法では施術者の呼気中の 14〜15％と患者の死腔中の 18.5％が混合し，16〜18％の酸素を吸入させることができ，呼吸停止患者の血中ヘモグロビンの 80％は酸素で飽和される．また，施術者が大きく吸気したあと吹き込むことにより，より高濃度の酸素を吸入させることが可能である．

### Side memo
#### 分時換気量と肺胞換気量

1 分間の換気量（1 回換気量×呼吸数）を分時換気量というが，このすべてが肺胞に達するのではない．すなわち，口腔や気管など死腔を満たす部分はガス交換に関与せず，死腔を除いた肺胞に達する容量を肺胞換気量（〈1 回換気量−死腔〉×呼吸数）という．

### Side memo
#### 1 回換気量と肺胞換気量

同じ（分時）換気量でも，1 回換気量が少なく呼吸数が多いときには肺胞換気量は減少し，逆に，1 回換気量が多いときには呼吸数が少なくても肺胞換気量は保たれ，肺胞におけるガス交換は有効に行われる．

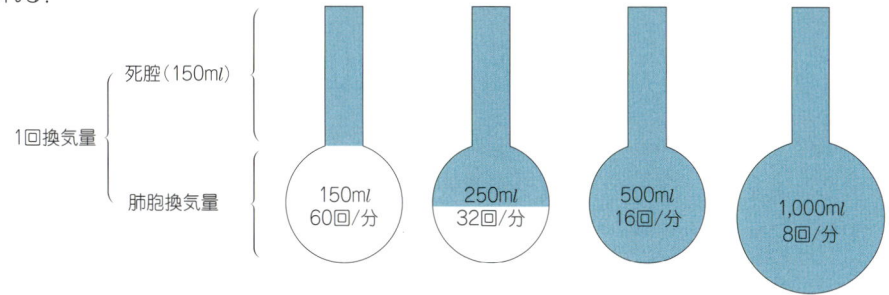

|  | 1 回換気量≦死腔 | 浅く速い呼吸 | 正常呼吸 | 深く遅い呼吸 |
|---|---|---|---|---|
| 1 回換気量(m$l$) | 150 | 250 | 500 | 1,000 |
| 死　腔(m$l$) | 150 | 150 | 150 | 150 |
| 肺胞換気量(m$l$) | 0 | 100 | 350 | 850 |
| 呼吸数(回/分) | 60 | 32 | 16 | 8 |
| 分時換気量(m$l$) | 8,000 | 8,000 | 8,000 | 8,000 |
| 分時肺胞換気量(m$l$) | 0 | 3,200 | 5,600 | 6,800 |

心肺脳蘇生法

# 循環停止

## 1 心停止

心臓のポンプ作用が失われ，血液を駆出する能力を失った状態．

心電図的には，①心室細動 cardiac fibrillation，②心動停止（心静止）cardiac standstill，③伝導収縮解離 downward displacement of the pacemaker の 3 つに大別できるが，脳に十分な血液を送り得ない状態を心停止とみなす．

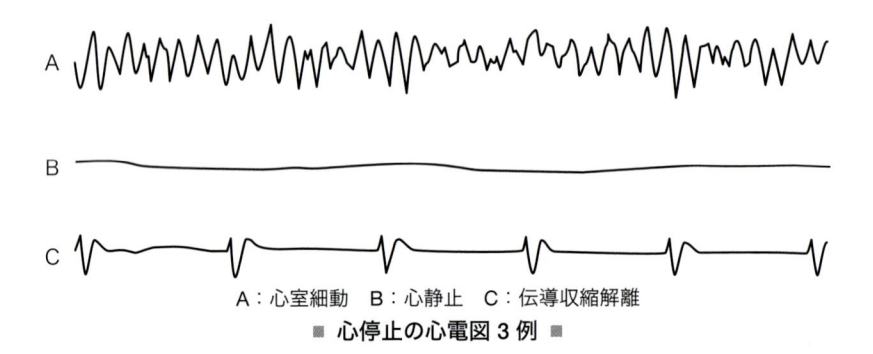

A
B
C

A：心室細動　B：心静止　C：伝導収縮解離
■ 心停止の心電図 3 例 ■

## 2 心停止の症状

① 突然の意識消失．
② 虚脱弛緩（ときに一過性の硬直）．
③ 突然の呼吸停止あるいはあえぐような呼吸に引き続く呼吸停止．
④ 顔面，四肢のチアノーゼまたは蒼白化．
⑤ 橈骨動脈，大腿動脈，頸動脈などの大血管の拍動および心尖拍動の消失または高度の徐脈．
⑥ 瞳孔散大，対光反射の消失．
⑦ 心音聴取不能．
⑧ 血液の暗色化，出血の停止．
⑨ 血圧測定不能．
⑩ 脳波の平坦化．

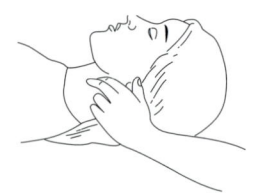

頸動脈で拍動が触知されないときは，たとえ心拍があっても脳血流が維持されない

確実な診断は心電図によらなければならないが，頸動脈が触知できないときには臨床的心停止と判断し，ただちに心臓マッサージを開始しなければならない．

# 3 心臓マッサージ

## ▶1◀ 前胸部叩打法

　拳で強く胸骨部を叩く．患者の脈が触れず，しかも除細動器がすぐには準備できないときに，心電図モニターの監視下で行ってもよい方法である．突発した成人の心停止で1分以内のもの，房室ブロックによるもの，心室性頻拍，発作直後の心室細動などに有効なことがある．一撃で効果がないときにはただちに心臓マッサージを開始する．

## ▶2◀ 心臓マッサージ

### a．閉胸心臓マッサージ（胸骨圧迫心臓マッサージ）

　成人に対しては，上肢を胸に垂直に置き，両腕をまっすぐに伸ばしたまま，胸骨の下半分に手掌をのせ，胸骨が4～5 cm上下するようにしっかり圧力をかけ，1分間に100回のペースで繰り返す．小児あるいは乳児での圧迫の深さは，胸の厚みの1/3とする．圧迫を解除するときには，掌が胸から離れないように注意し，しかも胸が元の位置に戻るように十分に圧迫を緩める．閉胸心臓マッサージを行うときには，同時に人工呼吸を実施する．1人で行うときも2人で行うときも2回の人工呼吸を行ったあと，30回の胸骨圧迫と2回の人工呼吸を繰り返す．胸骨圧迫の効果は頸動脈の脈拍では評価せず，圧迫の深さや速さを維持する（ガイドライン2005）．

　一次救命処置は，①傷病者に生命反応が現れる，②専門的な救助者が来る，③救助者が疲労困憊するまで継続する．

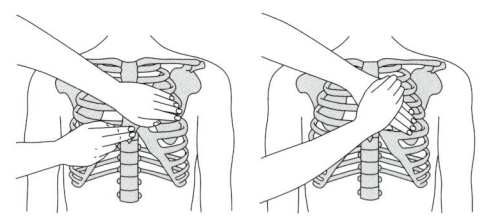

閉胸心臓マッサージは胸骨と脊椎で心臓をはさみ圧迫する

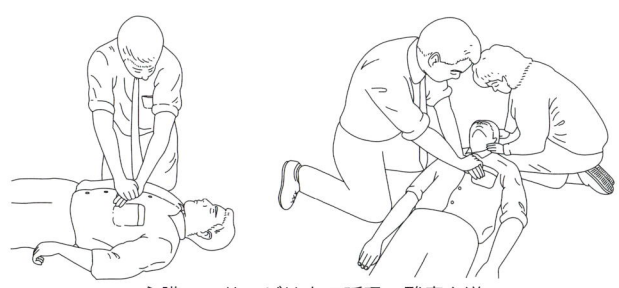

心臓マッサージは人工呼吸で酸素を送りながら施行する

b．開胸心臓マッサージ

　　左胸郭を切開し，直接心臓をマッサージする方法で，手術時に心停止が起きた際や閉胸心臓マッサージが奏効しないときに行う．

## 4　閉胸心臓マッサージの利点と合併症

### ▶1◀ 利　点

① 消毒，特殊な器具を必要としない．
② 即刻実施できる．
③ 閉胸心臓マッサージだけで 80 mmHg 以上の収縮期圧を得ることも可能で，十分末梢動脈拍動を触れることができる．ただし，最低血圧は低くとどまるので，平均血圧は低く，頸動脈血流量は正常の 1/3〜1/4 以下となる．
④ 医師以外の人でも実施が可能である．
⑤ 開胸心臓マッサージが必要な場合，開胸操作の間，循環をある程度維持できる．

### ▶2◀ 合併症

　　胸骨の圧迫点がずれると肋骨骨折，剣状突起骨折，肝損傷の危険がある．

# 救急蘇生法の指針（ガイドライン 2005）

2005年，アメリカ心臓協会（AHA；American Heart Association）とヨーロッパ蘇生協議会（ERC；European Resuscitation Council）は救急蘇生法の指針の改定を行った．

一刻も早い「心臓マッサージ」の着手が重要なポイントになっており，十分な強さと十分な回数の胸骨圧迫が絶え間なく行われることが重要であると強調している．

一次救命処置は，おもに市民が行う一次救命処置（心肺蘇生法，自動体外式除細動器（AED）使用法など）と，日常的に蘇生を行う者やALSを習得した者が行う成人と小児（乳児を含む）の一次救命処置に区分された．

## ▶1◀ おもな変更点

■ ガイドライン2000からガイドライン2005へのおもな変更点 ■

|  | ガイドライン 2000 | ガイドライン 2005 |
| --- | --- | --- |
| 意識確認 | タッチ&トーク | 変更なし |
| 助けを呼ぶ | 119・AEDの手配 | 変更なし |
| 気道確保（A） | 頭部後屈・あご先挙上<br>外傷：下顎挙上 | すべて頭部後屈・あご先挙上 |
| 呼吸（B）確認 | 見て，聞いて，感じて<br>（10秒以内） | 変更なし |
| 初回吹き込み<br>レスキューブリージング | 2秒の吹き込みで2回 | 原則的に必要なし（可能な場合は，1秒の吹き込みで2回） |
| 循環（C）確認 | 循環のサインの確認 | なし HCP*は総頸動脈で呼吸確認と同時に確認 |
| 心臓マッサージと人工呼吸の回数の比率 | 15：2 | 30：2 |
| 自動体外式除細動器（AED） | 初回は連続3回 | 初回は1回，その後，CPR（5サイクル約2分）波形確認 |

＊ヘルスケアプロバイダー：医療有資格者，ライフセイバー，山岳救助隊員，救護所ボランティアなど蘇生行為を行うことが求められる人をさす．

### Side memo
#### CPR中の人工呼吸

人工呼吸を行わずに心臓マッサージのみでも，蘇生率は同じか，むしろ高いという研究結果が報告されている．人工呼吸を行わなくても脳に酸素が届く要因として，血中酸素濃度が呼吸停止後十数分は変わらない，胸骨圧迫により肺が動くことがあげられている．アメリカ心臓協会は一般市民による応急措置は心臓マッサージのみを行い，人工呼吸は不要との声明を出している（2008）．確実な人工呼吸ができない，人工呼吸に心理的に抵抗がある一般市民でも，心臓マッサージを絶え間なく，確実に行うことで救命率の向上が期待できる．むろんヘルスケアプロバイダーである医療有資格者には30：2のCPRが求められる．

### ▶2◀ 年齢別の心肺蘇生（ガイドライン 2005）

| | 成人，8 歳以上の小児 | 小児（1～8 歳） | 乳児（1 歳未満） |
|---|---|---|---|
| 傷病者の応答がないことを確認 119 番に通報 | 傷病者を発見したら 119 番 | 2 分間の心肺蘇生法を行ってから，119 番または緊急連絡番号に通報 | |
| 気道確保 | 頭部後屈・あご先挙上 | | |
| 呼吸の確認 | 気道を確保して，呼吸を見て，聞いて，感じる 傷病者が呼吸をしていれば，身体を横向き（回復体位）にする | | |
| 最初の 2 回の人工呼吸 | 2 回の人工呼吸（1 回の息の吹き込みに 1 秒かける） | | |
| 心臓マッサージ圧迫の位置 | 両方の乳首を結んだ線上の真ん中 | | 両方の乳首を結んだ線上 |
| 心臓マッサージの圧迫法 | 両手：片方の手のひらの付け根，もう一方の手はその上に重ねる | 両手：片方の手のひらの付け根，もう一方の手はその上に重ねる 片手：片方の手のひらの付け根のみ | 2 本の指 |
| 心臓マッサージ圧迫の深さ | 4～5 cm | 胸の厚さの 1/3 | |
| 心臓マッサージのリズム | 約 100 回/分 | | |
| 心臓マッサージと人工呼吸の回数の比率 | 30：2 | | |
| AED | 成人用電極パッドを使用する 小児用電極パッド，小児用システムは使用しない | 心肺蘇生法を 2 分間行なったあとに使用する 小児用電極パッド，小児用システムを使用する もし小児用がない場合は，成人用電極パッド，成人用システムを使用する | 推奨しない |

詳しい救急蘇生ガイドラインについては救急蘇生ガイドライン策定小委員会の「わが国の新しい救急蘇生ガイドライン（http://www.qqzaidan.jp/qqsosei/index.htm）」を参照.

## ▶3◀ ガイドライン2005による心肺蘇生（BLS）アルゴリズム

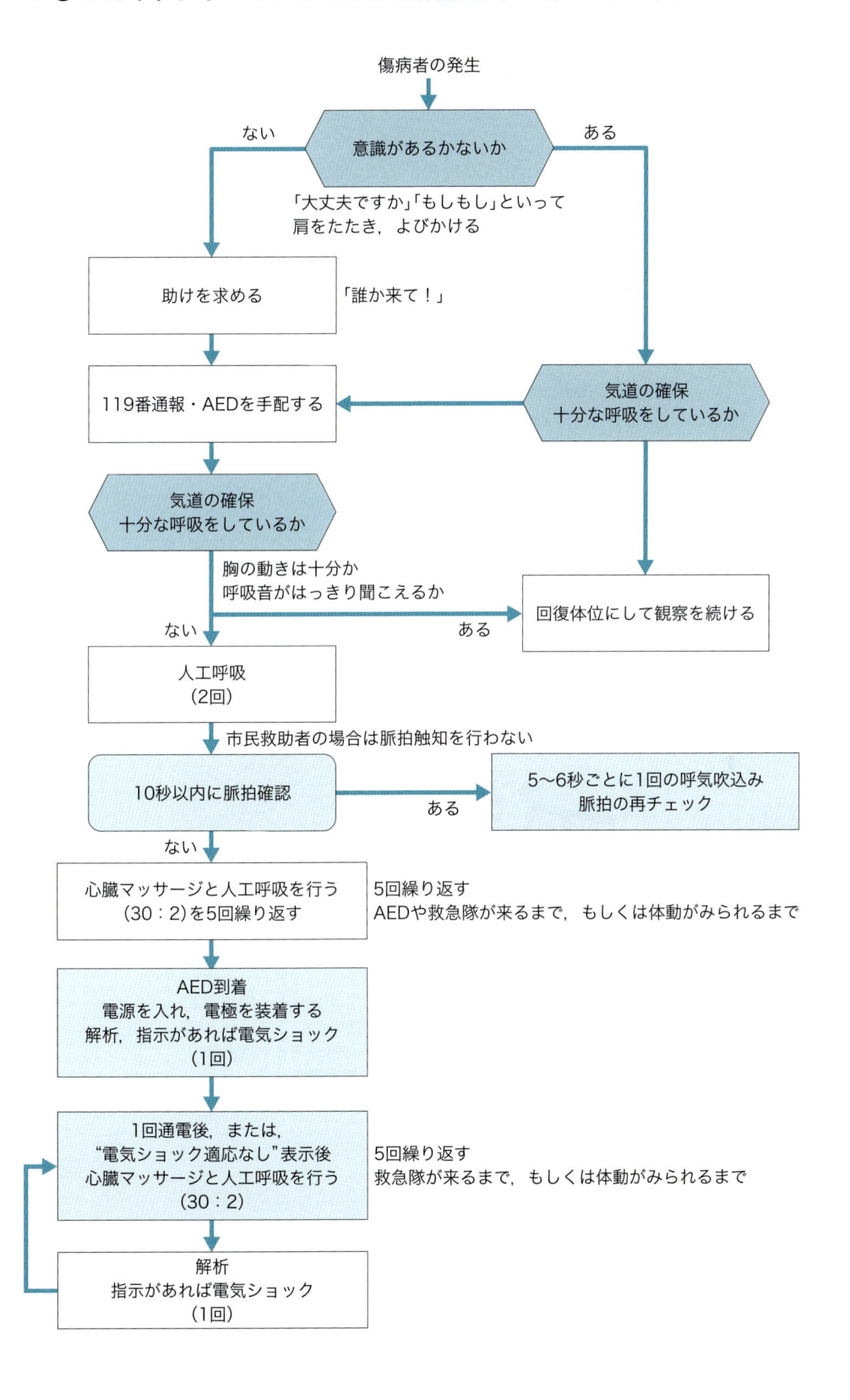

```
                          傷病者の発生
                              ↓
            ない      意識があるかないか      ある
         ←─────                          ─────→
                 「大丈夫ですか」「もしもし」といって
                 肩をたたき，よびかける

    ┌─────────────┐
    │  助けを求める  │    「誰か来て！」
    └─────────────┘
           ↓
    ┌──────────────────────┐     ┌────────────────────┐
    │119番通報・AEDを手配する│←────│   気道の確保        │
    └──────────────────────┘     │ 十分な呼吸をしているか│
           ↓                      └────────────────────┘
    ┌────────────────┐
    │  気道の確保     │
    │十分な呼吸をしているか│
    └────────────────┘
         胸の動きは十分か
         呼吸音がはっきり聞こえるか
      ない ↓                ある →  ┌──────────────────┐
                                    │回復体位にして観察を続ける│
                                    └──────────────────┘
    ┌──────────┐
    │  人工呼吸  │
    │  （2回）   │
    └──────────┘
         ↓ 市民救助者の場合は脈拍触知を行わない
    ┌─────────────┐                ┌──────────────────┐
    │10秒以内に脈拍確認│ ─ある→     │5〜6秒ごとに1回の呼気吹込み│
    └─────────────┘                │     脈拍の再チェック    │
       ない ↓                        └──────────────────┘
    ┌──────────────────┐     5回繰り返す
    │ 心臓マッサージと人工呼吸を行う│     AEDや救急隊が来るまで，もしくは体動がみられるまで
    │ （30：2）を5回繰り返す       │
    └──────────────────┘
           ↓
    ┌──────────────────┐
    │     AED到着          │
    │ 電源を入れ，電極を装着する │
    │ 解析，指示があれば電気ショック│
    │       （1回）         │
    └──────────────────┘
           ↓
    ┌──────────────────────┐
    │  1回通電後，または，         │
    │ "電気ショック適応なし"表示後 │   5回繰り返す
    │ 心臓マッサージと人工呼吸を行う│   救急隊が来るまで，もしくは体動がみられるまで
    │     （30：2）              │
    └──────────────────────┘
           ↓
    ┌──────────────────┐
    │        解析         │
    │ 指示があれば電気ショック │
    │       （1回）        │
    └──────────────────┘
```

心肺脳蘇生法

105

# 二次救命処置

## ▶1◀ 薬物療法

　　心停止では心機能と循環維持の目的で，血管作動薬，強心薬，アシドーシス補正薬，抗ショック薬，抗不整脈薬，輸液，輸血などが投与される．

## ▶2◀ 電気的除細動

　　心室細動が心停止の原因であるとき，電気ショックによる除細動が行われる．薬物療法で奏効しない上室性頻拍，心房細動，心房粗動，心室性頻拍にも用いられる．

　　① 血管作動薬，強心薬：エピネフリン，フェリプレシン，ノルエピネフリン，ドパミン，ドブタミンなど
　　② アシドーシス補正薬：重炭酸ナトリウム
　　③ 抗ショック薬：副腎皮質ホルモン，タンパク分解酵素阻害薬（トラジノールなど）
　　④ 抗不整脈薬：リドカイン，$\beta$遮断薬
　　⑤ 輸液，輸血

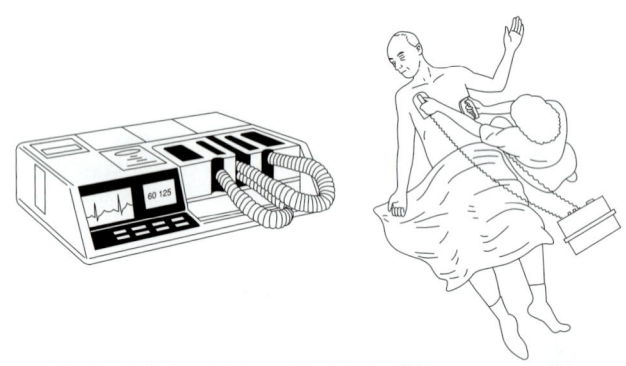

電気的除細動は，心電図で心室細動を確認したあと，心臓をはさむように電極を置き，200ジュールの通電から開始する．また，心動静止や心電図上細動の振幅が小さいときには心臓マッサージを行いながらエピネフリンの静注あるいは心腔内投与により十分な振幅が得られてから除細動を行う

### ▶3◀ 低体温

低体温は脳保護に有効な方法であり，循環停止後でも，30℃の体温で約30分まで，20℃では60分まで脳障害から脳を保護することができる．

---

*Side memo*

**一次救命処置と自動体外式除細動器**

　自動体外式除細動器（AED）は医療施設にある除細動器と異なってモニター画面をもたない．電極パッドを傷病者の胸に貼ったあとはAEDの解析した心電図の判断によるメッセージに従って除細動操作を行う．AEDは除細動の必要な心室細動と無脈性心室頻拍でのみ除細動のメッセージを出す．

　一般市民による一次救命処置において，意識なし，呼吸なし，循環なしの場合にAEDを装着し，その指示に従う．

　モニター付除細動器の使用は二次救命処置に含まれ，医師，看護師，救急救命士などが行う．

# ショック

ショックは種々の原因に基づく有効循環血液量の減少による末梢循環不全で，重要臓器の進行性の代謝障害や，機能障害をきたし，致命的経過をたどる症候群である．

## 1 ショックの段階による分類

痛み，精神的衝動などの侵襲直後に生じる神経性ショックを一次性ショック，侵襲から症状が発現するまでに30分から12時間くらいの潜伏期のあるものを二次性ショックあるいは遅延性ショックという．

### ▶1◀ 可逆性ショック

a．初期可逆性ショック

交感神経緊張と末梢血管収縮を特徴とし，適量の輸液，輸血により容易に治療できる．

b．末期可逆性ショック

末梢血管床が拡張した状態で，治療には大量の輸液，輸血が必要である．

c．難治性ショック

輸液，輸血に反応しにくく，重要臓器の細胞壊死を合併し，多くは播種性血管内血液凝固症候群（DIC）を伴う．

### ▶2◀ 不可逆性ショック

腎，肝，心，肺などが進行性壊死に陥った状態で，あらゆる治療が奏功しない．

## 2 ショックの原因による分類

### ▶1◀ 心原性ショック

原因が心臓にあり，十分な心拍出量が維持できないことによる．

心筋梗塞，重篤な不整脈，心タンポナーデ，心筋炎，心外傷など．

### ▶2◀ 低血量性ショック

a．出血性ショック

外傷，骨折，手術時の大量出血，消化器潰瘍，動脈瘤破裂など．

b．体液喪失性ショック

火傷，腹膜炎，脱水，下痢，利尿薬の過剰投与など．

### ▶3◀ 細菌性ショック

#### a．敗血症性ショック
ジフテリア性心筋炎，髄膜炎など，直接的な細菌毒素の作用による．

#### b．内毒素によるショック
多くはグラム陰性菌が組織からヒスタミンなどを遊離させることによる．

### ▶4◀ 神経原性ショック
副交感神経の異常な興奮，交感神経のブロックによる．

#### a．交感神経麻痺
脊髄損傷，脊椎麻酔，交感神経遮断薬の過剰投与による．

#### b．副交感神経反射
痛み，外傷などに伴う心因性神経反射による．

## 3 ショックの症状

典型的症状は，四肢の蒼白またはチアノーゼ，冷汗，頻脈，血圧低下，無欲，無関心状態，乏尿または無尿などである．

ショックの初期または敗血症ショックでは皮膚は温かく，神経性ショックでは徐脈を呈する．

- ショックと腎：ショックの初期から腎血流量はほとんどゼロとなり，急性腎不全となる．
- ショックと膵：タンパク分解酵素である心筋抑制因子 myocardial depressant factor (MDF) が放出される．
- ショックと止血機構：微小循環不全，アシドーシスなどにより身体の広範な部分に微小血栓が生じる．これを播種性血管内血液凝固症候群（DIC）という．

## 4 ショックの治療

① 原因の除去．
② 代謝性アシドーシスの補正．
③ 輸液，輸血による循環血液量の維持．
④ 血管拡張薬による微小循環の改善．
⑤ 心機能促進薬，利尿薬，タンパク分解酵素阻害薬の投与．

# 死の定義

「死」の定義は次の3つに分類される．

▶1◀ **臨床的死**
　　循環と呼吸運動は停止しているが，大脳皮質の働きはそれほど不可逆的な変化を受けておらず，回復の見込みのあるもの．

▶2◀ **生物学的死（いわゆる脳死）**
　　呼吸と循環は自発的あるいは人工的に保たれているが，脳幹を含む大脳と小脳の機能が不可逆的に停止しており，回復の見込みのないもの．

▶3◀ **社会的死（植物状態）**
　　呼吸と循環は自発的あるいは人工的に保たれており，大脳皮質の働きもあるが，脳波上で異常な変化がみられ，患者は嗜眠状態か昏睡状態にあり，精神活動を有さない状態．

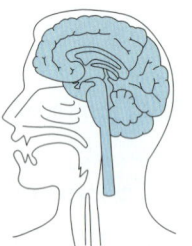

全脳死（脳死）
大脳・小脳・脳幹の永久的な不可逆的機能停止

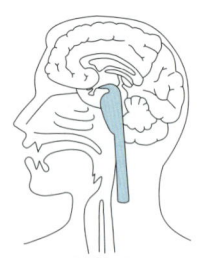

脳幹死
精神活動は保たれているが，呼吸・循環の補助を必要とする

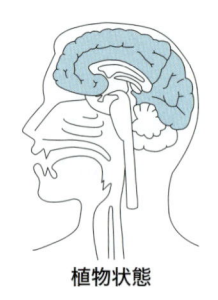

植物状態

■ 死の定義 ■

## 1　脳死の判定基準

① 深昏睡
② 瞳孔散大と対光反射の消失
③ 脳幹反射の消失
④ 平坦脳波
⑤ 自発呼吸の完全消失

以上の条件が満たされたあと，6時間後に変化がないとき最終的に脳死と判定する．

# Question & Explanation & Answer

# 局所麻酔

## Question

### 三叉神経支配領域の解剖

**1** 神経線維と局所麻酔作用について正しいのはどれか．
1．有髄神経の伝導速度は無髄神経より速い．
2．鋭い痛みはAδ線維により速く伝達され，鈍痛はC線維により伝達される．
3．運動神経の伝導速度は自律神経よりも速い．
4．交感神経節前線維は無髄神経である．
5．細い神経線維のほうが太い神経線維より伝導速度が速い．
6．痛覚が最初に，続いて温度感覚，触覚，圧覚の順に麻痺する．
7．触覚が最初に，続いて温度感覚，圧覚，痛覚の順に麻痺する．
8．圧覚が最初に，続いて触覚，痛覚の順に麻痺する．
9．すべての知覚は同時に麻痺する．
10．つねに痛覚のみ麻痺する．
11．一般に有髄神経は無髄神経に比べて局所麻酔に対する感受性が高い．

### 局所麻酔薬

**2** エステル型に属する局所麻酔薬はどれか．
1．リドカイン
2．プリロカイン
3．メピバカイン
4．プロカイン
5．ブピバカイン

**3** 局所麻酔薬の体内での分解について正しいのはどれか．
1．エステル型は血漿中の偽コリンエステラーゼによって加水分解され，アミド型は肝臓で分解される．
2．リドカインは血漿，組織液中のエステラーゼによって分解される．
3．リドカインは肝臓で分解される．

**4** 局所麻酔薬の1回最大使用量で正しいのはどれか．
1．プロカインの最大使用量は5,000 mgである．
2．プロカインの最大使用量は1,000 mgである．
3．プロカインの最大使用量は500 mgである．
4．リドカインの最大使用量は500 mgである．
5．エピネフリンを添加したときのリドカインの最大使用量は500 mgである．
6．リドカインの最大使用量は200 mgである．

# Explanation & Answer

**1** 無髄神経は細いC線維のみで，非緊急性の事態に対応する自律神経（交感神経，副交感神経）節後線維と鈍い痛み（鈍痛，second pain），圧，痒みを伝達する．これに対し緊急性の高い事態には，伝導速度の速い有髄神経が働き，運動，筋肉，圧，触，鋭い痛み（first pain）を伝達する．なかでも運動や筋肉，固有受容器に分布する神経は太い神経線維となっている．伝導速度は神経の太さにほぼ比例する．

髄鞘の存在や太い線維では局所麻酔薬が浸透しにくく，局所麻酔の効果が得にくい．局所麻酔に抵抗の強い順は，体性運動＞触覚，圧覚＞温覚，痛覚である（3ページ参照）．

**Ans.** 1, 2, 3, 6

| 特　徴 | 分　類 |  |  |  |  |  |
|---|---|---|---|---|---|---|
|  | Aα | Aβ | Aγ | Aδ | B | C |
| ミエリン鞘 | ＋＋＋ | ＋＋ | ＋＋ | ＋＋ | ＋ | － |
| 直径（μm） | 12〜20 | 5〜12 | 5〜12 | 1〜4 | 1〜3 | 0.5〜1 |
| 伝導速度（m/秒） | 70〜120 | 30〜70 | 30〜70 | 12〜30 | 14.8 | 1.2 |
| 局所麻酔作用発現時間（分） | 6 | 5 | 4 | 3 | 1 | 2 |
| 機　能 | 運動，筋肉 固有受容 | 触，圧 固有受容 | 触，運動 固有受容 | 痛，温，圧 固有受容 | 交感神経 節前線維 | 痛，温，痒，圧，交感神経節後線維 |

**2** 歯科用の局所麻酔薬にはカートリッジ式のリドカイン（キシロカイン®），プリロカイン（シタネスト®）があり，バイアル式ではメピバカイン（カルボカイン®）がある．また，長時間作用して硬膜外麻酔，ペインクリニックなどで用いられるブピバカイン（マーカイン®）やロピバカイン（アナペイン®）があるが，これらはいずれもアミド型である．エステル型のプロカインは，今日ほとんど用いられない．

**Ans.** 4

**3** 血漿中の偽コリンエステラーゼは，運動神経，知覚神経，副交感神経，交感神経節前線維の伝達物質であるアセチルコリンを分解するアセチルコリンエステラーゼと類似のもので，血流中でエステル型局所麻酔薬を加水分解する．これに対して，アミド型局所麻酔薬は，肝臓でミクロソームにより代謝される．

**Ans.** 1, 3

**4** 薬物の最大使用量（極量）とは，これを超えて薬物を増量すると血中濃度が上昇し中毒を起こす危険性がある量をいう．血管収縮薬を添加すると組織血流が減少し，局所麻酔の移行が遅くなるので，より大量の局所麻酔薬を使用することができる．

最大使用量は7ページ参照．

**Ans.** 2, 5, 6

## Question

**5** 局所麻酔薬について正しいのはどれか．
1．局所麻酔薬の基本型は芳香族部分と2～3級アミノ基が中間鎖で結ばれている．
2．芳香族残基の部分は親水性で，アミノ基の部分は脂溶性である．
3．芳香族部分が神経細胞の受容体に結合することにより神経伝導を遮断する．
4．局所麻酔薬は遊離塩基（イオン化しない形）で神経膜を通過する．
5．タンパク結合能の大きい麻酔薬ほど麻酔時間は短い．
6．脂溶性の高い麻酔薬ほど麻酔効力は強い．
7．組織のpHが低いと麻酔効果は弱い．
8．炎症巣では浸潤麻酔が効きにくい．
9．一般にリドカインはプロカイン過敏性の患者に対しても使用することができる．
10．エステル型はアミド型よりアレルギー反応を起こしやすい．
11．プロピトカインはメトヘモグロビンを形成する．

**6** 歯科用表面麻酔薬について正しいのはどれか．
1．注射用局所麻酔薬よりも数倍高い濃度のものが使用される．
2．血管収縮薬は注射用局所麻酔薬と同程度に配合されている．
3．特異体質の患者でもショックを起こす危険はない．
4．プロカインは表面麻酔作用がある．
5．コカインは表面麻酔作用がある．
6．テトラカインは表面麻酔作用がある．
7．リドカインは表面麻酔作用がある．
8．アミノ安息香酸エチル（ベンゾカイン）は表面麻酔作用がある．
9．コカインは強い毒性のため，眼，鼻腔，咽頭，口腔などの表面麻酔に限って使用される．
10．コカインの局所麻酔作用は血管収縮による吸収遅延のため持続的である．

**7** リドカインについて正しいのはどれか．
1．基準最高用量は1回200 mgである．
2．極量は1,000 mgである．
3．表面麻酔の場合，一般に4％以上のものが使用される．
4．血中濃度が上昇すると中毒症状が発現する．
5．中毒症状としては全身痙攣が特徴的である．
6．粘膜表面麻酔には用いない．
7．大部分は肝臓で代謝される．
8．抗不整脈作用がある．
9．末梢血管を収縮させる．

## Explanation & Answer

**5**

　局所麻酔薬はベンゼン核を含む脂溶性部分と2級あるいは3級アミンからなる親水性部分からなり，結合部分（中間鎖）の構造によって，エステル型とアミド型に分類される．

　神経細胞の受容体への結合は陽イオン化した状態（カチオン）で行われるが，局所麻酔薬分子が有髄神経の神経鞘を通過するためには遊離塩基となる必要がある．炎症などで神経周囲組織のpHが低い場合は，遊離塩基の割合が少なく，神経線維に到達しにくい．

　脂溶性の高い局所麻酔薬は，脂質からなる髄鞘や神経膜を通過しやすく，麻酔効力が強い．また，タンパク結合能の高い局所麻酔薬は受容体タンパクと結合しやすく，麻酔時間が延長する．

　一般にエステル型局所麻酔薬はアミド型局所麻酔薬よりアレルギー反応をきたしやすい．プロピトカインは600 mg以上使用すると，その代謝産物（o-トルイジン）によってメトヘモグロビン血症を起こすことがある．治療にはメトヘモグロビンを還元するメチレンブルーの静注が用いられる（21ページ参照）．

**Ans.** 1, 3, 4, 6, 7, 8, 9, 10, 11

**6**

　表面麻酔薬として多く使用されるのは，リドカイン，アミノ安息香酸エチル（ベンゾカイン），テトラカインである．

　コカインは局所麻酔薬中，唯一血管収縮作用を有し，強力な表面麻酔効果をもつが，毒性が強く，麻薬であることから，その使用は限られる．

　表面麻酔薬は皮膚や粘膜を通して神経終末に作用させる必要から注射用局所麻酔薬より高濃度のものが用いられる．

　プロカインは表面麻酔効果がほとんどなく，浸潤麻酔，伝達麻酔に用いられる．

**Ans.** 1, 5, 6, 7, 8, 9, 10

**7**

　リドカインは歯科領域での浸潤麻酔，伝達麻酔に最も多く用いられるが，ほかに硬膜外麻酔，脊椎麻酔，神経ブロックなどにも使用される．また表面麻酔薬としても用いられ，歯科領域はもとより，内視鏡検査時の表面麻酔，気管挿管での気管壁の麻酔，経鼻挿管時の鼻腔内の麻酔などに広く応用される．

　リドカインの基準最高用量（極量）は200 mgとされるが，血管収縮薬を添加した場合は，血中濃度の上昇が抑えられるので，500 mgまで許容される．リドカインに限らず，血中濃度の上昇は急性中毒症状をきたし，全身の間代性痙攣，意識の消失，呼吸抑制，循環抑制などを生じる．また，アミド型の局所麻酔薬は，多くは肝臓で代謝されるため，肝機能が著しく低下しているときには血中濃度が上昇しやすく，中毒症状を呈しやすい．

　リドカインは表面麻酔作用をもつが，皮膚からの吸収が悪く，一般には粘膜に適用される（皮膚に貼布するリドカインテープの場合，麻酔効果を得るのに30分程度を要する）．注射用リドカインには1％あるいは2％，表面麻酔薬としてのリドカインスプレーには8％あるいは10％，リドカインテープには10％，リドカインゼリーには2％濃度のリドカインが用いられる．

　リドカインを静脈内に投与した場合，抗不整脈作用があり，心室性不整脈に対して用いられる．

**Ans.** 1, 3, 4, 5, 7, 8

## Question

**8** 局所麻酔薬に血管収縮薬を添加する理由はどれか．
1．局所麻酔薬の作用を増強する．
2．麻酔時間を延長させる．
3．手術野の出血を少なくする．
4．麻酔液の末梢血管への移行を促進する．
5．急性中毒を抑制する．
6．血圧下降を阻止する．

**9** 局所麻酔薬に添加されるエピネフリンについて正しいのはどれか．
1．血圧上昇作用がある．
2．局所麻酔薬の作用時間を延長する．
3．心拍出量は正常と変わらない．
4．冠状動脈を拡張する．
5．末梢血管を収縮する．
6．気管支を収縮する．
7．おもに副腎髄質から分泌されるカテコールアミンである．
8．合成薬は内因性のものに比べ約10倍の効力を有する．

**10** 局所麻酔薬に添加されるエピネフリンの濃度はどれか．
1．5,000〜8,000分の1
2．5〜30万分の1
3．50〜80万分の1
4．100万分の1

**11** 血管収縮薬について誤っているのはどれか．
1．エピネフリンは血糖値を上昇させる．
2．フェリプレシンには分娩促進作用がある．
3．ノルエピネフリンに対する感受性は三環系抗うつ薬によって増大する．
4．エピネフリンには冠動脈収縮作用がある．

**12** 局所麻酔法について誤っているのはどれか．
1．周囲麻酔法（field block）とは手術部位を取り囲むように局所麻酔を浸潤させる方法である．
2．手術部位からの知覚伝達を遮断するための周囲麻酔法の一法として Hackenbruch の菱形法がある．
3．膿瘍切開時に膿瘍内に局所麻酔薬を注入すると麻酔効果は高まる．
4．骨膜下注射による浸潤麻酔はおもに皮質骨を浸透して骨髄に到達する．
5．伝達麻酔とは神経伝導路の途中で麻酔する方法で，注射部位の末梢が麻酔される．

# Explanation & Answer

**8**　歯科用局所麻酔薬に添加される血管収縮薬にはカテコールアミンであるエピネフリン，ノルエピネフリンと下垂体ホルモンに類似したフェリプレシンがある．血管収縮薬はいずれも局所の血管を収縮させるが，血行を介して全身に作用したときには血圧上昇をきたす．

血管収縮作用の結果，局所麻酔薬の血中への移行が遅延し，麻酔時間の延長，麻酔効果の増強，血中局所麻酔薬濃度上昇の抑制などによって急性中毒の発現を抑制し，出血を減少させる．

**Ans.** 1, 2, 3, 5

**9**　局所麻酔薬に添加されるエピネフリンは，副腎髄質で生成されるエピネフリン（内因性）を化学的に合成したもので，その効果は内因性のほうが10倍程度強力である．

エピネフリンの効果は，エピネフリンのもつα，β作用に基づくもので，末梢血管収縮作用，心筋への刺激作用，冠状動脈拡張作用，気管支拡張作用，代謝亢進作用（血糖値上昇）などがあり，血中濃度の上昇によって血圧上昇や不整脈などを生じる．

**Ans.** 1, 2, 4, 5, 7

**10**　5〜20万分の1程度のエピネフリンが局所麻酔薬に添加される．歯科用局所麻酔薬カートリッジには一般に8万分の1濃度のエピネフリンが用いられる．

なお，ノルエピネフリンは3万分の1，フェリプレシンは0.03 IU/m*l* の濃度のものが使用されるが，昇圧作用が強いノルエピネフリンは現在ほとんど使用されない．

**Ans.** 2

**11**　フェリプレシンは下垂体ホルモンであるオキシトシン（子宮収縮ホルモン）やバゾプレシン（抗利尿ホルモン）と類似の作用を示す．

三環系抗うつ薬は抗精神病薬として多く用いられており，この常用者ではカテコールアミンに対する感受性が増大していることが知られている．このためエピネフリンやノルエピネフリンの使用により異常な高血圧をきたしやすい．この感受性の上昇はノルエピネフリンのほうがエピネフリンより4〜9倍高い．

**Ans.** 4

**12**　炎症部分ではpHが低いため，局所麻酔薬は遊離塩基となりにくく，麻酔効果を得にくい．このため炎症部位の外側に局所麻酔薬を浸潤させることにより，周囲から入る知覚神経をブロックしようとする方法を周囲浸潤麻酔法という．

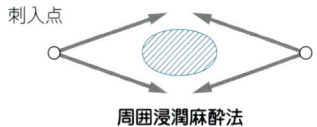

**周囲浸潤麻酔法**
（Hackenbruchの菱形法）

歯牙や顎骨に浸潤麻酔により局所麻酔を行うときには，局所麻酔薬を骨膜，皮質骨を通過して骨内に浸潤させる必要がある．しかし皮質骨は緻密で局所麻酔薬は浸透しにくく，局所麻酔薬は骨小孔を介して骨内に浸潤する．骨小孔の多い部位は歯間乳頭部，下顎骨前歯部，上顎骨であり，浸潤麻酔が奏効しやすい．これに対して，下顎臼歯部では，皮質骨は厚く，骨小孔が少ないため，浸潤麻酔の効果を得にくい．

**Ans.** 3

## Question

**13** 伝達麻酔について正しいのはどれか．
1．麻酔作用の発現は浸潤麻酔より速い．
2．麻酔持続時間は浸潤麻酔より短い．
3．卵円孔への注射では三叉神経第2枝支配領域が麻酔される．
4．正円孔の伝達麻酔では下歯槽神経，舌神経が麻酔される．
5．正円孔の伝達麻酔では眼窩下神経，頰神経が麻酔される．
6．下顎孔伝達麻酔により舌咽神経の支配領域が麻酔される．
7．下顎孔伝達麻酔により下歯槽神経の支配領域が麻酔される．
8．下顎孔伝達麻酔により舌神経の支配領域が麻酔される．
9．下顎孔伝達麻酔ではオトガイ神経の麻酔が得られない．
10．下顎孔伝達麻酔では下顎臼歯部の頰側粘膜が麻酔される．
11．Gow-Gates法は閉口法による下顎孔伝達麻酔である．
12．Akinosi法は開口法による下顎孔伝達麻酔である．
13．歯槽孔（上顎結節）への注射では第一大臼歯が完全に麻酔されないことがある．
14．大口蓋孔への注射では大・小口蓋神経が麻痺される．
15．眼窩下孔伝達麻酔では上顎神経の前上歯槽枝および鼻口蓋神経が麻痺される．
16．眼窩下孔伝達麻酔により上唇の皮膚と粘膜が麻酔される．
17．眼窩下孔伝達麻酔により前歯部口蓋歯肉が麻酔される．

**14** 眼窩下神経，前・中・後上歯槽枝，翼口蓋神経，大口蓋神経および鼻口蓋神経を同時に麻酔できる伝達麻酔部位はどれか．
1．卵円孔
2．眼窩下孔
3．正円孔
4．切歯孔
5．上顎結節

**15** 下顎第二大臼歯の抜歯の際に麻酔を必要とする神経はどれか．
1．オトガイ神経
2．顎舌骨筋神経
3．下歯槽神経
4．舌神経
5．頰神経

## Explanation & Answer

**13** 　伝達麻酔は神経の中枢に近い部分に局所麻酔薬を作用させることにより麻酔効果を得ようとするもので，作用部位の神経束は末梢より太く，結合組織も多いため，局所麻酔薬が浸透し，麻酔効果が発現するには浸潤麻酔より時間がかかる．しかし，作用部位から末梢の神経支配領域すべてが麻酔されるため，同じ範囲の麻酔を得ようとした場合，浸潤麻酔より少量の麻酔薬で効果を得ることができ，効果時間も長い．また，局所に炎症が存在しても伝達麻酔により効果を得ることができる．

　歯科臨床で広く応用される伝達麻酔部位は，上顎では後上歯槽枝が上顎骨に入る歯槽孔（上顎結節），眼窩下神経が上顎骨より出る眼窩下孔，大口蓋神経が口蓋に出る大口蓋孔，鼻口蓋神経が前歯部口蓋に出る切歯孔，下顎では下顎骨に入る下顎孔，下顎骨から出るオトガイ孔が多く用いられる．また，三叉神経が頭蓋から出る正円孔（上顎神経），卵円孔（下顎神経）でのブロックは広範囲の口腔外科手術，神経ブロック治療に用いられる．

　後上歯槽枝は上顎臼歯部の歯髄，歯根膜，骨，頰粘膜に分布するが，第一大臼歯の頰側近心根には中上歯槽枝が分布する割合が多いため，抜歯や抜髄の際にはこの部の浸潤麻酔を併用する．

　Gow-Gates 法（開口法）と Akinosi 法（閉口法）はいずれも下顎神経伝達麻酔法で下顎孔伝達麻酔より中枢側でブロックする．

　舌の前 2/3 の知覚は舌神経，後 1/3 の知覚は舌咽神経に支配され，舌の運動は舌下神経がつかさどる（13 ページ参照）．　　**Ans.** 7, 8, 13, 16

**14** 　いずれの神経も上顎神経の分枝であり，翼口蓋神経，大口蓋神経は上顎神経が正円孔より頭蓋を出た直後に分枝する．このためすべての神経を麻酔するには分枝部より中枢側で麻酔する必要があり，正円孔において麻酔することが必要である．　　**Ans.** 3

**15** 　抜歯を行う場合，歯髄，歯根膜，歯槽骨，頰側・舌側歯肉が麻酔されていることが必要である．下顎大臼歯部では歯髄，歯根膜，歯槽骨は下歯槽神経が，舌側歯肉は舌神経が，頰側粘膜は頰神経がそれぞれ支配する．　　**Ans.** 3, 4, 5

# Question

**16** 次の伝達麻酔に関する組み合わせで正しいのはどれか．
1．眼窩下孔・前上歯槽枝・上顎前歯歯髄
2．下顎孔・下歯槽神経・頰粘膜
3．正円孔・下顎神経・舌側歯肉
4．眼窩下孔・眼窩下神経・上唇皮膚粘膜
5．下顎孔・下歯槽神経・下顎大臼歯相当頰粘膜
6．上顎結節・後上歯槽枝・上顎大臼歯部頰側歯肉
7．大口蓋孔・大口蓋神経・上顎大臼歯部口蓋粘膜

**17** 口腔領域の伝達麻酔の短所はどれか．
1．必要以上に広範囲が麻酔される．
2．長時間麻痺が残る．
3．局所に化膿巣があると麻酔できない．
4．局所の変形を生じる．
5．麻酔薬を多量に使用する．

## 局所麻酔にかかわる局所的合併症

**18** 下顎孔伝達麻酔後の局所的偶発症として考えられるのはどれか．
1．開口障害
2．舌根部の知覚麻痺
3．舌の運動障害
4．一過性の顔面神経麻痺
5．一過性の舌下神経麻痺
6．長期間の下唇の知覚異常
7．長期間の舌の知覚異常
8．翼突下顎隙内の血腫
9．一過性の複視

# Explanation & Answer

**16**　上顎神経の枝である前・中上歯槽枝は，眼窩下溝，眼窩下管において分枝し，眼窩下孔から出たあと，眼窩下神経となって外鼻部，上唇，上顎前歯部唇側粘膜に分布する．このため，眼窩下孔より眼窩下管内に注射針を挿入して麻酔するときは，前・中上歯槽枝も麻酔されるが，眼窩下孔での麻酔では，眼窩下神経が麻酔される．一般に眼窩下孔伝達麻酔は眼窩下神経の麻酔をさす．

13 ページ参照．　　　　　　　　　　　　　　　　　　　　　　　　　　Ans. 4, 6, 7

**17**　伝達麻酔は浸潤麻酔より広範囲，かつ長時間の麻酔効果を得ることができるが，治療範囲が狭いときにも必要以上に広範囲が麻酔されるので，歯科治療終了後も数時間にわたって麻痺が残るため，小児などでは口唇や頰粘膜の咬傷をきたすことがある．　　　Ans. 1, 2

**18**　下顎孔伝達麻酔時の局所的合併症の多くは，注射針による機械的な神経，血管，筋の損傷によって生じる．刺入経路の近くには舌神経と，咀嚼筋である内側翼突筋があり，下顎孔付近には下歯槽神経，下歯槽動静脈，さらにこの後方には翼突静脈叢や顔面神経の走行路を含む耳下腺が存在する．このため，乱暴な刺入操作によって舌神経損傷や下歯槽神経損傷による知覚麻痺や血管損傷による翼突下顎隙内での血腫などを生じる危険性があり，さらに深く刺入したときには顔面神経麻痺を生じることがある．

下歯槽動脈内に強圧で局所麻酔薬を注射すると，麻酔薬は動脈内を逆行して上行し，複視や急性中毒症状をきたす危険性があるので，伝達麻酔時には血液の吸引テストを行う必要がある．

舌の知覚は前 2/3 は舌神経が，後 1/3 は舌咽神経が支配する．また，舌の運動は舌下神経がつかさどる．下顎孔伝達麻酔では舌咽神経，舌下神経は麻痺しない．

Ans. 1, 4, 6, 7, 8, 9

# Question

## 局所麻酔にかかわる全身的合併症

**19** 歯科治療時の注意事項で正しいのはどれか．
1．高血圧症の患者では疼痛刺激による血圧変動が大きい．
2．心筋梗塞の発作後1か月経過すれば抜歯は安全である．
3．狭心症患者では精神的ストレスにより前胸部痛が生じる．
4．人工弁置換患者の抜歯では血液凝固検査が必要である．
5．肝硬変患者では血液凝固因子の産生能力が低下して出血傾向を示すことがある．
6．肝硬変患者ではアミド型局所麻酔の解毒が遅い．
7．甲状腺機能亢進症患者ではエピネフリン添加局所麻酔薬の使用が望ましい．
8．副腎皮質ステロイド剤投与中の患者では抜歯前に投与を中止する．
9．副腎皮質機能低下症患者では精神的ストレスにより血圧低下が生じる．
10．糖尿病患者に生じる糖尿病性昏睡は低血糖性ショックより危険である．
11．糖尿病患者の抜歯ではエピネフリンや精神的ストレスにより血糖値が上昇する．
12．血液透析療法を受けている患者では術後出血に注意する．
13．人工透析患者の観血的処置後には電解質代謝異常を起こしやすい．
14．血友病患者の抜歯前には出血傾向の検査が必要である．

**20** 局所麻酔時の偶発症のうち血管収縮薬によると思われるのはどれか．
1．血圧上昇
2．血圧下降
3．徐　脈
4．頻　脈
5．不整脈
6．痙　攣

# Explanation & Answer

**19**　高血圧症患者は正常血圧患者に比較して，疼痛，精神的興奮，血管収縮薬投与による血圧変動が著しく大きいため，血圧管理には確実な除痛，鎮静，必要最少量の血管収縮薬の使用が重要である．

一般に心筋梗塞をはじめ狭心症などの虚血性心疾患者では歯科治療や手術侵襲によって再梗塞や狭心症発作をきたす危険性がある．心筋梗塞患者では発作から6か月以内の手術侵襲による再梗塞の頻度がきわめて高いことが知られている．

人工弁置換術を受けている患者，脳梗塞患者，血液透析患者は，血栓予防としてのワーファリンやヘパリン投与あるいは透析による凝固因子欠乏による出血傾向が強い．このため，観血的処置を行う前には凝固検査を行い，主治医と相談して抗凝固薬の減量あるいは投与を中止する必要がある．また，第Ⅷ因子欠乏症である血友病では因子の補充が必要である．

関節リウマチ，膠原病，気管支喘息，副腎皮質機能不全患者などでは，長期にわたって副腎皮質ホルモンを投与されていることがあり，疼痛や手術侵襲などのストレスによって循環虚脱が生じやすい．このため術前の副腎皮質ホルモンの投与（ステロイドカバー）が必要である．

甲状腺機能亢進症患者では交感神経が緊張状態にあり，エピネフリンによる血圧上昇や頻脈をきたしやすい．また，甲状腺機能低下症では循環抑制が生じやすい．

糖尿病患者では，空腹から低血糖になり，これによる低血糖性昏睡は重篤な脳障害をきたす恐れがある．高血糖による昏睡（糖尿病性昏睡）より危険である．重症の糖尿病患者では，エピネフリンの投与によって高血糖をきたすため，その使用には注意を要する（66ページ参照）．

**Ans.** 1, 3, 4, 5, 6, 9, 11, 12, 13, 14

**20**　局所麻酔薬に含有される血管収縮薬には，エピネフリン，ノルエピネフリン，フェリプレシンがある．いずれも全身的に作用したときには血圧上昇をきたす．

最も多く用いられているエピネフリンは$\alpha$，$\beta$両作用を有するため，過量投与すると血圧の上昇や頻脈をきたし，また心室性不整脈を引き起こす危険性がある．

フェリプレシンによる血圧上昇，頻脈作用はエピネフリン，ノルエピネフリンより少ないが，大量使用によっては冠状動脈収縮作用があるので，狭心症患者には注意を要する．

局所麻酔薬の過量による全身痙攣は急性中毒の特徴である．

**Ans.** 1, 4, 5

## Question

**21** エピネフリン添加局所麻酔薬の使用を避けたほうがよいのはどれか．
1．甲状腺機能亢進症
2．気管支喘息
3．三環系抗うつ薬服用患者
4．頻脈を伴う心房細動
5．第Ⅲ期の高血圧
6．褐色細胞腫
7．重症な糖尿病
8．β受容体遮断薬を投与されている患者

**22** 次のうち血液の抗凝固薬を投与されていることが多いのはどれか．
1．本態性高血圧症患者
2．心筋梗塞患者
3．脳血栓患者
4．糖尿病患者
5．血小板減少性紫斑病患者
6．人工弁置換術を受けた患者

**23** 副腎皮質ホルモンを投与されている可能性のある疾患名はどれか．
1．甲状腺機能亢進症
2．てんかん
3．関節リウマチ
4．気管支喘息
5．重症糖尿病

**24** 血圧について正しいのはどれか．
1．最高血圧は拡張期血圧である．
2．最高血圧と最低血圧の差を脈圧という．
3．本態性高血圧症が高血圧症の大部分を占める．
4．20歳以下では高血圧症はみられない．

# Explanation & Answer

**21**　エピネフリンの使用が禁忌あるいは注意しなければならないのは，交感神経系の緊張によって血圧上昇や頻脈をきたす疾患である．甲状腺機能亢進症はエピネフリンによって代謝亢進，頻脈，高血圧をきたしやすい．

　三環系抗うつ薬はノルエピネフリンの再取り込み阻害作用によってノルエピネフリンが過剰な状態となり，エピネフリンの使用によって異常な血圧上昇や頻脈が生じる．

　心房細動での頻脈は心拍出量を減少させる．

　高血圧症では少量のエピネフリンでも異常な血圧上昇をきたしやすい（65 ページ参照）．

　褐色細胞腫は副腎のエピネフリンやノルエピネフリン産生腫瘍であり，エピネフリンやノルエピネフリン投与や交感神経緊張によって異常な血圧上昇，頻脈をきたす．

　エピネフリンは血糖値上昇作用があることからコントロールされていない重症糖尿病患者には避けるべきである（9 ページ参照）．

　エピネフリンには末梢血管を収縮する α 受容体刺激作用と心拍数，心収縮力を増加させる β 受容体刺激作用の両方がある．β 受容体遮断薬は降圧薬や抗不整脈薬として使用されている．β 受容体遮断作用によってエピネフリンの α 受容体刺激作用が優位になり，血管抵抗性を上昇させ，血圧上昇が生じる可能性がある．β 受容体遮断薬を服用している患者でのエピネフリン添加局所麻酔薬の使用には注意する必要がある．

　エピネフリンには $β_2$ 作用によって気管支拡張作用があり，気管支喘息での使用に問題はない．

**Ans.** 1, 3, 4, 5, 6, 7, 8

**22**　123 ページ（**19** 解説），68 ページ参照．

**Ans.** 2, 3, 6

**23**　123 ページ（**19** 解説），68 ページ参照．

**Ans.** 3, 4

**24**　最高血圧（収縮期血圧あるいは最大血圧）は心臓の収縮によって得られるが，拡張期にも末梢血管の抵抗によって血管内には圧力が生じる．これを最低血圧（拡張期血圧あるいは最小血圧）という．この最高血圧と最低血圧の差を脈圧といい，出血などで循環血液量が減少したときには脈圧が小さくなる．

　世界保健機構（WHO）と国際高血圧学会（ISH）の分類では，最高血圧／最低血圧のいずれもが 130/85 mmHg 以下であるときを正常血圧，最高血圧 ≧140 mmHg，最低血圧 ≧90 mmHg の両方あるいはいずれかが存在するとき高血圧とする．さらに高血圧は軽症，中等度，重症の 3 つのグレードに分類される（65ページ参照）．

　高血圧症は腎障害，甲状腺機能亢進症，褐色細胞腫などの疾患症状としても現れる（二次性高血圧症，症候性高血圧症）が，多くはその原因が不明であり，本態性高血圧症という．

　高齢者では動脈硬化などの合併による高血圧症の発症頻度が高いが，若年者にも生じ，多くは二次性高血圧症である（65ページ参照）．

**Ans.** 2, 3

## Question

**25** 神経性ショックについて正しいのはどれか．
1．強度の精神的ストレスが原因となる．
2．反射性の交感神経抑制に起因する．
3．頻脈がみられる．
4．脈圧が減少する．
5．顔面紅潮がみられる．
6．疼痛刺激が原因となる．
7．頻呼吸が生じる．
8．四肢強直がみられる．

**26** 神経性ショックについて正しいのはどれか．
1．神経性ショックを予防するためには全身疾患，アレルギーなどについて問診を行う．
2．神経性ショックを予防するためには治療前にできるだけ患者の不安や恐怖を取り除くように努力する．
3．神経性ショックを予防するためには治療前にステロイドホルモンの投与を行う．
4．神経性ショックを予防するためにはできるだけ疼痛を与えないように治療する．
5．表面麻酔の併用は神経性ショックの予防に効果がある．
6．骨膜下注入時に神経性ショックを誘発しやすい．
7．歯髄内注入時に神経性ショックを誘発しやすい．

**27** アナフィラキシーショック時の症状として正しいのはどれか．
1．呼吸困難
2．血圧上昇
3．皮膚発疹
4．代謝性アルカローシス
5．数分以内に回復

# Explanation & Answer

**25**　神経性ショックは迷走神経（副交感神経）緊張状態で生じる．迷走神経の緊張は，極度の精神的緊張による交感神経緊張に引き続く反射性迷走神経緊張，三叉神経－迷走神経反射などの痛みによる反射などによって生じる．副交感神経の緊張が神経性ショックの症状である徐脈，血圧低下と脈圧（最高血圧－最小血圧）の減少，これに伴う顔面蒼白，冷感，めまい，嘔気などを形成する（17 ページ参照）．

　頻呼吸とは健常人安静時の呼吸数（16 回/分前後）を異常に越えたものをいい，神経性ショックではふつう呼吸数や換気量に変化はみられないが，精神的緊張によって呼吸が浅く，速くなることがある．

　四肢強直は，過換気症候群においてしばしば認められる（カルパルスパズム，19 ページ参照）．

**Ans.** 1, 2, 4, 6

**26**　神経性ショックは疼痛，不安などによる副交感神経の緊張によって生じる．このため，その予防には不安の解消，疼痛を伴わない麻酔操作，無痛下での治療が必要である．

　精神鎮静法，表面麻酔の使用，緩徐な注射が有効である．骨膜下注射や歯根膜注射，歯髄内注射は局所麻酔薬の注入による疼痛が生じやすい．

　症状としては，顔面蒼白，冷汗，めまい，嘔気，徐脈，脈拍微弱，血圧低下，四肢の弛緩，意識消失などがあげられ，処置としては，水平仰臥位（ショック体位），深呼吸，酸素吸入，硫酸アトロピン投与，昇圧薬投与などを行う．

**Ans.** 2, 4, 5, 6, 7

**27**　アナフィラキシーでは循環血液量の著しい減少による循環障害（血圧低下，頻脈），肺の浮腫，気管支狭窄による換気障害（低酸素症，高炭酸血症，呼吸性アシドーシス）が数分から数十分以内に生じる．

　症状は，しびれ，喉頭狭窄感，咳，喘鳴，悪心，胸部不快，虚脱感，皮膚発疹，呼吸困難，血圧低下，頻脈（進行すると徐脈），意識消失，呼吸抑制，心停止などであり，処置は迅速かつ大量の輸液，酸素吸入（必要であれば陽圧人工呼吸），抗ヒスタミン薬，副腎皮質ホルモン，昇圧薬の投与が必要である．

**Ans.** 1, 3

局所麻酔

## Question

**28** 局所麻酔薬の急性中毒について正しいのはどれか．
1．初期症状として多弁，興奮がみられる．
2．初期症状として顔面紅潮，血圧上昇，頻脈，呼吸亢進，興奮を生じる．
3．初期症状として顔面蒼白，血圧低下，徐脈，呼吸抑制，痙攣を生じる．
4．中枢神経系刺激症状として全身痙攣をきたす．
5．局所麻酔薬中毒を予防するためには薬液を注入する前に吸引テストを行う必要がある．
6．局所麻酔薬中毒を予防するためには麻酔を得るのに必要な最少量を用いることが必要である．
7．皮内反応により予知できる．
8．抜歯の際の局所麻酔薬は通常の使用量では中毒症状を起こすことはない．
9．急激なショック症状をきたす．
10．アレルギー反応を伴うため，副腎皮質ホルモンを用いる．
11．痙攣に対して酸素吸入が有効である．
12．痙攣に対してジアゼパムの静脈内投与が有効である．
13．全身痙攣にはケタミンが有効である．
14．エピネフリン添加は予防に有効である．

**29** 局所麻酔薬中毒の防止に有効なのはどれか．
1．ゲージの小さい針を使用する．
2．25 mm の注射針を使用する．
3．エステル型局所麻酔薬を使用する．
4．防腐剤無添加の薬液を使用する．
5．注入前に血液吸引の確認を行う．
6．血管収縮薬無添加の薬剤を使用する．

**30** 次の全身的合併症について正しいのはどれか．
1．狭心症発作時にはニトログリセリン舌下錠を投与する．
2．高血圧性脳症発症時には塩酸エフェドリンを静脈内注射する．
3．てんかんの痙攣発作時にはジアゼパムを静脈内注射する．

## 28

　局所麻酔薬による急性中毒は，その使用量の増加による血中濃度の上昇に伴って局所麻酔薬が中枢神経系へ直接作用して生じる．すなわち血中濃度の上昇に従い，中枢神経は刺激症状から抑制症状へと移行する．刺激症状の初期症状としては，多弁，流涎，興奮，血圧上昇，頻脈，呼吸促進などがあり，意識消失，全身痙攣による換気障害をきたす．さらに呼吸や循環の中枢が抑制されると呼吸停止，低血圧，徐脈，心停止などを生じる．

　リドカインの最大使用量は 200 mg（2%リドカインとして 10 ml）で，エピネフリンを添加したときは 500 mg（25 ml）であり，歯科領域の通常使用量では最大使用量に達することはない．しかし，とくに下歯槽神経伝達麻酔で動脈内に強圧で注射したときには高濃度の局所麻酔薬が中枢に達するため急性中毒を引き起こす危険がある．このため注射時には吸引テストによって血管内に針先がないことを確認する必要がある．

　急性中毒に対する処置で最も重要なのは，痙攣による換気障害を除くことで，このために抗痙攣薬ジアゼパムの静脈内投与と酸素吸入を行う．チオペンタールなどのバルビツレートや筋弛緩薬であるサクシニルコリンが用いられることもあるが，いずれも呼吸抑制，呼吸停止をきたすため，これらは確実な人工呼吸下で使用しなければならない（18 ページ参照）．

**Ans.** 1, 2, 4, 5, 6, 8, 12, 14

## 29

　下歯槽神経伝達麻酔で下歯槽動脈内に強圧で注入されると局所麻酔薬中毒を引き起こす危険性がある．このため麻酔薬の注入前に動脈内に針先が達していないことを確かめる必要がある．ゲージの小さい針では吸引操作によっても血液の逆流が認められないことがあり，30 ゲージより太い針の使用が望ましい．成人における下顎枝前縁から下顎孔までの距離は約 20 mm であり，これより長い注射針を使用する場合，針先が下歯槽動脈に達する可能性がある．

　一般的に歯科臨床で使用されているエピネフリン添加リドカインの最大使用量が 500 mg であるのに対して，エステル型局所麻酔薬であるプロカインの最大使用量は 1,000 mg と大きい．しかしプロカインの効力はリドカインの 1/2 であり，麻酔作用発現時間は遅く，持続時間は短く，血管拡張作用が強い（7 ページ参照）．このことからエステル型局所麻酔薬の使用は局所麻酔薬中毒の防止に有効とはいえない．

　近年，パラベンなどの防腐剤を添加していない歯科用局所麻酔薬が市販されている．防腐剤はときにアレルギー反応の原因となることが知られており，防腐剤無添加の薬液はアレルギー反応の予防に有効である．

**Ans.** 5

## 30

　狭心症発作は冠状動脈の狭窄に伴う心筋への酸素供給の低下により生じる．このため発作時には冠拡張薬であるニトログリセリンやニフェジピンの舌下投与，亜硝酸アミルの吸入とともに酸素吸入を行う．

　塩酸エフェドリンは血管収縮作用，心筋収縮力増強作用をもつ昇圧薬である．高血圧性脳症は急激な血圧上昇に伴う脳症状であり，迅速な降圧と酸素吸入が必要であり，ニフェジピンなどの降圧薬が用いられる．

　ジアゼパムなどのベンゾジアゼピン誘導体はてんかんに対する抗痙攣薬として広く用いられている．

**Ans.** 1, 3

## Question

**31** 過換気症候群について正しいのはどれか．
1．過換気症候群の治療の第一段階は酸素吸入である．
2．過換気症候群では呼吸困難を訴える．
3．過換気症候群では手足の緊張性痙攣がみられる．
4．若い肥満の男性に多く発症する．
5．強い不安や疼痛刺激は発作の誘因となる．
6．血圧はやや上昇し，頻脈となる．
7．呼吸困難のためチアノーゼを起こしやすい．
8．動脈血炭酸ガス分圧は増加する．
9．分時換気量は増加する．
10．脳血流量は減少する．
11．呼吸性アルカローシスを呈する．

**32** 局所麻酔薬について正しいのはどれか．
1．神経細胞膜を通過して効果を発揮する．
2．神経伝導の遮断は軸索のカリウム電流の抑制による．
3．酸性環境下では効果が大きくなる．
4．リドカインは房室ブロックを改善する．
5．エピネフリンを添加すると作用時間が短縮する．

**33** 歯槽膿瘍の切開に適した麻酔法はどれか．
1．切開部の粘膜下注射法
2．切開部の傍骨膜注射法
3．切開部の骨膜下注射法
4．切開部の周囲注射法
5．原因歯の歯根膜腔内注射法

# Explanation & Answer

## 31

過換気症候群は中年以降の女性に比較的多いといわれる．

精神的緊張，疼痛により過換気が生じ，PaCO₂の低下により呼吸性アルカローシスとなり，四肢の緊張性痙攣が現れる．とくに手指の症状は特徴的でカルパルスパズム（助産婦様手指）とよばれる．

過換気の患者は強い呼吸困難を訴えるが，換気は十分で皮膚の色調はよく，血圧，脈拍ともに正常，あるいはわずかな血圧の上昇や頻脈を示す．過換気の持続によって脳血流量は低下し，そのために意識の低下，四肢の緊張の低下，脱力などを生じる．

処置としては，ジアゼパムなどの精神安定薬の静注，紙袋による炭酸ガスの再吸入などが行われる．

笑気吸入鎮静法は過換気を誘発しやすいため不適で，静脈内鎮静法が有効である（19ページ参照）．

**Ans.** 2, 3, 5, 6, 9, 10, 11

## 32

一般に塩酸酸性下にカチオン（陽イオン型）として注射された局所麻酔薬は，組織の塩基によってベース（塩基型）となって髄鞘，神経膜を通過して細胞内に入り，ここで再びカチオンとなって受容体（ナトリウムチャンネル）に結合し神経伝導を阻害する（4ページ参照）．

神経伝導は神経細胞表面でのナトリウムイオンの伝播によって行われ，有髄神経では髄鞘を飛び越えるように伝播する．軸索（axon）は神経細胞から伸びた突起で，神経細胞と自由神経終末を結び，軸索によって神経伝導が行われる（2, 3ページ参照）．

局所麻酔薬が神経細胞膜を通過するにはベースであることが必要である．一般に局所麻酔薬は非水溶性であり，水溶液とするために塩酸酸性下に溶解されている．このカチオンとして注射された局所麻酔薬は，組織の塩基によってベースとなって神経細胞膜を通過できるのであり，炎症組織のような酸性化ではベースとなることができず，局所麻酔効果は減弱する（4ページ参照）．

リドカインの心刺激伝導系の抑制作用は心室性不整脈の治療に用いられる．

血管収縮薬であるエピネフリンは局所の毛細血管を収縮させ，局所麻酔薬の血管内移行を阻害する．このため注射部位での局所麻酔薬濃度が維持され，局所麻酔効果が長時間持続する（8, 117ページ参照）．

**Ans.** 1

## 33

歯槽膿瘍や蜂窩織炎などの炎症巣では，組織のpHが酸性に傾いており，浸潤麻酔を行っても局所麻酔薬の多くがカチオンの状態であるため髄鞘を通過できず，十分な麻酔効果を得ることができない．このため，炎症部位の周囲の正常組織に麻酔薬を注射して炎症巣周囲の知覚神経を麻酔することで目的部位の麻酔を得ようとする周囲浸潤麻酔が用いられる（117ページ参照）．

**Ans.** 4

## Question

**34** エピネフリンの作用で<u>誤っている</u>のはどれか．
1．歯肉血管収縮
2．脈拍数増加
3．血糖値上昇
4．気管支拡張
5．冠動脈収縮

**35** <u>誤っている</u>組み合わせはどれか．
1．悪心・嘔吐 ──────── 迷走神経反射
2．徐　脈 ──────────── 過換気症候群
3．発作性呼吸困難 ─── 気管支喘息
4．喉頭浮腫 ────────── アナフィラキシー
5．低血糖性昏睡 ────── 糖尿病

# Explanation & Answer

## 34

エピネフリンは，少量ではβ作用，大量ではα作用が強く現れる．歯肉血管を含む末梢血管はα作用により収縮し，筋肉に血液を送る血管はβ作用によって拡張する．解糖促進による血糖値上昇もα作用による．また，β作用によって脈拍数の増加，心収縮力の増加，気管支拡張などが生じる（9ページ参照）．冠動脈にはα，β受容体が存在することから交感神経刺激による作用は一様ではなく，むしろ，心拍出量，心拍数，前負荷，後負荷などによる影響を大きく受ける．

エピネフリンには冠動脈収縮作用とともに拡張作用もあると考えられ，冠動脈収縮と断定はできないが，選択肢1〜4が明らかに正しいことを考慮すると，正解は5となる．なお，副交感神経刺激は冠動脈を拡張させる．

**Ans. 5**

## 35

迷走神経反射は，三叉神経の刺激（三叉神経－迷走神経反射），眼球圧迫（眼球－心臓反射），腹腔内臓器の牽引（迷走－迷走神経反射）などによって生じる．迷走神経は副交感神経であり，この緊張による血圧低下，徐脈によって脳血流量の減少をきたし，悪心，嘔吐などの症状が現れる（17, 59, 127ページ参照）．

過換気症候群は，精神的な緊張による過換気の結果，低炭酸ガス血症をきたし，呼吸苦とともに呼吸性アルカローシスに伴う手足のしびれ感，手指の硬直，意識の低下などの症状を示す．このとき特徴的なのは，重篤そうな症状にもかかわらず，呼吸，循環は正常あるいはやや亢進していることである（19, 131ページ参照）．なお，日常臨床でみられる徐脈は神経性ショックによるものが多く，迷走神経の緊張によるもので，血圧低下を伴う（17ページ参照）．

気管支喘息は，抗原との接触（アレルギー反応）や気管支収縮作用のある薬剤，物質の投与によって生じる気管支の痙攣性収縮を伴う閉塞性呼吸障害である．気管支喘息症状は起因物質との接触後短時間で生じ，気管支拡張薬や副腎皮質ホルモンの投与によって緩解する（52, 65, 71ページ参照）．

アナフィラキシーは，Ⅰ型（即時型）のアレルギー反応で，気管支収縮による換気障害，血管拡張と血管透過性の亢進による循環血液量の減少，皮膚，腹腔内臓器，気道などを含む全身の浮腫などがきわめて短時間に生じる重篤な疾患である．症状として喘息様発作，喉頭浮腫，血圧低下，頻脈，不整脈などが生じ，迅速な処置が必要である（20, 21, 127ページ参照）．

糖尿病患者は，血糖値が高くなったときと，反対に低くなったときに意識の混濁，消失をきたす．前者を糖尿病性昏睡（糖尿病ケトアシドーシス）といい，糖尿病の進行によって糖を代謝できずに脂肪代謝を行うようになり，これに脱水が加わると，吐き気，眠気などの症状から意識消失を生じる．一方，インスリンや経口糖尿病薬の投与量が多過ぎたり，食事をとらないときには低血糖となり，低血糖性昏睡が生じる．65 mg/d$l$ 以下で空腹感，頭痛，吐き気，50 mg/d$l$ 以下で冷汗，ふるえ，動悸など，40 mg/d$l$ 以下になると痙攣，意識消失が生じる（53, 54, 66ページ参照）．

**Ans. 2**

## Question

**36** 誤っている組み合わせはどれか．
1．神経原性ショック ──────── 徐　脈 ──── トレンデレンブルグ体位
2．アナフィラキシーショック ── 血圧低下 ── エピネフリンの筋注
3．過換気症候群 ─────────── テタニー ── 呼気の再呼吸
4．局所麻酔薬中毒 ────────── 痙　攣 ──── ジアゼパムの静注
5．アドレナリン中毒 ───────── 頻　脈 ──── β受容体遮断薬の静注

**37** 気管支喘息の治療に使用するのはどれか．
1．副腎皮質ホルモン
2．アミノフィリン
3．ジアゼパム
4．アスピリン
5．リドカイン

## Explanation & Answer

**36** 　狭義の神経原性ショックは神経性ショックと同義であり，副交感神経の緊張によって生じる．すなわち，徐脈と末梢血管の拡張による血圧低下が生じて失神などの症状が現れる．対処法の基本となる体位は，水平仰臥位あるいは水平位で下肢を上げる体位，いわゆるショック体位である．トレンデレンブルグ体位とは，仰臥位で頭部を低く，腰部を高くした体位をいい，骨盤高位ともいう．トレンデレンブルグ体位では脳に血流を集めることができるが，腹部臓器の横隔膜の圧迫によって呼吸機能を抑制するため，低血圧時の体位として推奨されない．神経性ショックは水平仰臥位とともに酸素吸入を行うことで多くは緩解できるが，低血圧や徐脈が持続するときには，輸液，昇圧薬，アトロピンの投与が行われる（127 ページ参照）．

　アナフィラキシーショックは即時型のアレルギー反応であり，末梢血管拡張による低血圧と肺毛細血管床の浮腫と気管支の収縮による呼吸抑制が急速に生じる．エピネフリンは気管支拡張作用，心収縮力の増大，昇圧作用があり，アナフィラキシーショックの治療薬として有用であり，酸素吸入，人工呼吸，昇圧薬の投与などとともに用いられる（127 ページ参照）．

　過換気症候群の症状は，血中の炭酸ガスの低下によって生じる．このため，紙袋などを用いた呼気の再吸入や過換気を抑制するための精神安定薬の投与が行われる（131 ページ参照）．

　局所麻酔薬中毒では全身痙攣に伴う呼吸抑制が，ときに致命的となる．ジアゼパムは呼吸，循環への影響の少ない抗痙攣薬として痙攣時の治療に用いられる（129 ページ参照）．

　アドレナリン中毒（エピネフリン過敏症）では，血圧上昇，頻脈，頭痛などが生じる．$\beta$ 受容体遮断薬は交感神経の $\beta$ 作用を抑制する薬剤で，高血圧症などの治療に用いられるが，救急薬としては用いられない．エピネフリン過敏症では，ニフェジピンやニトログリセリンなどの投与や吸入により降圧をはかり，酸素吸入を行う（19 ページ参照）．

　今日の治療法として，神経性ショックに対するトレンデレンブルグ体位，エピネフリン過敏症に対する $\beta$ 遮断薬投与は用いられないので，選択肢 1 と 5 が誤りと考えられるが，過去においてトレンデレンブルグ体位が推奨されたこともある．　　　　　　　　　　　**Ans.** 5（1）

**37** 　気管支喘息の発作には通常，気管支拡張薬であるアミノフィリンやテオフィリン，吸入ステロイド，$\beta_2$ 刺激薬であるアルブテロールやテルブタリン，ロイコトリエン拮抗薬などが使用される（65 ページ参照）．エピネフリンの皮下投与も治療に使用されるがまれである．アスピリンはアスピリン喘息の既往のある患者には禁忌でほかの NSAIDs にも過敏であることが多く，使用に注意する．

　リドカイン，ジアゼパムには気管支拡張作用はない．　　　　　　　　　　　　　　**Ans.** 1，2

# 精神鎮静法

## Question

### 精神鎮静法の適応

**1** 精神鎮静法の適応症はどれか．
1．歯科治療に恐怖を抱いている患者
2．重症の脳性麻痺患者
3．歯科治療時に脳貧血様発作の既往をもつ患者
4．咽頭反射の強い患者

### 吸入鎮静法と静脈内鎮静法の比較

**2** 精神鎮静法に用いられる薬剤はどれか．
1．亜酸化窒素
2．ジアゼパム
3．硫酸アトロピン
4．ハロセン

**3** 精神鎮静法について正しいのはどれか．
1．笑気吸入鎮静法のほうが静脈内鎮静法より導入がすみやかである．
2．静脈内鎮静法ではVerrillの徴候が現れる．
3．笑気吸入鎮静法では30％以上の笑気濃度にする．
4．ジアゼパムは血管痛を生じることが多い．
5．静脈内鎮静法では呼吸，循環抑制を生じることはない．
6．笑気は循環器系に影響を及ぼすので狭心症患者には注意を要する．
7．精神鎮静法終了時には運動機能の回復を確認する．

# Explanation & Answer

**1**　精神鎮静法は鎮静効果のある低濃度笑気の吸入や精神安定薬の投与を行い，有意識下での治療に際して安静を得ようとする方法である．精神鎮静法のもつ効果には精神鎮静のみでなく，さまざまな刺激に対する自律神経系の過剰な反射を抑制する効果もあり，これを応用して嘔吐反射の強い患者，呼吸器疾患患者，高血圧症などの循環器疾患患者，代謝疾患患者などの管理にも応用されている．

　精神鎮静法は患者が意識のある状態での歯科治療に用いられることから，意志の疎通の可能な患者が対象となる．また，鎮静装置や静脈路確保などの侵襲を伴うことからこれらの使用を同意した患者のみに使用される．すなわち，歯科治療に対して不安や恐怖心をもち，意志の疎通ができ，その使用に同意した患者が精神鎮静法の適応となるが，使用する薬剤が患者に不利益をもたらす危険性のあるときには用いてはならない．　　　　　**Ans.** 1, 3, 4

**2**　今日，一般に精神鎮静法に用いられる薬剤には次のものがある．
　・吸入鎮静法：笑気（亜酸化窒素）
　・静脈内鎮静法：精神安定薬（ジアゼパム，ミダゾラム，フルニトラゼパム）
　　　　　　　　　短時間作用性静脈麻酔薬（メトヘキシタール，プロポフォール）
硫酸アトロピンは副交感神経遮断薬として全身麻酔での前投薬などに用いられる．ハロセンは吸入全身麻酔薬である．　　　　　**Ans.** 1, 2

**3**　静脈内鎮静法は直接静脈内に鎮静薬を投与するため，きわめて速く，確実に鎮静効果を得ることができるが，排泄に長時間を要するため，調節性に乏しく，過量投与によって容易に呼吸，循環の抑制を生じる．また，帰宅させるときには日常生活に支障のない程度に運動機能，精神機能が回復していることを確認する必要がある．

　薬剤投与は精神的安静の得られる程度にとどめることが必要で，静脈内鎮静法では眼瞼が下垂する Verrill の徴候が目安となり，笑気吸入鎮静法では通常 20～30％の笑気吸入で鎮静が得られる．

　ジアゼパムを急速に静注すると血管痛や静脈炎が生じるため，時間をかけて投与する必要がある．ミダゾラムやフルニトラゼパムでは血管痛はほとんど生じない．

　精神鎮静法に用いられる濃度の笑気や鎮静薬は，過量投与とならないかぎり，呼吸，循環の抑制をきたすことはなく，呼吸，循環器疾患患者にも適用される．　　　　　**Ans.** 2, 4, 7

精神鎮静法

# Question

**4** 静脈内鎮静法よりも笑気吸入鎮静法が適しているのはどれか．
1．気　胸
2．てんかん
3．過換気症候群
4．睡眠時無呼吸症候群

> 吸入鎮静法

**5** 笑気について正しいのはどれか．
1．わずかに甘い香気をもつ無機物質である．
2．硝酸アンモニウムを加熱して製造する．
3．常温，常圧では液体である．
4．それ自身は燃えないが，他の物質の燃焼を助ける．
5．中耳腔などの体内の閉鎖腔に拡散して内圧を高める．
6．毒性が少なく，気道刺激性も少ない．
7．一般に鎮静法には 50％以上の濃度で使用する．
8．心肺機能への影響が比較的強い．
9．長期間使用すると造血機能の抑制作用がある．
10．軽度の交感神経刺激作用がある．
11．MAC（minimum alveolar concentration）は 100％を超える．

**6** 歯科治療を行うに当たり笑気吸入鎮静法を避けるべき患者はどれか．
1．妊娠初期
2．重度の精神発達遅滞
3．糖尿病
4．高血圧症
5．上気道感染症

**7** 至適な意識下鎮静法で維持されるのはどれか．
1．意　識
2．喉頭反射
3．嚥下反射
4．咽頭反射

# Explanation & Answer

## 4

　気胸とは肺と胸郭（壁側胸膜）の胸腔に気体が貯留した状態をいう．この空間は外界と交通していないことから体内の閉鎖腔として存在する．笑気は閉鎖腔内に拡散し，内圧を高めることから，気胸が存在するときに笑気を使用すると肺が圧迫され，肺容積の縮小，拘束性換気障害をきたす．

　ジアゼパムやミダゾラムなどのベンゾジアゼピン誘導体は抗てんかん作用がある．静脈内鎮静法に用いられることのあるケタミンは海馬でてんかん様発作脳波が生じる．笑気はてんかん患者で発作を誘発する可能性があるともいわれるが，近年，脳波上のスパイク波を減少させるとする報告（佐藤ら，臨麻 25, 2001, Kurita et al., J Neurosurg Anesthesiol 17, 2005）があり，てんかん患者に対する笑気使用に対する一定の見解はなされていない．

　不安や恐怖心は過換気を誘発する．笑気吸入鎮静法では深呼吸を促しがちであることから過換気を誘発する可能性がある．静脈内鎮静法に使用する薬剤は抗不安作用が強く，過換気症候群患者の管理に適している．

　睡眠時無呼吸症候群（sleep apnea syndrome；SAS）は，睡眠中の筋弛緩により舌根部や軟口蓋が下がり気道を閉塞し，10秒以上の無呼吸が1時間に5回以上または7時間の睡眠中に30回以上生じる症候群である．肥満，アデノイドや扁桃肥大，小顎症などが原因となる．静脈内鎮静法，笑気吸入鎮静法のいずれにおいても過剰な薬剤投与は意識消失により舌根沈下をきたす原因となる．笑気吸入鎮静法は調節性がよく，高濃度の酸素を吸入できることから低酸素症を予防できるため睡眠時無呼吸症候群患者には好ましい．

**Ans. 4**

## 5

　26ページ参照．

　笑気はボンベ内に液体として貯蔵され，液体笑気1 kgは1気圧，20℃で約546 lのガスとなる．液体部分があるうちは51 kg/cm$^2$の圧力を示し，ボンベ内容の80%を消費すると液体部分はなくなり，すべて気体となり，消費に従ってガス圧は低下する．

**Ans. 1, 2, 4, 5, 6, 9, 10, 11**

## 6

　ヒトにおける笑気の催奇性は確認されていないが，安全性も確認されていないため，妊娠初期の患者への使用は避けるべきである．

　意思の疎通の困難な重症の精神発達遅滞患者は精神鎮静法の適応とならない．

　笑気は糖尿病や高血圧症に対する悪影響はない．吸入鎮静法は興奮によるカテコールアミン放出を抑制することから高血圧症患者の管理に積極的に用いられる．

　鼻呼吸のできない患者は鼻マスクを使用する吸入鎮静法の適応でない．

**Ans. 1, 2, 5**

## 7

　歯科治療中，患者が歯科医師の指示に従える状態に保つためには意識を保つ必要がある．至適な意識下鎮静では，水，分泌物，血液などが気管内に吸引されることを防ぐために喉頭反射が維持されていなければならない．過剰な嚥下反射や咽頭反射は治療操作を妨げるため抑制する必要がある（30ページ参照）．

**Ans. 1, 2**

# Question

**8** 笑気吸入鎮静法で正しいのはどれか．
1．歯科治療では第Ⅰ期無痛期中の第1相および第2相を利用する．
2．手足がしびれて体を動かすことができない．
3．ゆっくりとした規則的な呼吸をしている．
4．意識は喪失しないが聴覚には影響が強い．
5．唾液の分泌が増加する．
6．咽頭反射が消失する．
7．健忘がみられることがある．
8．無痛が得られる．
9．身体が温かく感じる．
10．笑気，酸素の配合は7：3である．
11．笑気はその溶解度に従って徐々に吸収されるので順次増量する．

**9** 酸素ボンベについて正しいのはどれか．
1．ボンベの色は黒色である．
2．酸素は高圧下に気体の状態でボンベに貯えられている．
3．酸素は減圧弁で3〜5 kg/cm$^2$に調節して使用される．
4．同容量のボンベには，酸素が笑気の約2倍入っている．

**10** 静脈内鎮静法に用いられる薬剤はどれか．
1．ベクロニウム
2．ミダゾラム
3．ケタミン
4．プロポフォール
5．チオペンタール
6．ジアゼパム

> 静脈内鎮静法

**11** ジアゼパムの静脈内鎮静法の適応症はどれか．
1．歯科治療恐怖症
2．心筋梗塞の既往のある患者の抜歯
3．軽症の脳性麻痺患者の歯科治療
4．高血圧症患者の抜歯

# Explanation & Answer

**8** 　意識が保たれ，鎮静の得られる 20〜30％笑気の吸入により，①呼吸は正常に保たれる，②体が温かく感じられ，ときに発汗が認められる，③手足が重く，少ししびれたように感じる，④しばしば治療中の記憶が不鮮明となる（健忘効果），⑤印象採得やレントゲンフィルムの挿入時の嘔吐反射が抑制されるなどの効果が認められる．

　20％笑気吸入による鎮痛作用はモルヒネ 15 mg に相当するといわれるが，笑気の麻酔効果は弱く，疼痛を伴う処置では確実な局所麻酔下で治療を行う必要がある．

Ans. 1, 4, 5, 7, 9

|  | 至適鎮静 | 深過ぎる鎮静 |
|---|---|---|
| 呼　吸 | 正常，スムーズ<br>呼気，吸気ともに正常 | ゆっくりした浅い呼吸でときどき不規則となる |
| 筋　肉 | 筋の緊張はなく，リラックス状態<br>顔の表情は意識のある状態 | 筋の緊張<br>顔の表情はにらみつけるような，なかば意識のない状態 |
| 目 | 瞳孔に変化なく，瞳孔反射あり<br>眼球の動きなし<br>まぶたは少し重いが，指示どおり動く | 瞳孔やや大きく，瞳孔反射にぶる<br>眼球の動きあり<br>まぶたは重そうで，動きが鈍い |
| 脈　拍 | 正　常 | 正常または速い |
| 血　圧 | 正　常 | 正　常 |
| 皮　膚 | 正常色 | ピンク色または正常色 |

**9** 　酸素はボンベ内に圧縮された気体（約 150 kg/cm$^2$）として充填され，減圧弁によって 3.5 kg/cm$^2$ まで減圧したあと，流量計により流出量を調節して使用される．ボンベの種類には満タン時のガス容量として 500 *l*（容積は約 3 *l*），1,500 *l*（10 *l*），3,000 *l*（20 *l*），6,000 *l*（40 *l*）などがある．容積 3 *l* の笑気ボンベには笑気ガス約 2,500 *l* が貯蔵される．

　笑気のボンベの色は一般には灰色だが，医療用ガスとしては青と定められ，青/灰の 2 色に塗り分けられている．

Ans. 1, 3

|  | 酸　素 | 笑　気 | 炭酸ガス |
|---|---|---|---|
| 日　本 | 黒（150 kg/cm$^2$） | 青（51 kg/cm$^2$） | 緑 |
| アメリカ | 緑 | 青 | 灰 |

**10** 　静脈内鎮静法にはマイナートランキライザーであるジアゼパムやミダゾラム，静脈麻酔薬であるケタミンの少量持続投与，プロポフォールの持続投与などが使用される（28 ページ参照）．ベクロニウムは筋弛緩薬であり，超短時間作用性バルビツレートであるチオペンタールは全身麻酔の導入薬として使用される．

Ans. 2, 3, 4, 6

**11** 　24 ページの精神鎮静法の適応患者に準じるが，静脈内鎮静法の適応患者としては，①過換気症候群の既往を有する患者，②吸入鎮静法では対処できない患者，③鼻閉，口呼吸の患者，④鼻マスクをいやがる患者などがある．

Ans. 1, 2, 3, 4

## Question

**12** 静脈内鎮静法について正しいのはどれか．
1．調節性がよい．
2．有効性が高い．
3．健忘効果が期待できる．
4．治療室内汚染の心配がない．
5．覚醒がすみやかである．

**13** ジアゼパムの静脈内投与について正しいのはどれか．
1．少量では鎮静作用が，大量では催眠作用がみられる．
2．副交感神経の緊張が亢進する．
3．著しい疼痛閾値の上昇が得られる．
4．術後に健忘効果が得られる．
5．抗痙攣作用がみられる．
6．中枢性の筋弛緩作用がある．

**14** ジアゼパムを用いる静脈内鎮静法の適応でない症例はどれか．
1．中耳疾患
2．急性隅角緑内障
3．妊娠初期の患者
4．重症筋無力症
5．糖尿病

# Explanation & Answer

**12** 静脈内鎮静法は静脈内に直接鎮静薬を投与するため，迅速で確実な鎮静を得ることができ，強い健忘効果が得られるが，体内で代謝され，鎮静効果が減弱するまで鎮静深度が持続するため，調節性が悪く，覚醒が遅い．

**Ans.** 2, 3, 4

**13** ジアゼパムは大脳辺縁系（海馬，扁桃核など）のGABA受容体に作用して不安，緊張感などを抑制する．また，中枢性筋弛緩作用としての痙攣抑制作用や自律神経を安定化する効果がある．

ジアゼパムは投与量によって鎮静効果や，催眠作用があり，麻酔導入にも用いられる．疼痛閾値の上昇がみられるが，疼痛を伴う治療では確実な局所麻酔が必要である．

**Ans.** 1, 4, 5, 6

**14** ジアゼパムの投与によって急性隅角緑内障が悪化したり，中枢性筋弛緩作用によって重症筋無力症が悪化することがあるので，これらの患者への投与は禁忌である．

妊娠初期の患者への投与については，対照群に比べて障害児を出産する確率が高かったという報告から治療上の有益性が危険性を上回ると判断された場合のみ用いる．

中耳疾患患者で注意しなければならないのは，閉鎖腔である中耳の内圧を上昇させないことで，閉鎖腔に拡散する笑気は使用しない．

**Ans.** 2, 3, 4

精神鎮静法

### 全身麻酔

## Question

::: 麻酔薬の投与経路による分類 :::

**1** 全身麻酔の際の中枢抑制（麻痺）の進み方はどれか．
1．大脳皮質・大脳核・小脳・延髄・脊髄
2．大脳皮質・大脳髄質・小脳・延髄・脊髄
3．大脳皮質・大脳核・小脳・脊髄・延髄
4．大脳皮質・大脳核・脊髄・小脳・延髄
5．大脳皮質・小脳・大脳核・脊髄・延髄

::: 術前管理 :::

**2** 一般的なバイタルサインとはどれをさすか．
1．血　圧
2．体　重
4．尿　量
5．脈　拍
6．食　思
7．呼　吸
8．体　温

**3** 麻酔の術前状態について正しいものはどれか．
1．PS 2E とは術前軽度の全身疾息（例；軽度高血圧）を有する患者が緊急手術を受ける際の術前危険度の評価である．
2．唇裂形成手術予定の 5 歳の幼児，手術当日扁桃腺炎のため 38.5℃の発熱がある．手術を延期することが望ましい．
3．成人の術前経口摂取は，3 時間前から控えるべきである．
4．過去の麻酔既往歴は本人のものをとれば十分で，家族歴まで調べることの意義はない．
5．麻酔方法の最終決定は担当麻酔科医よりも主治医によってなされるべきである．

**4** 肺気腫患者で現れるのはどれか．
1．チアノーゼ
2．％肺活量の減少
3．起坐呼吸
4．1 秒率の低下
5．息切れ
6．肺の虚脱

# Explanation & Answer

**1**　中枢神経のなかで，白質に囲まれた灰白質，すなわち神経細胞体，樹状突起，神経膠の集団を核という．

吸入麻酔では，大脳（大脳皮質＞大脳核）＞間脳＞中脳＞小脳＞脊髄＞延髄の順に抑制が進む．大脳が抑制されると意識消失が起こり，順に呼吸，眼症状，循環，咽喉頭反射が抑制され，筋弛緩などの臨床徴候をきたす．呼吸，循環，自律神経中枢を含む延髄まで抑制が進むと生体機能が停止することとなる（38 ページ参照）．

**Ans. 3**

**2**　バイタルサイン（生命徴候）とは，人間の生命の基本的な徴候のことで，一般的には脈拍，呼吸，体温，血圧の 4 つをさす．広義には，さらに意識レベル，尿量，精神状態，食欲，排便，睡眠，神経反射などを含むことがある．

**Ans. 1, 5, 7, 8**

**3**　麻酔の可否，麻酔方法の選択は，既往歴や家族歴を聴取し，臨床検査により現症を十分把握したうえで，設備，技術，人員などを総合的に判断して行う必要がある．

術前に患者の全身状態を評価して，手術が患者に危険を及ぼす可能性の有無を総合的に判断することを手術危険度の評価という．一般にアメリカ麻酔学会 ASA の PS（physical status）評価法が用いられる．PSは 1〜6（脳死患者で移植のドナーとして麻酔を行う場合，PS 6 とする，1999）に分類され，さらに緊急手術の場合 E（emergency）をつける．ASA の評価法のほか good，fair，poor と 3 段階に評価する方法も使用されている．

原則として，緊急の理由がないかぎり，発熱，風邪など，あるいは胃内に内容物が存在していると考えられるときには手術を延期する．成人の術前経口摂取は 8 時間前までとする．

麻酔方法については，主治医，手術担当外科医，麻酔科医により協議されるが，麻酔下での手術の可否も含めて最終的な決定は麻酔科医が行う（35 ページ参照）．

**Ans. 1, 2**

**4**　肺気腫とは，細気管支から肺胞が拡張または破壊により，内腔が異常に拡大している状態．直径 1〜10 cm に拡大したものをブラという．咳嗽，喀痰，運動時の息切れ，動悸，呼吸困難を主徴とし，閉塞性換気障害と換気・血流分布異常が著明に認められる．呼気性の呼吸困難からのチアノーゼを呈し，不安感や意識障害を併発することもある．聴診ではラ音，鼓音（過共鳴音），視診ではビア樽状胸郭やばち指を認める．

閉塞性換気障害であることから 1 秒率の低下（70％以下）を示す（52 ページ参照）．

起坐呼吸とは，呼吸困難が臥位で増強し，起坐位または半坐位で軽減するという臨床的徴候をいう．左心系の機能低下，僧帽弁膜症などによる左心不全の主要徴候である．

**Ans. 1, 4, 5**

## Question

**5** 急性アトロピン中毒について正しいのはどれか．
1．皮膚紅潮
2．体温上昇
3．頻　脈
4．呼吸中枢麻痺
5．眼圧低下

**6** アトロピンとスコポラミンの相違について正しいのはどれか．
1．アトロピンのほうが分泌抑制効果が強い．
2．鎮静効果はアトロピンのほうが強い．
3．心拍数増加作用はアトロピンのほうが弱い．
4．瞳孔散大作用はスコポラミンのほうが強い．

### 全身麻酔の前準備

**7** 全身麻酔の前投薬の目的で正しいのはどれか．
1．不安や恐怖を除く．
2．新陳代謝を高める．
3．疼痛閾値を低下させる．
4．気道刺激に対する反射を抑制する．
5．気道分泌を抑制する．
6．痛み刺激を感じさせなくする．
7．呼吸停止の発生を予防する．

**8** 前投薬として使用されている薬剤はどれか．
1．エピネフリン
2．ステロイド剤
3．ベラドンナアルカロイド
4．ジアゼパム
5．メピバカイン

## Explanation & Answer

**5**　副交感神経遮断薬であるアトロピンの薬理作用が期待した治療効果以上に発現した状態を急性アトロピン中毒という．その症状は発汗の抑制，発赤，発熱（アトロピン熱），動悸，頻脈，口渇感から瞳孔散大，視界不明瞭となり，譫妄状態から昏睡に陥る．とくに小児では顕著にみられる．

　なお，同じく副交感神経遮断薬であるスコポラミンを高齢者に用いると容易に譫妄状態となることから，高齢の患者には用いない（37 ページ参照）．　　　　　　　　　　**Ans.** 1, 2, 3

**6**　37 ページ参照．

　　　　　　　　　　　　　　　　　　　　　　　　　　　　　　　　　　　　　　**Ans.** 4

**7**　前投薬を投与する目的は麻酔の導入をスムーズに行い，麻酔導入時，維持中の合併症の発生を予防することである．

　手術前の患者は精神的緊張のため前日の不眠や当日の興奮をきたしやすく，自律神経が緊張し，代謝が亢進した状態となっている．このため前日の睡眠薬，当日の精神安定薬の投与は代謝を抑え，過剰な自律神経の興奮を抑制する．

　自律神経の緊張，とくに副交感神経の緊張は導入時の不整脈や循環抑制の原因となることから，これを抑制する目的でアトロピンやスコポラミンなどの副交感神経遮断薬が投与される．また，アトロピンやスコポラミンは唾液や気道分泌を抑制し，換気障害の発生を予防する（37 ページ参照）．

　前投薬としての鎮痛薬の投与は，導入時の挿管操作などによる疼痛反射を抑制するもので，使用される薬剤はいずれも，完全な代謝抑制，副交感神経遮断，鎮痛効果を示すほど大量には使用しない．合併症が発症したときには静注によってそれぞれの治療量が投与される．

　　　　　　　　　　　　　　　　　　　　　　　　　　　　　　　　　**Ans.** 1, 4, 5

**8**　エピネフリンは心停止や，アナフィラキシーショック，気管支痙攣などが発症したときに静注あるいは皮下注により用いられるが，前投薬としては用いられない．

　ステロイド剤は，副腎機能が低下し長期にステロイドを使用している患者の循環虚脱などを予防する目的での投与（ステロイドカバー）や気管支喘息の予防薬として麻酔導入前に投与されることがあるが，一般的な前投薬の目的で使用されることはない．

　メピバカインは浸潤麻酔や硬膜外麻酔に用いられる局所麻酔薬である．

　36，37 ページ参照．　　　　　　　　　　　　　　　　　　　　　　　**Ans.** 3, 4

全身麻酔

# Question

**9** アトロピンについて正しいのはどれか．
1．交感神経系反射を抑制する．
2．唾液分泌を抑制する．
3．気道分泌を抑制する．
4．血圧下降作用がある．
5．大量投与により中枢神経興奮作用を現す．
6．投与量の増大につれて心拍数が増加する．
7．催眠作用がある．
8．痛覚閾値を上昇させる．
9．新陳代謝および興奮性を低下させる．
10．鎮静効果がある．
11．口渇を訴える．
12．緑内障患者での眼圧を上昇させる．

## 吸入麻酔

**10** 吸入麻酔薬のうちガス麻酔薬はどれか．
1．エーテル
2．サイクロプロペイン
3．笑　気
4．ハロセン
5．イソフルレン
6．プロポフォール

**11** 吸入麻酔薬について正しいのはどれか．
1．MAC が小さいほど麻酔作用が強い．
2．イソフルレンはハロセンより麻酔力が強い．
3．揮発性麻酔薬は体内で分解されない．
4．メトキシフルレンの代謝産物は腎障害を起こしやすい．
5．エンフルレンは深麻酔で過換気を行うと痙攣が発生しやすい．
6．ハロセンは気管支喘息患者の麻酔に使用すべきでない．
7．ハロセンは術中エピネフリンを使用すると不整脈が発生しやすい．
8．セボフルレンはハロセンより心筋のエピネフリン感受性を高める．

# Explanation & Answer

**9** 　前投薬に用いられるアトロピンとスコポラミンはベラドンナ薬とよばれ，副交感神経遮断作用を有する．
　基本的な副交感神経遮断効果は，①脈拍数の増加，②血圧の上昇，③唾液や気道分泌の抑制などである．アトロピンには精神的な興奮作用があり，スコポラミンには一般的に健忘を伴う鎮静作用があるが，高齢者では興奮作用を示す．分泌抑制作用はスコポラミンのほうが強く，副交感神経遮断効果はアトロピンのほうが強いなどの違いがある．
　37 ページ参照．　　　　　　　　　　　　　　　　　　　　　**Ans.** 2, 3, 5, 6, 11, 12

**10** 　吸入麻酔薬のうち，ボンベに貯蔵され，常温，1 気圧で気体の状態のものをガス麻酔薬といい，液体としてビンに貯蔵され，気化器を用いて気化させ，酸素，笑気などと混合して用いるものを揮発性麻酔薬という．
　本設問のなかでは，サイクロプロペインと笑気がガス麻酔薬である．エーテル，ハロセン，イソフルレンは揮発性麻酔薬であり，プロポフォールは静脈麻酔薬である．
　現在，サイクロプロペインとエーテルは爆発性，可燃性があることからほとんど使用されない．ハロセンは頻回に用いると肝障害を発生する可能性があるので使用頻度は減少している．　　　　　　　　　　　　　　　　　　　　　　　　　　　　　　　　　**Ans.** 2, 3

**11** 　吸入麻酔薬の麻酔の強さは一般的に MAC（最小肺胞内濃度，40，41 ページ参照）で表され，薄い濃度で麻酔効果が得られる麻酔薬は強い麻酔作用があることを示す．たとえば MAC が 0.75％のハロセンは 1.15％のイソフルレンより強力であることを示し，MAC が 105％の笑気は純笑気を吸入させても手術に必要な麻酔効果は得られない．
　揮発性麻酔薬はそのほとんどが代謝されずに呼気とともに排泄されるが，一部は肝臓などで分解される．この代謝産物のなかには肝機能障害をきたすもの（ハロセンなどのフッ化化合物）や腎機能障害をきたすもの（メトキシフルレン）もあるので，体内で代謝されにくい揮発性麻酔薬が望まれている．
　エンフルレンは，高濃度の吸入や過換気によって痙攣を引き起こしやすいので，とくにてんかんなどの痙攣性疾患患者への使用には注意を要する．
　ハロセンには強い気管支拡張作用があるので気管支喘息患者の麻酔に頻用され，その治療にも用いられる．しかし，局所の止血に用いられるエピネフリンとの併用により心筋のエピネフリン感受性が高まり，心室性不整脈など重篤な不整脈が発生しやすい．これに対し，近年使用されるようになったセボフルレンやイソフルレンでは心筋のエピネフリン感受性はあまり高くならないので，比較的安全にエピネフリンと併用できる．　　**Ans.** 1, 4, 5, 7

# Question

**12** ハロセンについて誤っているのはどれか．
1．強力な麻酔作用を有する．
2．非引火性，非爆発性である．
3．気道の刺激性が少ない．
4．導入，覚醒が迅速である．
5．低濃度で十分な筋弛緩が得られる．

**13** 次の麻酔薬で引火性のないのはどれか．
1．ハロセン
2．エーテル
3．サイクロプロペイン
4．エチルクロライド（クロールエチル）
5．メトキシフルレン
6．イソフルレン
7．セボフルレン

**14** 吸入麻酔の導入について正しいのはどれか．
1．血液/ガス分配係数が大きいほど遅くなる．
2．機能的残気量（FRC）が多いほど遅くなる．
3．心拍出量が減少すると遅くなる．
4．換気量を大きくすると速くなる．
5．揮発性麻酔薬と高濃度笑気を併用すると速くなる．
6．吸入麻酔ガス濃度が高いほど速くなる．

### 静脈麻酔

**15** 次の静脈麻酔薬のうち鎮痛作用を有するものはどれか．
1．サイアミラール（イソゾール®）
2．チオペンタール（ラボナール®）
3．メトヘキシタール（ブレビタール®）
4．塩酸ケタミン（ケタラール®）
5．プロポフォール（ディプリバン®）

**16** 静脈麻酔の利点のうち誤っているのはどれか．
1．導入が容易である．
2．興奮期がない．
3．麻酔深度の調節が容易である．
4．気道粘膜を刺激しない．
5．特殊な装置を用いない．

## Explanation & Answer

**12** ハロセンは強力な麻酔作用（MAC 0.75％）をもち，非引火性，非爆発性で，気道の刺激性も少なく吸入麻酔薬に必要な特性を多く備える揮発性麻酔薬である．匂いも不快でなく緩徐導入法にも用いられる．しかし脂肪に溶け込みやすいため覚醒がやや遅いこと，エピネフリンとの併用で心室性不整脈が生じやすいこと，頻回麻酔での肝障害発症の報告もあるなどの欠点がある．

　深麻酔により筋弛緩が得られ，筋弛緩薬を使用しなくても気管挿管が可能であるが，通常使用される1％程度の濃度では筋弛緩は得られない．

　今日使用されるセボフルレンやイソフルレンは，脂肪/血液分配係数がハロセンより小さいため覚醒が速く，肝障害などの発症が少ない．　　　　　　　　　　　　　**Ans.** 4, 5

**13** エーテル，サイクロプロペイン，エチルクロライドには引火性があり，電気メスを使用できないことから，今日ほとんど使用されない．　　　　　　　　　　　　**Ans.** 1, 5, 6, 7

**14** 39，40ページ参照．機能的残気量が増えると肺胞内のガス濃度の上昇が遅く，導入は遅くなる．　　　　　　　　　　　　　　　　　　　　　　　　　　　　**Ans.** 1, 2, 4, 5, 6

**15** サイアミラール，チオペンタール，メトヘキシタールはいずれもバルビツール酸誘導体の静脈麻酔薬で，中枢を抑制するので麻酔作用はあるが，鎮痛効果はなく，多くの場合，麻酔導入時に使用される．浅麻酔により体動，血圧上昇などが生じる．

　プロポフォールは持続点滴投与により麻酔維持にも用いられるが，鎮痛効果はなく，麻薬などの鎮痛薬や局所麻酔と併用される．

　ケタミンは意識消失作用と強力な鎮痛効果をもち単独で麻酔を維持できる．しかし催吐作用，幻覚を起こす作用がある．　　　　　　　　　　　　　　　　　　　　　**Ans.** 4

**16** 静脈麻酔は静脈路が確保できれば行うことができ，おもに麻酔の導入に使用される．吸入麻酔による導入とは異なり興奮期や気道刺激もないので快適な麻酔導入が可能である．しかし，調節性に劣り，過量投与によって容易に呼吸，循環の抑制を生じるので，人工呼吸のできる蘇生装置（麻酔器）と救急薬の準備を欠かすことはできない．　　　　　**Ans.** 3

全身麻酔

## Question

**17** 静脈麻酔薬について正しいのはどれか．
1．サイアミラールには抗痙攣作用がある．
2．ジアゼパムには健忘作用がある．
3．塩酸ケタミンには鎮痛作用がある．
4．フェンタニルには抗不整脈作用がある．

**18** ニューロレプト麻酔（NLA）に用いられるのはどれか．
1．チオペンタール
2．ドロペリドール
3．フェンタニル
4．ペンタゾシン
5．ジアゼパム
6．フルマゼニル
7．セボフルラン
8．笑気（亜酸化窒素）

### 筋弛緩薬

**19** 全身麻酔時に筋弛緩薬を用いる目的はどれか．
1．気管挿管を容易にする．
2．導入時間を短縮する．
3．調節呼吸を容易にする．
4．疼痛閾値を上昇させる．
5．迷走神経反射を抑制する．

**20** 非脱分極性筋弛緩作用を示す薬剤はどれか．
1．塩化スキサメトニウム（塩化サクシニルコリン）
2．臭化パンクロニウム
3．塩化ツボクラリン
4．臭化ベクロニウム

**21** 骨格筋に作用する薬物について正しいのはどれか．
1．神経筋接合部に作用点をもつ薬物はd-ツボクラリンのみである．
2．アセチルコリンには筋収縮作用がない．
3．全身麻酔薬による深麻酔期には筋弛緩が起こる．
4．d-ツボクラリンと塩化スキサメトニウム（塩化サクシニルコリン）は同一の作用機序により骨格筋弛緩作用を発現する．

# Explanation & Answer

**17**　バルビツール酸誘導体であるサイアミラールは抗痙攣薬として用いられるが，呼吸の抑制が強く，人工呼吸の用意が必要である．
　ジアゼパムは麻酔導入薬，精神安定薬，抗痙攣薬として用いられ，健忘効果も有する．
　塩酸ケタミンは強い鎮痛作用を有する静脈麻酔薬である．
　フェンタニルは合成麻薬であり，循環に対する影響は少ないが，大量投与によって鉛管現象とよばれる硬直を起こし呼吸を抑制する．抗不整脈作用はない．
　**Ans. 1, 2, 3**

**18**　ニューロレプト麻酔（NLA）は神経遮断薬と鎮静薬によって麻酔を得る方法で，笑気を加えることで意識消失を得る．神経遮断薬にはメジャートランキライザーであるドロペリドールやマイナートランキライザーであるジアゼパムなどが用いられ，鎮静薬にはフェンタニルやペンタゾシン，ブプレノルフィンなどが用いられる（45ページ参照）．
　フルマゼニルはベンゾジアゼピン誘導体の拮抗薬である．　**Ans. 2, 3, 4, 5, 8**

**19**　脱分極性あるいは非脱分極性筋弛緩薬は，骨格筋を弛緩することで気管挿管を容易にする，術中の調節呼吸を容易にする，筋弛緩が必要な手術での十分な手術環境を提供する目的で投与される．筋弛緩薬には鎮痛作用や麻酔作用はないことを認識する必要がある．脱分極性筋弛緩薬である塩化スキサメトニウム（塩化サクシニルコリン）の代謝産物は副交感神経を刺激する，非脱分極性筋弛緩薬であるパンクロニウムには弱い交感神経刺激作用，d-ツボクラリン（クラーレ）には副交感神経刺激作用，ベクロニウムは自律神経への作用がないなど，自律神経への効果は筋弛緩薬により異なる．　**Ans. 1, 3**

**20**　塩化スキサメトニウム（塩化サクシニルコリン）のみが脱分極性筋弛緩薬である．
　**Ans. 2, 3, 4**

**21**　全身麻酔に使用される筋弛緩薬は，運動神経－骨格筋接合部に作用して筋弛緩作用を発現する．
　通常，神経末端から放出されたアセチルコリンが筋受容体に結合して筋収縮が生じ，コリンエステラーゼによって分解され，再びアセチルコリンと結合することによって収縮することを繰り返し，筋収縮が持続する．塩化サクシニルコリンはアセチルコリンと同様に筋収縮を引き起こすが，受容体を長時間にわたって占拠するため筋収縮が持続できず，筋弛緩が生じる．d-ツボクラリンなどの非脱分極性筋弛緩薬は受容体に対してアセチルコリンと競合的に拮抗して，アセチルコリンが受容体に結合するのを阻害して筋弛緩を生じさせる．深麻酔で筋弛緩が生じるのは中枢抑制によりインパルスが筋接合部に届かないためである（46, 47ページ参照）．　**Ans. 3**

# Question

**22** 筋弛緩薬の作用機序はどれか．
1．高位の運動中枢の抑制
2．脊髄における伝導路の遮断
3．末梢運動神経の遮断
4．神経筋接合部における興奮伝導の遮断
5．筋膜または筋線維の興奮性の抑制または遮断

**23** 筋弛緩薬の作用で正しいのはどれか．
1．アセチルコリン放出の抑制
2．アセチルコリン分解の抑制
3．ムスカリン受容体との結合
4．ニコチン受容体との結合
5．ナトリウムチャネルの不活性化

**24** 脱分極性筋弛緩薬の塩化スキサメトニウム（塩化サクシニルコリン）について正しいのはどれか．
1．神経筋接合部に作用する．
2．小児に反復投与すると徐脈が出現しやすい．
3．線維束性攣縮（fasciculation）がみられる．
4．術後の筋肉痛がみられる．

## 術中の呼吸管理

**25** 吸入麻酔の非再呼吸法について正しいのはどれか．
1．麻酔薬が少量でよい．
2．炭酸ガスの蓄積が起こりやすい．
3．機械的死腔が小さい．
4．呼吸抵抗が少ない．

**26** 全身麻酔で換気が十分でないときにみられる症状はどれか．
1．血圧の上昇
2．頻　脈
3．呼吸性アルカローシス

# Explanation & Answer

**22** 筋弛緩薬による筋弛緩は，神経筋接合部でアセチルコリンが受容体に結合するのを阻害することにより生じる．

**Ans. 4**

**23** 脱分極性あるいは非脱分極性筋弛緩薬のいずれにおいても，神経筋接合部に存在するアセチルコリン受容体であるニコチン受容体を占拠することによって筋弛緩効果を生じる．

ムスカリン受容体は，末梢では副交感神経の神経終末に存在し，副交感神経の効果器の活動を制御する．アトロピンやスコポラミンはムスカリン受容体を阻害する薬剤である．

局所麻酔薬は知覚神経あるいは運動神経の神経線維上のナトリウムチャネルを不活性化することで神経伝達を阻害する．

**Ans. 4**

**24** 塩化スキサメトニウム（塩化サクシニルコリン）による筋弛緩は，全身の筋肉が一度筋収縮（線維束性攣縮）したあとに生じる．この筋収縮のため術後の筋肉痛が生じ，血液生化学検査において CPK（クレアチニンホスホキナーゼ）値が高くなる．塩化スキサメトニウムは代謝されるとサクシニルモノコリンとなり，副交感神経末端で放出されるアセチルコリンの作用（ムスカリン作用）と同様に徐脈を呈することから，とくに小児に対して頻回に使用する場合には注意を要する（47 ページ参照）．

**Ans. 1, 2, 3, 4**

**25** 吸入麻酔回路は，循環式回路と非循環式回路の 2 つに大別される．

循環式回路は，呼気を再び回路内に戻して新鮮麻酔ガスとともに吸入させる方法で，呼気中の炭酸ガスを吸収する炭酸ガス吸収装置（ソーダライム）を回路内に設置しており，回路内の湿度を高く維持しやすい．しかし回路が長く，炭酸ガス吸収装置と麻酔ガスを一方向に流すための一方向弁があるため，呼吸抵抗は大きくなる．

非循環式回路は呼気を回路外に放出し，つねに新鮮ガスを吸入する方式で，循環式回路より呼吸抵抗は小さいが，乾燥ガスを吸入することになる．このため呼吸能力に劣る小児や気道乾燥による影響の少ない短時間の手術に応用される．非循環式回路の 1 つである非再呼吸法は，機械的死腔は小さいが，換気量に応じた新鮮ガスを供給する必要があり，これに伴って大量の麻酔薬を必要とする（42 ページ参照）．

**Ans. 3, 4**

**26** 不十分な換気では炭酸ガスの蓄積が生じ，呼吸性アシドーシス，血圧上昇，頻脈が生じる．

**Ans. 1, 2**

# Question

**27** 気管麻酔について正しいのはどれか.
1．気管チューブを深く入れ過ぎると左気管支に入る.
2．下顎発育不全患者の直視下気管挿管操作は一般にむずしい.
3．気道確保が確実で気道閉塞の心配がない.
4．気管内吸引が容易である.
5．マスク保持が不要で口腔手術に適する.
6．解剖的死腔が大になる.
7．調節呼吸が容易である.
8．筋弛緩薬を用いても安全である.
9．挿管時の操作で血圧上昇，頻脈が起こりやすい.

**28** 次の麻酔法のうちで非再呼吸法はどれか.
1．Ayre の T（Y）管
2．吹送法
3．ジャクソンリース法
4．開放点滴法
5．閉鎖循環法

**29** 正常成人呼吸器の解剖学的死腔は安静呼吸時1回換気量の約何％か.
1．5％
2．10％
3．15％
4．30％
5．45％

**30** 呼吸管理について誤っているのはどれか.
1．安静時の成人1回の呼吸量は 400〜500 m$l$ である.
2．動脈血酸素分圧の正常値は 95±5 mmHg である.
3．動脈血炭酸ガス分圧の正常値は 40±4 mmHg である.
4．健常人の血液 pH は 6.8±0.05 に保たれている.

**31** パルスオキシメーターによって測定できるのはどれか.
1．呼気酸素濃度
2．動脈血酸素分圧
3．動脈血酸素飽和度
4．呼気二酸化炭素濃度
5．動脈血二酸化炭素分圧

# Explanation & Answer

**27**
　右気管支は左気管支より鈍角に分岐しているため，気管チューブは右に入りやすい．
　気管挿管を行うためには喉頭鏡で喉頭を直視（喉頭展開）する必要があるが，小顎症や短い頸の患者では喉頭展開が困難で直視下気管挿管操作はむずかしく，気管支ファイバースコープの利用や逆行性挿管，盲目的挿管などの方法が用いられる．
　気管麻酔はマスク麻酔より死腔が小さく，気道管理，気管内吸引，調節呼吸が容易で，口腔内の水や血液などが気管内に入りにくいなどの利点があり，歯科口腔外科領域の全身麻酔に多く用いられる．
　しかし，気管挿管を行う際，喉頭展開や気管チューブの挿入などの機械的刺激が加わるので，血圧の上昇，頻脈，不整脈などを生じやすく，また筋弛緩薬が使用されるため気管挿管に手間取ると酸素欠乏，炭酸ガス蓄積を生じやすい．　　　　　　　**Ans.** 2, 4, 5, 7, 8, 9

**28**
　非再呼吸法とは呼気をすべて大気中に排出し，新鮮ガスのみを吸入する麻酔方法をいう．このなかには Ayre の T（Y）管，吹送法，開放点滴法，非再呼吸弁（Fink 弁や Ruben 弁など）を用いた呼吸回路などがある．
　循環式回路やジャクソンリース回路，ベイン回路，往復式回路による麻酔法は再呼吸法に分類される（42 ページ参照）．　　　　　　　**Ans.** 1, 2, 4

**29**
　成人の解剖学的死腔は 1 回換気量の約 1/3（約 30％）に相当し，男子では約 150 m$l$，女子では約 100 m$l$ である．　　　　　　　**Ans.** 4

**30**
　成人の 1 回換気量は 400〜500 m$l$ で，1 分間に 15 回程度呼吸をしたときの動脈血炭酸ガス分圧は 40±5 mmHg，pH は 7.4±0.05 のほぼ一定した範囲に保たれている．一方，動脈血酸素分圧は大気（20％酸素）吸入時には 95±5 mmHg で，吸入酸素濃度により増減し，また加齢とともに低下する．　　　　　　　**Ans.** 4

**31**
　パルスオキシメーターによって経皮的に動脈血酸素飽和度（$SpO_2$）を測定することができる（177 ページ参照）．血液の酸素分圧と酸素飽和度の間には酸素解離曲線で示される関係があり（51，57 ページ参照），動脈血酸素分圧（$PaO_2$）を推定できるが，この推定は $PaO_2$ が 100 mmHg より少ないとき有効であり，これ以上の $PaO_2$ では $SpO_2$ が 100％となる．
　連続的な呼気ガスの分析によって呼気酸素濃度，呼気二酸化炭素濃度，吸入麻酔薬濃度などを知ることができる．呼気二酸化炭素濃度は，動脈血二酸化炭素分圧を反映し，換気状態の評価に用いられる（57 ページ参照）．　　　　　　　**Ans.** 3

# Question

## 術中の循環管理

**32** 中心静脈圧について<u>誤っている</u>のはどれか．
1．輸液過量により上昇する．
2．心臓への血液還流量が減少すると上昇する．
3．0点は中腋窩線である．
4．脳貧血のとき上昇する．
5．右心不全で上昇する．

**33** 手術に伴う出血量が循環血液量の何%に達すると低血圧の症状が現れはじめるか．ただし患者は水平仰臥位で通常の全身麻酔下である．
1．5%
2．20%
3．30%
4．40%
5．50%

**34** 循環について正しいのはどれか．
1．成人男子の循環血液量は 70〜80 ml/kg である．
2．心拍出量は1分間に心室から大動脈に拍出される血液量である．
3．心拍出量，末梢血管抵抗，循環血液量は血圧調節に関与する．
4．循環血液量の 10% 程度の出血では一般に血圧低下は起こらない．

**35** 手術中，血圧下降の原因となるのはどれか．
1．迷走神経反射
2．Bainbridge 反射
3．Hering-Breuer 反射
4．眼球心臓反射

**36** 術中の血圧変動に影響を及ぼす因子はどれか．
1．麻酔深度
2．疼痛反応
3．循環血液量の変化
4．体位や手術操作

# Explanation & Answer

**32**
　中心静脈圧 central venous pressure（CVP）とは，右心房内または胸腔内の上・下大静脈の圧をいい，中腋窩線の高さを 0 点としたときの静脈圧をいう．右室のポンプ作用を反映するので，①循環血液量，②末梢血管緊張状態，③心機能の指標となる．輸液や輸血による循環血液量の増加で上昇し，出血やショックなどで低下する．また，心不全などで心機能が低下し心臓から血液が駆出されないときや，肺の異常により肺動脈圧が高くなって肺動脈へ駆出するときの抵抗が大きいときには中心静脈圧は上昇する．
　　　　　　　　　　　　　　　　　　　　　　　　　　　　　　　　　Ans. 2, 4

**33**
　循環血液量の 10% 以下の出血では，血圧や脈拍などの臨床症状に変化はなく，乳酸リンゲル液などの細胞外液補充液を投与する．
　10～25%（1,000 m*l*）の出血では，血圧下降，頻脈，四肢冷感など交感神経緊張症状が現れるため，患者の状態を考慮して代用血漿の輸液，または輸血を行う．
　25% 以上の出血では，輸液のみではヘモグロビンが不足し酸素供給の低下が生じるため，出血量の 1～1.5 倍量の輸血と同量の乳酸リンゲル液の輸液を行う．
　30% 以上の出血では，放置すると出血性ショックに移行する危険性があるため，緊急に輸血し，対処する必要がある（63 ページ参照）．
　　　　　　　　　　　　　　　　　　　　　　　　　　　　　　　　　Ans. 2

**34**
　血圧は循環血液量，末梢血管抵抗，心拍出量，動脈壁弾性率，血液の粘性などにより増減する．
　　　　　　　　　　　　　　　　　　　　　　　　　　　　　　　　Ans. 1, 2, 3, 4

| 因　子 | 血圧上昇 | 血圧下降 |
|---|---|---|
| 循環血液量 | 増　加 | 減　少 |
| 末梢血管抵抗 | 増　加 | 減　少 |
| 心拍出量 | 増　加 | 減　少 |
| 動脈壁弾性率 | 減　少 | 増　加 |
| 血液の粘性 | 増　加 | 減　少 |

**35**
　59 ページ参照．
　　　　　　　　　　　　　　　　　　　　　　　　　　　　　　　　　Ans. 1, 2, 4

**36**
　全身麻酔下の手術では，麻酔深度，手術侵襲による疼痛刺激，自律神経反射，体位，循環血液量，換気状態など多くの因子によって血圧が変動する．
　すなわち，麻酔深度が深くなると循環中枢の抑制，自律神経反射の抑制などにより血圧は低下し，疼痛刺激の抑制は，交感神経系を介した血圧の上昇を抑制する．また，頭部を挙上した体位（ファーラー体位）では血液が下肢のほうに集まり，心臓に還る血液量（静脈還流）の減少から心拍出量が減少し，血圧は低下する．逆に頭部を下げた体位（トレンデレンブルグ体位）では，静脈還流量や，心拍出量が増加し，血圧は上昇する．
　低換気による炭酸ガスの蓄積は交感神経系を刺激して血圧は上昇する．　Ans. 1, 2, 3, 4

# Question

## 輸液

**37** 代用血漿について正しいのはどれか．
1．均一分子量の膠質物質溶液である．
2．体内で代謝されエネルギー源となる．
3．脱水の治療には用いない．

**38** 次の輸液剤のうち細胞外液の組成に最も近いものはどれか．
1．乳酸リンゲル液
2．5％ブドウ糖液
3．生理食塩水

## 輸血

**39** ACD保存血について正しいものはどれか．
1．血液凝固第Ⅷ因子は低値である．
2．保存血は4〜6℃で保存する．
3．冷凍血液は1年間保存し得る．
4．4℃，72〜96時間の保存で梅毒の感染の危険はない．
5．保存により第Ⅴおよび第Ⅷ凝固因子が著しく減少する．
6．保存により血小板が急速に減少する．
7．保存に伴い血漿カリウム値が減少する．
8．保存による乳酸の増加はみられない．

**40** 輸血について正しいのはどれか．
1．交差適合試験とは，患者の全血に供血者の全血を加えて直接に血液型の不適合性を検査する方法である．
2．全身麻酔下の異型輸血の初発症状は血圧下降および出血傾向である．
3．Rh（＋）の患者には，Rh（−）の血液を輸血してはならない．
4．正常状態の成人に大量出血が起こった場合，血圧低下に伴って徐脈がみられる．
5．出血量が不明のとき中心静脈圧が輸血あるいは輸液の重要な参考となる．
6．輸血量が出血量を上回ると血圧は正常値よりつねに上昇する．
7．保存血の大量輸血により代謝性アシドーシスが生じる．
8．保存血の大量輸血により低カリウム血症が生じる．
9．保存血の大量輸血により出血傾向が生じる．
10．保存血の大量輸血により肺うっ血が生じる．

# Explanation & Answer

**37**

代用血漿は血漿代用液あるいは血漿増量剤ともよばれ，デキストラン，修飾ゼラチン，ヒドロキシエチルデンプンなどの高分子化合物（分子量3〜7万）からなる溶液である．これらの輸液製剤は，ブドウ糖液などと異なりエネルギー源とはならないが，高い膠質浸透圧により組織間液を血管内に引き込み，循環血液量を増加させる効果がある．出血時や低血液量性ショック時の血液代用剤として用いられる．輸血に比しての利点は，安価で常備でき，いつでも使用でき，肝炎の危険がないことである．欠点は，酸素運搬能がなく，大量に使用したときに出血傾向を示し，脱水時に用いると症状の増悪，細胞内脱水を引き起こし，腎障害，デキストランのアレルギー反応などの副作用があることである．　　　　　　　　　Ans. 3

**38**

細胞外液は内部環境ともよばれ，細胞内液の組成とは明らかに異なった構成を示す．
　手術時の体液喪失はおもに細胞外液の減少であるため，細胞外液の組成に近い乳酸リンゲル液（ハルトマン氏液）や酢酸リンゲル液を中心に用いる．また，一般に数時間の手術では栄養補給は必要としない（61ページ参照）．　　　　　　　　　Ans. 1

**血漿，細胞内液，各種輸液剤の電解質組成（mEq/$l$）**

|          | 血 漿 | 細胞内液 | 乳酸リンゲル液 | 生理食塩水 | 5%ブドウ糖液 |
|----------|-------|----------|----------------|------------|--------------|
| $Na^+$   | 142   | 15       | 130            | 154        |              |
| $K^+$    | 4     | 150      | 4              |            |              |
| $Ca^+$   | 5     | 2        | 3              |            |              |
| $Mg^{++}$| 3     | 2.7      |                |            |              |
| $Cl^-$   | 103   | 1        | 109            | 154        |              |
| $HCO_3^-$| 27    | 10       |                |            |              |
| $PO_4^{--}$| 2   | 100      |                |            |              |
| 乳 酸    |       |          | 28             |            |              |
| ブドウ糖 |       |          |                |            | 50 g/$l$     |

**39**

保存血には，ACD保存血とリン酸ナトリウムを含むPCD保存血の2種類がある．PCD保存血のほうが2,3-DPG濃度が高く保たれるため，現在一般に用いられている．62, 63, 64ページ参照．　　　　　　　　　Ans. 1, 2, 3, 4, 5, 6

**40**

血液型不適合輸血とは，ABO式やRh式などの適合しない血液を受血者に輸注することをさし，臨床症状としては軽度のアレルギー反応から，ショックや腎不全，DICなどの重篤な症状を呈することもまれではない．63ページ参照．　　　　　　　　　Ans. 2, 5, 7, 9, 10

全身麻酔

# Question

## 術前合併症と麻酔管理

**41** 次の麻酔薬で全身麻酔を行っている際，術中に血管収縮の目的でエピネフリンを使用すると，不整脈を起こす可能性の高いのはどれか．
1．亜酸化窒素・ハロセン
2．亜酸化窒素・セボフルレン
3．亜酸化窒素・フェンタニル・ドロペリドール
4．亜酸化窒素・ペンタゾシン・ジアゼパム

**42** 高齢者の全身麻酔管理について正しいのはどれか．
1．自律神経系による調節機能は高齢者ほど低下している．
2．心臓の予備力は高齢者ほど減少している．
3．高齢者ほど吸入麻酔薬の MAC（最小肺胞内濃度）は増加している．
4．麻酔導入に必要とするチオペンタール量は高齢者ほど多い．
5．高齢者ほど術後の電解質バランスの異常をきたしやすい．

**43** 麻酔法と全身疾患との関連で正しいのはどれか．
1．糖尿病患者の抜歯にはエピネフリンが禁忌なので，全身麻酔で行うほうがよい．
2．甲状腺機能亢進症ではエピネフリンに対する感受性が高いので，局所麻酔薬への添加は避けたほうがよい．
3．人工透析を受けている患者では血腫の発生を考慮して，伝達麻酔は避けたほうがよい．
4．6か月以内に心筋梗塞の発作があっても，胸痛などの症状がなければ局所麻酔下での抜歯はとくに問題はない．

**44** 高血圧症患者の全身麻酔管理について誤っているのはどれか．
1．常用している降圧薬は術前に中止させる．
2．麻酔法は NLA やケタミンによる静脈麻酔で行う．
3．血圧は患者の安静時血圧付近に保つ．
4．術後の降圧薬は 24 時間以後に使用する．
5．輸液の投与はなるべく大量に行う．

# Explanation & Answer

**41**  ハロセン麻酔下でエピネフリンを使用して心室性不整脈を生じたという報告は多い．近年使用されるようになったセボフルレンやイソフルレンはエピネフリンを使用しても心筋の被刺激性亢進はわずかで比較的安全に使用できる．また，神経遮断薬（あるいは精神安定薬）と鎮痛薬を使用するNLA麻酔は不整脈を生じにくい．

Ans. 1

**42**  高齢者は加齢に伴い各臓器の予備力が低下し，高血圧症や心筋梗塞，狭心症などの循環器系疾患，さらに気管支拡張症，慢性気管支炎などの呼吸器系疾患や糖尿病などを有することが多い．アメリカ麻酔学会（ASA）の術前評価においてはとくに系統的疾患を有していなくても85歳以上の高齢者はPS 2に分類される．

また，高齢者は，麻酔薬や鎮静薬，鎮痛薬の投与により容易に呼吸や循環の抑制，意識消失を生じる．

前投薬に用いられるスコポラミンを高齢患者に使用すると譫妄状態を引き起こすため，65歳以上の患者には禁忌である．

Ans. 1, 2, 5

**43**  全身麻酔の選択理由は，①手術侵襲が呼吸・循環器系に大きな影響を与える，②手術時間が局所麻酔の効果時間より長い，③局所麻酔薬が全身的に悪影響を及ぼす可能性が高い，④患者の精神的負担が大きい，⑤体動などにより手術操作に支障をきたすなどである．

しかし，一般の歯科治療や小外科手術では，全身麻酔のほうが局所麻酔より全身に及ぼす影響は大きい．内科的治療を受けていない重症の循環器系疾患，糖尿病，甲状腺機能亢進症などの患者では局所麻酔薬に含まれる血管収縮薬などにより合併症を引き起こす危険があり，このような患者は緊急時以外は歯科治療の適応ではない．しかし，十分に内科的に管理された患者にバイタルサインの監視のもとに推奨される血管収縮薬量を使用する場合には，エピネフリン使用による血糖値上昇や血圧上昇，脈拍数増加，代謝亢進は少なく，局所麻酔を避けなければならないことはほとんどない．

術前の評価により異常をきたす可能性のある患者では，血糖値や交感神経系への影響の少ないフェリプレシン含有の局所麻酔薬の使用を考慮する．

抗凝固薬を投与されている患者では，術前の凝固機能の検査は必ず行う必要があり，主治医の指示により止血が可能な程度まで抗凝固薬を減量してから観血的処置を行う．伝達麻酔時には吸引テストにより血管損傷のないことを確認後に麻酔を行う．

心筋梗塞の発作後6か月以内の手術では再梗塞の危険性が高い．このため症状がなくても6か月以上経過をみるべきで，術前の心機能の評価は欠かせない．

Ans. 2

**44**  手術当日，降圧薬を服用しても循環に悪影響を及ぼすことはなく，中止による血圧上昇の危険性のほうが高いといわれている．

高血圧症患者に対して血圧管理が可能であればどの麻酔薬を使用してもよい．一般的には調節性のよい吸入麻酔薬と降圧薬が選択されることが多い．輸液は通常の量を用いる．

高血圧症患者でも安静時には正常血圧を示すことが多い．術中は正常血圧内に保つ必要があり，高血圧のときには降圧薬を使用する．また血圧の低下により臓器循環が保てなくなる場合があるので低血圧麻酔は避けたほうがよい．

Ans. 1, 2, 4, 5

# Question

## 全身麻酔時の術中・術後合併症

**45** 喉頭痙攣の誘因となるのはどれか．
1．喉頭部の分泌物の存在
2．チオペンタールの静注
3．二酸化炭素の過剰蓄積
4．高濃度ハロセンの急激な吸入

**46** 過呼吸の原因はどれか．
1．酸素不足症の初期
2．高炭酸ガス血症の初期
3．浅い麻酔中の強い疼痛刺激
4．高濃度の麻酔ガスの吸入
5．ヒステリー性格患者の心理的要因

**47** 手術の際に有害反射（副交感神経反射）を起こしやすい部位はどれか．
1．眼　球
2．歯槽骨骨膜
3．咽頭粘膜
4．声　帯

**48** 高炭酸ガス血症の治療法について正しいのはどれか．
1．鎮痛薬の投与
2．50％酸素の吸入
3．重炭酸ナトリウム注射液の静脈内投与
4．気道の確保
5．機械的補助呼吸

**49** 炭酸ガス蓄積の症状で正しいのはどれか．
1．脈拍数は増加する．
2．脳血流量は増加する．
3．痙攣や振戦が生じる．
4．$PaCO_2$ 70〜100 mmHg で意識消失がみられる．

## Explanation & Answer

**45** 　喉頭痙攣では声帯の攣縮によって気道が閉塞する．この原因には浅麻酔下での気道刺激や副交感神経の緊張などがある．気道分泌，高濃度麻酔薬の急激な吸入，声帯付近への機械的刺激は喉頭痙攣を誘発しやすい．また，チオペンタールなどの静脈麻酔薬は副交感神経の興奮をきたし，とくに浅麻酔時には喉頭痙攣を生じやすい．対処法としては，純酸素による強制換気やサクシニルコリンを投与して人工呼吸を行う．

**Ans.** 1, 2, 4

**46** 　炭酸ガスの蓄積や，低酸素症の初期には，呼吸中枢が刺激されて過呼吸となる．浅麻酔での疼痛刺激も過呼吸の原因になる．ヒステリーや過換気症候群患者では精神的興奮によって過呼吸を生じ，脳血流量が低下して意識の混濁，消失などをきたすことがある．

**Ans.** 1, 2, 3, 5

**47** 　口蓋，咽頭粘膜，鼻腔などに分布する顔面神経や舌咽神経には副交感神経線維が含まれ，これらの組織への刺激は副交感神経反射をきたす．また三叉神経への疼痛刺激は三叉神経－迷走神経（副交感神経）反射を，眼球圧迫は眼球－迷走神経反射をきたす．いずれも血圧低下や徐脈などの副交感神経刺激症状を呈する．
　眼球や頸動脈洞の圧迫は，発作性頻拍症の治療に用いられる．

**Ans.** 1, 4

**48** 　高炭酸ガス血症とは呼吸の抑制や障害で生じる炭酸ガスの蓄積（呼吸性アシドーシス，$PaCO_2$ 50 mmHg 以上）に伴う症状である．原因には，①上気道の閉塞，②気管支喘息や肺気腫などの閉塞性肺疾患，③麻酔薬や鎮静薬，鎮痛薬などの過量投与，④外傷，脳血管障害などによる中枢神経系の抑制，⑤筋弛緩薬の使用による呼吸の抑制などがあげられる．高炭酸ガス血症の症状は，軽症では頭痛，めまい，換気量の増加，頻脈，血圧上昇をきたし，重症（$PaCO_2$ 70 mmHg 以上）では意識障害，痙攣，麻酔作用（$CO_2$ナルコーシス），呼吸抑制，不整脈，血圧低下，心停止などをきたす．
　治療は気道確保後，必要に応じて機械的に人工呼吸を行う．低酸素症を合併していれば酸素吸入が必要となるが，慢性の炭酸ガス蓄積での高濃度酸素の吸入は無呼吸を生じる．重炭酸ナトリウム（重曹）の投与は代謝性アシドーシスの治療に用いる．

**Ans.** 4, 5

**49** 　48 解説を参照．

**Ans.** 1, 2, 3, 4

全身麻酔

165

# Question

**50** 全身麻酔中の合併症とその原因の組み合わせのうち正しいのはどれか．
1．喉頭痙攣 ── 声帯への機械的刺激
2．無呼吸 ── 過換気
3．徐　脈 ── 導入時の興奮
4．血圧下降 ── 迷走神経反射
5．心停止 ── 麻酔薬の過量

**51** 術後の低血圧の原因として考えられるのはどれか．
1．麻酔後の循環抑制
2．循環血液量の不足
3．高炭酸ガス血症
4．麻酔覚醒時の興奮
5．体位変換

## 外来全身麻酔

**52** 歯科外来全身麻酔の適応でないのはどれか．
1．外傷などの緊急手術
2．手術時間が1時間以上の症例
3．咽頭反射の強い症例
4．エピネフリン使用禁忌の症例
5．経鼻挿管を必要とする症例

**53** 全身麻酔のもとで歯科外来治療を行った場合，帰宅を許可する条件はどれか．
1．呼吸，循環などの全身状態に異常がない．
2．経口摂取が可能で嘔気，嘔吐がない．
3．意識が完全に回復している．
4．自力で歩行が可能である．

## Explanation & Answer

**50** 　喉頭痙攣の原因には浅麻酔下での気道刺激，副交感神経緊張などがある（165 ページ，**45** 解説を参照）．
　炭酸ガスの蓄積は換気の増大をきたし，逆に欠乏は換気の減少をきたす．すなわち過換気による炭酸ガス排泄は低炭酸ガス血症を生じ，換気量の減少や無呼吸を生じる．
　麻酔導入時の興奮は交感神経の緊張をきたすため，血圧の上昇や頻脈などの症状を呈する．
　迷走神経は副交感神経であり，迷走神経への直接の刺激や神経反射は低血圧や徐脈を呈する（59 ページ参照）．
　麻酔薬の過量投与は呼吸中枢や循環中枢の存在する延髄をも抑制するため，呼吸停止や心停止が生じる．
　　　　　　　　　　　　　　　　　　　　　　　　　　　　　　　　　　　**Ans.** 1, 2, 4, 5

**51** 　血圧は循環血液量，心拍出量，末梢血管抵抗により規定される．すなわち，①麻酔薬の残存による循環の抑制，②輸液や輸血の不足による循環血液量の減少，③体位変換とくに頭部を挙上した体位での静脈還流量の低下，④末梢血管拡張をもたらす降圧薬の使用などにより術後の血圧低下が生じる．
　　　　　　　　　　　　　　　　　　　　　　　　　　　　　　　　　　　　　**Ans.** 1, 2, 5

**52** 　外来全身麻酔とは，施術当日に来院して全身麻酔下で処置を行い，その日のうちに帰宅させる方法をいう．外来での全身麻酔は，事前に全身状態や予定される処置内容，処置時間などを十分検討して，施術当日に安全に帰宅でき，医師の管理下に置かなくても合併症の心配がほとんどないと判断される症例についてのみ行う．
　このことから事前に十分に検査を行うことがむずかしく，また術前の禁飲食の管理ができない緊急手術は外来全身麻酔の対象とはならない．
　　73 ページ参照．　　　　　　　　　　　　　　　　　　　　　　　　　　　　**Ans.** 1, 2

**53** 　　74 ページ参照．
　　　　　　　　　　　　　　　　　　　　　　　　　　　　　　　　　　　　**Ans.** 1, 2, 3, 4

## Question

### その他

**54** 死腔について正しいのはどれか.
1. 解剖学的死腔は1回換気量の約30％に相当する.
2. 生理学的死腔は解剖学的死腔より大きい.
3. 換気に関与しない肺胞は解剖学的死腔に含まれる.
4. 生理学的死腔が大きくなると炭酸ガスが蓄積する.
5. 気管挿管を行ったときの機械的死腔は解剖学的死腔より小さい.
6. 非再呼吸麻酔を行う目的の1つは機械的死腔を減少させるためである.
7. 循環式麻酔ではソーダライムが消費されるにつれて機械的死腔が増加してくる.
8. 解剖学的死腔は年齢の増加につれて減少する.
9. 解剖学的死腔は成人では約250 m$l$である.
10. 解剖学的死腔は肺気腫で増加する.
11. 気管支拡張薬は解剖学的死腔を減少させる.

**55** 呼吸中枢の存在部位はどこか.
1. 大　脳
2. 視床下部
3. 延髄および橋
4. 小脳延髄のみ

**56** 血液の炭酸ガス運搬は，大部分どの形で行われるか.
1. 血漿中に溶解している $CO_2$
2. カルバミノヘモグロビン
3. 血漿中の $HCO_3^-$
4. 赤血球中に溶解している $CO_2$
5. 赤血球中の $HCO_3^-$

## Explanation & Answer

**54**

気道の全容積のうちガス交換に関与しない部分を死腔といい，炭酸ガスを含まない大気あるいは吸気と，炭酸ガスを含む呼気の両方が存在する．

解剖学的死腔とは，解剖学的に，ガス交換を行う肺胞以外の気道部分をいい，その容積は1回換気量の約1/3（成人男子約150 ml，女子約100 ml）で，加齢とともに増加する．また，肺胞死腔とはガス交換にあずからない肺胞の一部をいう．解剖学的死腔と肺胞死腔を合わせたものを生理学的死腔という．肺胞死腔は通常わずかであり，生理学的死腔は解剖学的死腔にほぼ等しい．

麻酔回路におけるマスクや気管チューブ，再呼吸回路における蛇管やバッグ，往復式回路におけるソーダライムなど，ガス交換に関与しない部分を機械的死腔という．しかし，気管挿管や気管切開を行った場合には，口腔や鼻腔の容積より気管チューブや気管切開カニューレの容積が小さいことから解剖学的死腔は減少する．また非再呼吸回路は再呼吸回路より機械的死腔は小さい．

肺気腫や気管支拡張症などでは解剖学的死腔は増加する．

循環式回路では，炭酸ガス吸収装置（ソーダライム）が機能しているときには，マスクあるいは気管チューブとの接続部以外は死腔とはならないが，消費によって炭酸ガスを吸収できなくなると，呼気を再吸入することとなり，麻酔回路を含めて解剖学的死腔となる．

49ページ参照．

**Ans.** 1, 2, 4, 5, 6, 10

**55**

呼吸中枢は延髄や橋に存在する．延髄には吸息に関与する吸息中枢と呼息に関与する呼息中枢とがあり，橋には長い吸気相と短い呼気相を形成する持続吸息中枢と，この持続的な吸息運動を抑制して正常な呼吸リズムを形成する呼吸調節中枢とが存在する．

**Ans.** 3

**56**

生体内の炭酸ガスは細胞呼吸（代謝）によって生じ，正常安静時には1分間に250 mlの酸素を消費して200 mlの炭酸ガスを産生する．この炭酸ガス産生量/酸素消費量の関係を呼吸商といい，0.8である．

産生された炭酸ガスは組織を流れる毛細血管中の血液に取り込まれ，そのうち5％はそのままの形で血漿に溶けて運搬される．また70％は血漿を通り抜けて赤血球に入り，炭酸脱水素酵素により重炭酸イオン（$HCO_3^-$）となって，多くは再び血漿中に移り，残りは赤血球中で運ばれる．残りの25％の炭酸ガスは赤血球中のヘモグロビン（Hb）と結合してカルバミノヘモグロビンとなって運搬される（51ページ参照）．

**Ans.** 3

**57** 換気血流分布について正しいのはどれか.
1．健常者では換気−血流量比（$\dot{V}_A/\dot{Q}$）は 0.8〜0.9 である.
2．健常者で座位のとき $\dot{V}_A/\dot{Q}$ は肺上部で低く，肺下部で高い.
3．$\dot{V}_A/\dot{Q}$ が高くなる場合は生理的シャントの増加がある.
4．$\dot{V}_A/\dot{Q}$ が低くなる場合は生理学的死腔量の増加がある.
5．肺胞死腔は出血性ショック，血圧下降，肺塞栓などで増加する.

**58** 非観血的血圧測定について正しいのはどれか.
1．カフをゆるく巻き過ぎると収縮期圧は高値に計測される.
2．カフをきつく巻き過ぎると収縮期圧は高値に計測される.
3．カフの幅は測定部の四肢の直径に 20％を加えた長さを要する.
4．乳幼児に成人用のカフを用いても測定値は変わらない.
5．大動脈炎症候群の患者では血圧に左右差を認めることがある.

**59** 100％$O_2$を吸入したとき血液 100 m$l$ 中の Hb に結合する $O_2$量はおよそ何 m$l$ か（血液 100 m$l$ 中の Hb を 15 g として）.
1．5 m$l$
2．7 m$l$
3．10 m$l$
4．15 m$l$
5．20 m$l$

**60** 次の検査のうち閉塞性変化に対する検査として最も適当なのはどれか.
1．1 回換気量
2．肺活量
3．時限肺活量（1 秒量）
4．機能的残気量
5．予備呼気量

# Explanation & Answer

**57**

　安静時の肺胞換気量を 4 l，循環血流量を 5 l とすると換気－血流量比（$\dot{V}_A/\dot{Q}$）は 0.8 となり，これが最も効率のよいガス交換の条件である．しかし，肺の $\dot{V}_A/\dot{Q}$ は，重力の関与により全肺野で一定ではなく，また体位によって変化する．

　立位では，肺尖部は換気量が多く血流量が少ないため $\dot{V}_A/\dot{Q}$ は 3.3 程度と大きくなり，死腔効果が生じる．肺底部では相対的に換気量が少なく $\dot{V}_A/\dot{Q}$ は 0.63 程度と小さくなり，シャント効果が生じる．換気の大部分は下葉で行われるため，肺全体の $\dot{V}_A/\dot{Q}$ は下葉に近い値となり，健康な肺では 0.8〜0.9 となる．換気も血流も同程度に低下するときには $\dot{V}_A/\dot{Q}$ は変わらないが，障害程度が大きいときには低酸素症をきたす．

　仰臥位では，背部に血流量，前部に換気量が多くなることにより背部肺でのシャントが増加し，換気効率は低下する．このことが術後の早期離床をすすめる理由の 1 つである．

**Ans. 1, 5**

**58**

　カフを加圧することにより動脈を阻血できるカフ圧を非観血的血圧測定での血圧という．カフは測定部の四肢の直径に 20％を加えた幅のものを用いる．これより狭いカフでは動脈の阻血により高い圧が必要で，血圧は高く測定され，逆に広いカフでは血圧は低く測定される．このため，正しい血圧を測定するためには数種類の幅のカフを用意する必要がある．

　カフの圧迫で部分的に狭窄された動脈の拍動から生じる音（コロトコフ音）がカフの減圧とともに聴こえはじめたとき（スワンの 1 点）の血圧を収縮期圧とし，やがて聴こえなくなるとき（スワンの 5 点あるいは 4 点）の血圧を拡張期圧とするが，動脈硬化症ではスワンの 1 点から 2 点の間が聴診できないことがあり，聴診間隙という．また，大動脈炎症候群や大動脈狭窄など大動脈または分枝に病変があるときには左右差を認めることがある．

**Ans. 1, 3, 5**

**59**

　血漿中に溶解する $O_2$ は血漿 100 ml につき 0.3 ml に過ぎないが，肺胞から拡散した $O_2$ はすみやかに赤血球中のヘモグロビンに結合するため，血液は多量の $O_2$ を運ぶことができる．ヘモグロビンは 1 g 当たり 1.34 ml の $O_2$ と結合できるので，血液 100 ml 中にヘモグロビンが 15 g 含まれているとすると，1.34（ml）×15＝20.1（ml）となる．実際の血液の酸素飽和度は 97％程度であることから 20.1（ml）×0.97＝19.5（ml），すなわち正常な量のヘモグロビンを含む血液 100 ml は約 20 ml の $O_2$ を含む（50 ページ参照）．

**Ans. 5**

**60**

　閉塞性呼吸障害とは気道閉塞あるいは狭窄により気道抵抗が上昇して起こる換気障害のことをいい，1 秒率の低下で判定できる．1 秒率とは最大吸気位から努力性に呼出したときの 1 秒間の呼出量（1 秒量）の肺活量に対する割合をいい，70％以下のとき閉塞性換気障害と診断する．肺気腫，慢性気管支炎，気管支喘息などが含まれる．52 ページ参照．

**Ans. 3**

## Question

**61** 手術中の患者で血液の酸素解離曲線の右方移動を起こしやすいのはどれか．
1．保存血大量使用
2．アシドーシス
3．体温の上昇
4．$PaCO_2$上昇
5．ステロイド剤使用

**62** 酸素解離曲線について正しいのはどれか．
1．アシドーシスによって曲線は左方に偏位する．
2．体温上昇によって曲線は左方に偏位する．
3．ACD 保存血が古くなると曲線は右方に偏位する．
4．曲線が右方に偏位するとチアノーゼが出現しやすくなる．

**63** 2,3-DPG について正しいのはどれか．
1．2,3-DPG 増加は酸素解離曲線を右方へ移動させる．
2．ACD 保存血の 2,3-DPG は 3 週間の保存で検出がほとんど困難になるくらい減少する．
3．高地の住人の赤血球には 2,3-DPG が増加している．

**64** 酸素濃度の高い気体の長期吸入は酸素毒性のため好ましくない．その上限界は成人では次のうちどれか．
1．20%
2．40%
3．60%
4．80%

# Explanation & Answer

**61**

酸素解離曲線は酸素飽和度と血中酸素分圧の関係を表したもので，S字状を示す．高い酸素分圧ではヘモグロビンのほぼすべてが酸素で飽和しており，酸素分圧の低い毛細血管床や末梢組織では酸素飽和度が低下していて，この差に当たる部分の酸素が組織に引き渡される．

酸素解離曲線が右方に移動するときには，同じ酸素分圧でも酸素飽和度が低下することとなる．右方移動は炭酸ガス蓄積，pHの低下，体温上昇など生体組織が酸素をより多く必要とする状況で生じ，生体の生きようとする目的に合った変化である．また末梢組織に酸素を放出させるのに役立つ 2,3-DPG（2,3-Diphosphoglycerate）の存在も右方移動を生じる．

保存血では 2,3-DPG は著しく減少しており，ヘモグロビンから酸素が離れにくい状態となっているので，解離曲線は左方移動を示す．51ページ参照． **Ans. 2, 3, 4**

**62**

酸素解離曲線が右方に移動すると，酸素飽和度は同じ酸素分圧での正常な状態と比べて低下する．すなわち還元ヘモグロビンの割合が増加する．チアノーゼは動脈血酸素飽和度が低下して血液中の還元ヘモグロビンの量が 5 g/dl 以上となったときに口唇や爪などに現れる暗紫青色調をいい，酸素解離曲線が右方移動する状況ではチアノーゼが出現しやすい．51ページ参照． **Ans. 4**

**63**

2,3-DPG はヘモグロビンとほぼ同じモル濃度で赤血球中に存在し，ヘモグロビンに対して酸素と競合的に働き，脱酸素ヘモグロビンと反応して Hb-2,3-DPG となる．末梢組織に酸素を放出するためには，2,3-DPG が競合的にヘモグロビンと結合し，ヘモグロビンから酸素を切り離すことが必要である．

保存血中の 2,3-DPG は採血後数日で激減し，約10日後にはほとんど消失する．一方，貧血や慢性肺疾患，高地居住者，心疾患患者など，慢性的に組織が酸素不足になる状況では 2,3-DPG が増加し，酸素解離曲線は右方移動する． **Ans. 1, 2, 3**

**64**

高濃度の酸素を長時間吸入すると毒性を示し，てんかん様発作や昏睡を生じる（酸素中毒）．酸素中毒で問題となるのは，①酸素由来の活性酸素が肺毛細血管上皮を障害する結果生じる胸骨下部不快感，咳，肺活量の低下，肺コンプライアンスの低下，$PaO_2$ 低下などの肺の変化，②未熟児に特異的にみられる未熟児網膜症である．また，酸素は窒素より血液に溶解しやすく，100%酸素吸入を長く続けると，換気の悪い肺胞の酸素が吸収されて無気肺が生じる．

成人における酸素中毒は70%以上の酸素を24時間以上吸入したときに発症するといわれ，安全限界は60%とされる．また，未熟児網膜症は60%以上の酸素を24時間以上与えたときに網膜血管の収縮や水晶体後部の線維増殖が生じ失明する． **Ans. 3**

## Question

**65** 出血性ショックの初期治療として正しいのはどれか．
1．酸素吸入
2．急速大量輸血
3．血管収縮薬投与
4．ファーラー体位

**66** 出血性ショックにおいて出現するのはどれか．
1．$PaCO_2$の低下
2．動脈血 pH の低下
3．血中カテコールアミンの増加
4．血中乳酸の増加

**67** 全身麻酔について正しいのはどれか．
1．笑気の最小肺胞内濃度（MAC）は 30％である．
2．イソフルレンの約 20％は体内で分解される．
3．エーテル麻酔では気道からの分泌が亢進する．
4．セボフルレンはイソフルレンより麻酔導入が速い．
5．セボフルレン麻酔時にはアドレナリンを併用しない．

## Explanation & Answer

**65**　出血性ショックとは，出血による循環血液量の減少と静脈還流の減少により心拍出量が低下した結果，末梢の循環不全と酸素欠乏が生じた状態をいう．生体は，循環血液量が減少すると交感神経を緊張させて末梢組織への血流を減らし，中枢へ血液を集めようとする．この状態が進行すると肝臓，膵臓，腎臓，肺などの重要臓器の循環不全と細胞破壊の結果生じるタンパク分解酵素の血流中への流出，心機能の抑制などが生じ，非可逆性ショックへと移行する．出血性ショックの初期では酸素吸入と大量の輸液と輸血を行い，できるだけ早期に循環血液量を回復させる．また交感神経遮断薬などを用いて交感神経の緊張により生じた末梢循環不全を改善させる（63，108 ページ参照）． **Ans.** 1，2

**66**　出血性ショックに限らず，ショックにより末梢循環不全が生じた場合，交感神経緊張のため血中カテコールアミンが増加する．末梢組織の循環不全は組織の酸素欠乏をきたし嫌気性代謝を起こすので，乳酸をはじめ有機酸が生成され代謝性アシドーシスとなる．さらに頻呼吸となって $PaCO_2$ は低下し，この低下は末期まで持続する． **Ans.** 1，2，3，4

**67**　最小肺胞内濃度（MAC，41 ページ参照）は吸入麻酔薬の効力を示し，MAC が小さいほど麻酔効力は大である．現在おもに用いられているイソフルレンやセボフルレンの MAC は 1.15％，1.71％ と小さく，単独で全身麻酔が可能であるが，笑気の MAC は 105％ で，笑気単独では痛みを取り除けないことを示している．全身麻酔で笑気を用いるおもな目的は，一次ガスとして二次ガス効果（39，40 ページ参照）を促進すること，笑気を混合し吸入酸素濃度を 30〜50％ 程度に調節して酸素中毒を防止する（173 ページ参照）ことの 2 つである．

　体内に入った吸入麻酔薬のほとんどは呼気とともに排泄されるが，一部は体内に蓄積されるか代謝される．揮発性麻酔薬の多くはハロゲン化炭化水素で，これに対するアレルギー反応や中間代謝産物がときに肝障害をきたすのではないかと考えられている．イソフルレンの体内代謝率は 0.17％ で，体内代謝率が 20％ と大きいハロセンの使用は減少している（40 ページ参照）．

　エーテルは最も古い吸入麻酔薬で，安全域の広さから気化器を必要としないオープンドロップ法などでも使用が可能で，Guedel が麻酔深度による徴候（38 ページ参照）を示したように，薬理学的性質の明らかな麻酔薬である．しかし，引火性，爆発性があり，導入と覚醒が遅い，気道刺激がある，気道分泌が増加する，交感神経刺激により血糖値が上昇する，術後の悪心，嘔吐が多いなどの理由により，臨床で使用されることはほとんどない．

　吸入麻酔の麻酔導入の速さを左右する因子として，吸入麻酔ガス濃度，二次ガス効果，血液／ガス分配係数（血液溶解係数）などがあり，吸入麻酔薬によって異なるのは血液／ガス分配係数である．セボフルレンは血液に溶けにくい（血液／ガス分配係数の小さい）麻酔薬で肺胞内濃度が速く上昇することから導入が速く，また，覚醒も速い．笑気の分配係数も小さく，導入は速いが，MAC が大きいため手術期まで達しない（39，40 ページ参照）．

　血管に富む部位の手術では，止血目的でアドレナリン（エピネフリン）の局所注射が用いられる．これまで広く用いられたハロセンは，アドレナリンとの併用により心室性不整脈を生じやすかったが，その後開発されたエンフルレン，イソフルレン，セボフルレンなどは比較的安全にアドレナリンを併用できる（40 ページ参照）． **Ans.** 3，4

## Question

**68** 誤っている組み合わせはどれか．
1．ペンタゾシン ―――― 糖尿病
2．リドカイン ―――― 心室性不整脈
3．ニトログリセリン ―――― 狭心症
4．アミノフィリン ―――― 喘　息
5．ジアゼパム ―――― 局所麻酔薬中毒

**69** 正しいのはどれか．
1．気管内チューブは呼吸死腔の一部になる．
2．吸入麻酔薬は MAC が大きいほど麻酔作用が強い．
3．ソーダライムは麻酔回路内の水分吸収のために用いる．
4．パルスオキシメーターはヘモグロビンの紫外線吸光度を用いる．
5．中心静脈圧測定には腹腔内下大静脈圧を用いる．

# Explanation & Answer

## 68

ペンタゾシンは非麻薬性鎮痛薬で前投薬や麻酔補助薬，NLA 麻酔に用いられる（45 ページ参照）．糖尿病にはインスリンやスルホニル尿素系血糖降下剤などの経口糖尿病薬が用いられる．

リドカインは局所麻酔薬の1つであるが，防腐剤や血管収縮薬を含まないリドカインは抗不整脈薬として心室性不整脈の治療に頻用される（68 ページ参照）．

ニトログリセリンは冠動脈拡張作用があり狭心症発作に有効である．このほかニフェジピンなどのカルシウム拮抗薬や亜硝酸アミルなどが使用される（66 ページ参照）．

アミノフィリンには気管支拡張作用があり，β刺激薬，ステロイドなどとともに気管支喘息の治療に使用される（65 ページ参照）．

ジアゼパムはマイナートランキライザーとして静脈内鎮静法に用いられるが，中枢性筋弛緩薬としててんかんなどの痙攣性疾患の治療薬として使用され，局所麻酔薬中毒における間代性痙攣の治療に用いられる（19 ページ参照）．

**Ans. 1**

## 69

口腔，鼻腔から肺胞にいたる気道のうち，実際のガス交換に関与しない部分の容積を解剖学的死腔という．また，肺胞の一部にもガス交換を行わない部分があり，これを肺胞死腔といい，解剖学的死腔と肺胞死腔を合わせたものを生理学的死腔という．気管チューブ，気管切開カニューレは解剖学的死腔となるが，口腔，鼻腔などの容積よりはるかに小さく，解剖学的死腔を約 2/3 に減少させ，ガス交換効率を改善する（49, 169 ページ参照）．

MAC（minimum alveolar concentration）は 50％ の患者が侵襲に対して逃避行動を示さないときの吸入麻酔薬の濃度を示し，麻酔力を示す．すなわち，MAC の大きい麻酔薬は濃い濃度を吸入させないと麻酔が不十分であり，麻酔作用が弱い（41 ページ参照）．

ソーダライムは，患者の呼気と新鮮麻酔ガスを混合して再吸収させる循環式麻酔回路を構成する重要な部分であり，回路中の炭酸ガスを除去する装置である．ソーダライムの組成は，$Ca(OH)_2$ 70〜80％，$NaOH$ 3〜5％，$H_2O$ 14〜20％，$SiO_2$（シリカ）であり，次の反応式によって炭酸ガスを吸収する．

$CO_2 + H_2O \rightarrow H_2CO_3$

$H_2CO_3 + 2NaOH \rightarrow NaCO_3 + 2H_2O$ （速い反応）

$Na_2CO_3 + Ca(OH)_2 \rightarrow CaCO_3 + 2NaOH$ （緩徐な反応）

ソーダライム 100 g は 25.1$l$ の炭酸ガスを吸収する．

パルスオキシメーターは，動脈血酸素飽和度を非観血的（経皮的）に測定する装置である．パルスオキシメーターの測定原理は，LAMBERT-BEER の法則（水に溶解している色素は光を吸収し，吸光度は溶解色素濃度に比例する）に基づく．還元ヘモグロビンに吸収されやすい赤色光（波長 660 nm）と酸素ヘモグロビンに吸収されやすい赤外光（波長 940 nm）を用い，両者の透過光量の比から酸素飽和度を計算している．

中心静脈とは胸腔内の大静脈をさし，中心静脈圧測定には下大静脈，上大静脈の右心房に近い部分が用いられ，右心房内圧もこれに含むことがある．中心静脈圧は，全身から心臓に帰ってくる血液量（静脈還流量），すなわち循環血液量の増減や心臓のポンプ作用などに左右される．中心静脈圧を測定することで，循環血液量と心機能を推定することができる（159 ページ参照）．

**Ans. 1**

## Question

**70** 心電図が示すのはどれか．
1．心拍出量
2．電気軸
3．心拍数
4．心周期
5．心筋収縮力

**71** 心筋の虚血を示す心電図変化はどれか．
1．二相性 P 波
2．深い Q 波
3．幅の広い QRS
4．高い R 波
5．ST 低下
6．陰性 T 波

**72** 酸素分圧の高い順序で正しいのはどれか．
1．組織間液→毛細血管（末梢組織）→動脈血→肺胞気→静脈血
2．肺胞気→動脈血→毛細血管（末梢組織）→組織間液→静脈血
3．静脈血→組織間液→毛細血管（末梢組織）→動脈血→肺胞気
4．肺胞気→動脈血→組織間液→毛細血管（末梢組織）→静脈血
5．組織間液→毛細血管（末梢組織）→静脈血→肺胞気→動脈血

# Explanation & Answer

**70**　心電図波形は，右心房からはじまり心室に終わる心筋収縮の活動電位の時間的変化を記録したもので，心房の興奮を示す P 波と心室筋の興奮を示す QRS 波，回復過程を示す T 波からなり，心筋の興奮の方向と大きさ（ベクトル）を知るために，前額面でみる標準四肢誘導と水平面でみる胸部誘導による標準 12 誘導心電図が一般に用いられる．電気軸とは，通常，QRS の平均ベクトルの前額面上での方向をいい，四肢誘導における I，II，III 誘導での QRS 波から求める．心拍数は，1 分間の心臓の拍動数をさし，心電図波形上では P-P 間隔あるいは QRS 波の間隔から計算できる．

　　心電図は心筋の活動電位を表すが，1 分間の心臓の拍出量（心拍出量）を示すものではない．心拍出量には左室拡張末期容量，心筋線維短縮速度，前負荷，後負荷，そのほか体液因子などが関与している．

　　心臓は心房および心室筋の電気的脱分極によって，まず左右の心房が同時に収縮し，次いで左右の心室の収縮と拡張が生じる．この時間的経過を心周期とよび，心電図の P 波，QRS 波，T 波がこれに対応する．このことから心電図によって心筋収縮過程の各時間を知ることができるが，心電図の各波形は心筋の収縮力を示すものではない． **Ans. 2, 3, 4**

**71**　心電図を構成する P から T 波までの成分の異常はさまざまな病態を反映する．

　　P 波の異常は心房への負荷を示す．すなわち，高くとがった P 波は肺高血圧症による右房の負荷を示し（肺性 P），二相性の P 波は僧帽弁狭窄症などによる左房の負荷を示す（僧帽 P）．

　　古い心筋梗塞（陳旧性梗塞）では，QRS 波のはじめの陰性の波である Q 波が深くなり，長期にわたって存在する．

　　心室の収縮に対応する QRS は，右脚ブロックや左脚ブロックなどの心室内の刺激伝導の障害によって幅が広くなる．

　　高い R 波は心室の負荷によって生じ，心肥大，高血圧を疑うことができる．

　　心筋の再分極に相当する ST 部分の変化は虚血性心疾患の代表的な心電図所見である．一般的に狭心症では ST が低下，心筋梗塞では ST が上昇するが，ST 上昇を示す異型狭心症，ST 低下を示す非貫壁性心筋梗塞なども存在する．

　　心室筋の再分極を示す T 波は，虚血性心疾患で陰性 T 波，高カリウム血症でテント状 T 波などが現れる． **Ans. 2, 5, 6**

**72**　呼気運動によって大気から肺胞に運ばれた酸素は肺胞壁を拡散して肺静脈血に移行して動脈血となり，末梢の毛細血管へと運ばれる．ここで再び拡散によって組織間液，さらに細胞へと移行する．毛細血管で組織間液に酸素を放出し，組織間液から炭酸ガスを受け取った血液は静脈系を通って心臓，肺へと循環する．酸素分圧はこの過程に従って低下する．すなわち，酸素分圧は高いほうから，吸気（大気）→肺胞気→動脈血→毛細血管→組織間液≒細胞≒静脈血の順である（50 ページ参照）． **Ans. 2**

全身麻酔

## Question

**73** 全身麻酔の術前・術中管理について正しいのはどれか．

1. 術前に抗不安薬を投与する．
2. 術前あるいは術中に H₂ ブロッカーを投与する．
3. 成人では術前2時間まで食事を許可する．
4. 幼児では術前2〜3時間まで飲水を許可する．
5. 喫煙者に術前の禁煙を指導する．
6. 糖尿病患者では術中血糖値を 90 mg/dl 以下に保つ．
7. 喘息患者ではバルビツレートは投与しない．
8. 甲状腺機能亢進症患者の前投薬に硫酸アトロピンを投与する．
9. 重症筋無力症患者の前投薬にジアゼパムを投与する．

## Explanation & Answer

**73**

　麻酔前の鎮静は基礎代謝の亢進を抑制し，導入時の循環動態を安定させるために重要であり，手術当日，前日の緩和精神安定薬や麻薬などの抗不安薬投与が行われる（36ページ参照）．

　$H_2$ブロッカー（ヒスタミン$H_2$受容体拮抗薬）は，ヒスタミンによる刺激で分泌されるペプシンを減少させる効果があり，消化性潰瘍の治療薬として用いられる．また，胃液量を減少させるとともに胃液pHを上昇させることから，術中や術後の誤嚥性肺炎（Mendelson症候群，72ページ参照）を予防する目的で前投薬あるいは術中に投与されることがある．

　麻酔導入時や麻酔中の胃内容物の逆流や嘔吐による誤嚥性肺炎，窒息を防止するために胃内容を空にすることが重要で，予定手術では一般に成人では術前8時間前からの禁飲食を行い，幼児では6時間前からの禁食と脱水予防する目的での2〜3時間前の砂糖水などの経口摂取を行う（36ページ参照）．

　喫煙は喀痰を増加させ，無気肺の原因となる．術中・術後の酸素化を悪化させないために術前の禁煙は欠かせない．

　インスリンの不足は好気的代謝によるエネルギーの産生を抑制するため，糖尿病患者の麻酔中の低血糖は中枢神経機能に障害をもたらす．糖尿病患者の術前・術中管理では血糖値を正常より高めの100〜140 mg/d$l$（空腹時の正常値60〜100 mg/d$l$）に維持する（66ページ参照）．ケトン体が検出されるときや著しく血糖値が高いときにはインスリンを投与する（66，76ページ参照）．

　バルビツレートは副交感神経を緊張させることで気管支を収縮させ，喘息発作を誘発するため，喘息患者の麻酔には用いない（65ページ参照）．

　甲状腺機能亢進症の症状には，心拍数の増加，血圧の上昇，心拍リズムの異常（不整脈），多汗，手の振戦（ふるえ），神経過敏や不安，睡眠困難（不眠症），食欲の増進にかかわらず体重が減るなどがある．硫酸アトロピンは副交感神経を抑制することによって心拍数の増加，血圧の上昇をきたすことから，甲状腺機能亢進症患者の前投薬には硫酸アトロピンを使用しない（66ページ参照）．

　重症筋無力症とは，神経筋接合部のアセチルコリン受容体に抗アセチルコリン受容体抗体が結合して神経・筋伝達を阻害するために筋肉の易疲労性や脱力が起こる自己免疫疾患である．ジアゼパムは中枢性筋弛緩作用により重症筋無力症の症状を悪化させる．

**Ans.** 1, 2, 4, 5, 7

全身麻酔

## Question

**74** 術中管理時のモニターについて誤っているのはどれか．

1．パルスオキシメーターで動脈血酸素分圧を測定する．
2．呼気炭酸ガス濃度測定によって分時換気量の大小がわかる．
3．心電図では心室筋の肥大もモニターできる．
4．心電図では心筋の虚血部位もモニターできる．
5．RPP（最高血圧×心拍数）は心筋酸素需要の指標である．

## Explanation & Answer

**74**

　酸素は赤血球中のヘモグロビンと結合して末梢に運ばれる．この酸素と結合したヘモグロビンの割合を示すのが酸素飽和度である．この測定法には，動脈血を血液ガス分析器で測定する観血的な方法と，透過光を用いてパルスオキシメーターで測定する非観血的方法とがある．酸素飽和度と酸素分圧の間には酸素解離曲線とよばれる関係があり，酸素飽和度から酸素分圧のおよその推定が可能であるが，pH，$PCO_2$，温度，2,3-DPG などの因子により曲線の移動が生じることから正確な値を知ることはできない（50，51，57 ページ参照）．

　安静時や麻酔中に体内で時間当たりに産生される炭酸ガス量はほぼ一定と考えられる．この一定量の炭酸ガスが呼気中に放出されることから，分時換気量が大きいときには呼気中の炭酸ガス濃度は薄くなり，換気量が小さいときには濃くなる．この分時換気量と炭酸ガス濃度との間には一定の関係があり，正常な換気状態での呼気中の炭酸ガス濃度は 4～5％となる．すなわち，呼気中の炭酸ガス濃度が 4～5％より高いときには低換気を示し，炭酸ガス濃度が 4～5％より低いときには過換気を示す（55，57 ページ参照）．

　心電図は，心臓の電気的興奮の方向と大きさを体表面で記録したもので，四肢誘導や胸部誘導などによって刺激伝導の異常部位を知ることができる．不整脈や心電図波形の異常は，刺激伝導の障害，心筋虚血，心筋の肥大や拡張，心臓の位置，電解質異常などで生じ，それぞれに特徴的な心電図変化を知ることにより，その原因を探ることができる．

　心臓の仕事量の評価方法の 1 つとして，最高血圧×心拍数（rate pressure product；RPP）が用いられ，心筋酸素消費量に比例すると考えられている．狭心症における胸痛は，心筋の酸素需要量に対して供給が不足するときに生じる．すなわち，運動や精神的負荷などにより心拍数増加や血圧上昇が生じて心筋酸素消費量が増加するにもかかわらず冠状動脈血流量が増加しないときや，冠状動脈の攣縮によって血流量が減少して心筋に対する酸素供給が減少することで生じる．一般に虚血性心疾患患者では RPP を 12,000 以下に保つことがすすめられ，RPP が 20,000 を越えると心電図上で虚血変化を認める．

**Ans.** 1

全身麻酔

## Question

**75** 手術前検査で正しい組み合わせはどれか．

1．HbA1c ——————————— 貧　血
2．左心室駆出率 ——————— 肺血管抵抗
3．プロトロンビン時間 ——————— 外因性凝固因子
4．血清 GPT（ALT）活性 ——— 腎血流量
5．クレアチニンクリアランス ——— 脳血流量

## Explanation & Answer

**75**

　HbA1cは，精密検査であるブドウ糖負荷試験とともに，糖尿病の判定に用いられる指標である．ヘモグロビン（Hb）は，血液中の糖と数週間かかって結合して糖化ヘモグロビン（HbA1c）を形成し，1〜2週間では大幅に変化しない．HbA1cは1回の採血で測定でき，ヘモグロビン全体のなかに糖化ヘモグロビンがどのくらい含まれているかを調べることで，血糖値検査だけではわからない過去1〜2か月の血糖の状態を推測することができる．HbA1cの正常値は6.5%未満である．

　左心室駆出率（EF）は，心機能とくに左心室機能の判定に用いられる指標である．左心室駆出率は，心エコー検査によって測定された1回拍出量（SV）÷左心室拡張末期容積（EDV）で計算され，正常値は60〜80%である．すなわち左心室駆出率が40%であるときは1回の収縮で左心室にある40%の血液が駆出され，60%が心室内にとどまることを示し，左心不全状態であると診断される．

　血液は，血漿中のフィブリノーゲンがトロンビンの作用によってフィブリンとなることで凝固する．この血液凝固は，外因性凝固系と内因性凝固系とよばれる2系統の凝固過程によって生じる．プロトロンビン時間は，組織因子（トロンボプラスチン）とカルシウムイオンによって活性化される外因性凝固系とプロトロンビンの異常を調べる検査で，組織因子であるトロンボプラスチンとカルシウムを血漿に添加して，フィブリンが析出するまでの時間を測定する．正常値は8〜15秒である．なお，内因系凝固異常は活性化トロンボプラスチン時間（APTT）により知ることができる．

　GPT（2-oxoglutarate aminotransferase, ALT alanine aminotransferase）とGOT（2-oxoglutarate aminotransferase, AST aspartate aminotransferase）は，臨床上重要なトランスアミナーゼである．GPTは肝臓での含有量が圧倒的に多く，GOTは心筋，肝，骨格筋，腎などに多く存在する．これらの酵素は健康なヒトでは血中にごく微量しか存在しないが，臓器が変性したり，壊死するときには細胞内から血中に放出され，血清値が上昇する．血清GPT活性の検査はとくに肝疾患の診断，血清GOTの検査は心筋梗塞や肝疾患の診断に重要である（75ページ参照）．

　クレアチニンクリアランスは腎の老廃物排泄能である糸球体濾過率（GFR）を知るための鋭敏な指標である．クリアランスとは，血漿中にある物質を1分間に腎から尿中に排泄するのに必要な血漿量で表される．クレアチニンは骨格筋に多く含まれ，ある濃度以内では糸球体を自由に通過して，尿中に排泄される．クレアチニンクリアランスは，採血と採尿によって血清クレアチニンと尿中クレアチニン，1分間尿量を測定し，身長・体重から求めた体表面積によって計算される．クレアチニンクリアランスが低値であるときには，腎の排泄能が低下していることを示す．同様なクリアランス試験には，PSP試験などがある（76ページ参照）．

**Ans. 3**

全身麻酔

## Question

**76** 輸血について正しいのはどれか．
1．移植片対宿主病は同じ血液型の輸血では起こらない．
2．赤血球濃厚液の保存期間は 90 日である．
3．赤血球濃厚液のヘマトクリット値は約 70％である．
4．新鮮凍結血漿には血小板が多く含まれている．
5．自家血貯血時にはエリスロポエチンで血漿の増量をはかる．

# Explanation & Answer

## 76

　血液型は，①赤血球型および赤血球酵素型，②白血球型および白血球酵素型，③血清型および血清酵素型によって分類されるが，一般には赤血球表面の抗原型によって ABO 型，Rh 型などに分類される．一方，移植片対宿主病（Post Transfusion Graft Versus Host Disease；GVHD）は，輸血された血液中のリンパ球が，患者の骨髄，皮膚，肝臓などの体組織を攻撃することによって，骨髄無形成や汎血球減少症をきたし，致命的な経過をたどる病態であり，血液型とは関係ない（64 ページ参照）．輸血剤中の活動性，分裂増殖能のあるリンパ球を放射線（15〜50 Gy）照射によって不活性化することで，GVHD を予防することができる．

　血液製剤の有効期間は，保存血，赤血球濃厚液が採血後 21 日間，赤血球浮遊液，白血球除去赤血球浮遊液（洗浄赤血球液），合成血（ABO 血液型母児不適合による新生児溶血性疾患での交換輸血で用いられる O 型赤血球に AB 型血漿を加えたもの）が 24 時間，血小板濃厚液が 72 時間，新鮮凍結血漿が 1 年である（62 ページ参照）．

　赤血球濃厚液は，採血した血液から大部分の血漿と白血球を遠心分離によって除去したあと，赤血球保存用添加液を加えたもので，ヘマトクリットは CPD 液では 65〜75％，MAP 液では約 60％に調整されている（62 ページ参照）．

　新鮮凍結血漿は，血液成分採血あるいは遠心分離によって血液から固形成分（赤血球，白血球，リンパ球，血小板）を除いた血漿を凍結したもので，血漿中の血小板を除くすべての凝固因子が含まれている（62 ページ参照）．

　エリスロポエチンはおもに腎臓（一部肝臓）で産生される増血ホルモンで，赤血球の前駆細胞を刺激する．赤血球産生を促進し，腎性貧血などの治療薬として人工のエリスロポエチンが使用される．近年，他家血輸血の合併症を防止するために，術前貯血による自己血輸血が行われるようになり，貯血に伴う貧血の予防のためにエリスロポエチン投与が行われるようになった．しかし，エリスロポエチンは赤血球を増加させるが，血漿を増加させる作用はない．

**Ans.** 3

全身麻酔

## Question

**77** 誤っているのはどれか．
1．慢性腎不全患者では高張尿がみられる．
2．糖尿病が進行すると視力低下がみられる．
3．心不全が進行すると夜間に咳嗽発作がみられる．
4．心筋梗塞では心室細動で死亡することが多い．
5．気管支喘息の発作時には呼気が延長する．

**78** アシドーシスの原因となるのはどれか．
1．肺気腫
2．過換気
3．低換気
4．嘔　吐
5．糖尿病
6．発　熱

# Explanation & Answer

## 77

　尿比重（浸透圧）の正常値は 1.015（1.002〜1.030）である．低比重尿（低張尿）は 1.008 以下をいう．尿崩症では 1.005 以下となり，腎機能不全では尿量が少ないにもかかわらず低比重尿を示す．高比重尿（高張尿）は高熱，下痢，嘔吐などによる脱水状態で生じる．

　糖尿病の合併症は罹病期間に比例して増加する．高血糖は腎臓，末梢神経および網膜変化の原因となり，糖尿病者の約 10％が白内障になる．罹病期間 20 年以上では，小動脈や毛細血管病変により 80％が増殖性網膜症へ進展する．

　心不全は，心収縮低下によって心拍出量が身体の必要量に対して不十分となり，うっ血や疲労感などの徴候を示す症候群である．心不全が進行すると全身の静脈，肺静脈のうっ血が生じ，労作時の疲労，呼吸困難などの症状が現れ，ときに急性肺水腫が生じることがある．仰臥位となると下半身に分布していた体液が肺に多く再分布され，肺静脈圧上昇と胸水の増加が生じ，発作性夜間呼吸困難，咳，喘鳴が生じる．このため，患者は呼吸困難を軽減しようとして特徴的な起坐呼吸を行う（35 ページ参照）．

　心筋梗塞は冠動脈閉塞による虚血性心筋壊死をいう．急性心筋梗塞の最初の症状として，安静やニトログリセリンでは緩解しない長時間持続する激しい胸骨下の疼痛あるいは圧迫感があり，しばしば背部，下顎，左腕に放散する．心筋梗塞の症状として心不全，肺水腫，ショック，重篤な不整脈などがある．心筋梗塞の初期に，徐脈あるいは期外収縮がみられ，病院到着前に死亡する患者の死因の 60％は心室細動である（66, 203 ページ参照）．

　気管支喘息は気管支平滑筋の痙攣や収縮による気道狭窄あるいは閉塞をいう．吸気運動は横隔膜や外肋間筋などの収縮によりすみやかに行うことができるが，呼気時のほとんどは横隔膜や外肋間筋の弛緩に伴う受動的な胸郭の沈下によるため，気道狭窄があるときには呼出が困難となり，呼気の延長が生じる．この理由から，1 秒率の低下により気管支喘息などの閉塞性換気障害を診断できる（52, 71, 76 ページ参照）．

**Ans. 1**

## 78

　正常な動脈血 pH7.4（7.35〜7.45）より低下することをアシドーシス，上昇することをアルカローシスという．アシドーシスの原因には炭酸ガスの蓄積，酸の蓄積あるいは重炭酸の喪失があり，それぞれ呼吸性アシドーシス，代謝性アシドーシスといい，これらを合併するものもある（53 ページ参照）．

　換気量の減少は体内で産生される炭酸ガスを排泄できないために呼吸性アシドーシスを生じる．気管支喘息や肺気腫では細気管支の狭窄により気道抵抗が増すことで呼気の障害が生じ，炭酸ガス蓄積，呼吸性アシドーシスをきたす．一方，過換気は体内の炭酸ガスが減少するためアルカローシス（呼吸性アルカローシス）となる．

　嘔吐によって酸である胃液が失われ，体液の pH は上昇する（代謝性アルカローシス）．

　糖尿病ではインスリンの不足によって好気的代謝によるエネルギー産生が十分でなく，嫌気的代謝が行われるようになり，同時に有機酸が産生されて代謝性アシドーシスとなる．

　発熱は酸素消費量を増加させ，細胞での好気的代謝の亢進を意味する．体内で産生される炭酸ガスは細胞での好気的代謝の結果生じたものであるから，酸素消費量の増加は同時に炭酸ガス産生を増加させる．

**Ans. 1, 3, 5, 6**

# ペインクリニック

## Question

**1** 三叉神経痛について正しいのはどれか．
1．特発性三叉神経痛は若年者に多くみられる．
2．特発性三叉神経痛では顔面筋の間代性痙攣を生じる．
3．特発性三叉神経痛の診断にはバレー圧痛点の圧迫が用いられる．
4．特発性三叉神経痛の疼痛には前駆症状を伴う．
5．特発性三叉神経痛は三叉神経第1枝領域に生じることが多い．
6．抜歯や腫瘍は症候性三叉神経痛の原因となる．

**2** 顔面神経麻痺について正しいのはどれか．
1．中枢性の顔面神経麻痺では障害の反対側の麻痺が生じる．
2．末梢性の顔面神経麻痺では前頭筋は麻痺せず，眼輪筋の症状も軽度である．
3．障害が顔面神経核より末梢側にあるときには特徴的なベル麻痺が生じる．
4．末梢性の顔面神経麻痺では味覚，涙分泌の異常を認める．
5．治療には星状神経節ブロックが用いられる．

**3** 星状神経節ブロック時に現れる症状で正しいのはどれか．
1．眼球後退
2．瞳孔散大
3．顔面の血管収縮
4．眼瞼下垂
5．眼球結膜の充血

**4** 神経ブロックについて正しいのはどれか．
1．局所麻酔薬を用いた神経ブロックは診断と治療に用いられる．
2．神経破壊薬として95％アルコールや10％フェノールなどが用いられる．
3．下顎領域の神経痛には正円孔ブロックが用いられる．

# Explanation & Answer

**1**

　症候性三叉神経痛とは腫瘍や炎症，血行障害，外傷など，原因の特定できる三叉神経痛をさし，特発性三叉神経痛とは原因を特定できないものをいい，真性三叉神経痛ともいう．
　特発性三叉神経痛の痛みは，冷気や三叉神経領域への接触，談話，咀嚼などで誘発され，発作性で激烈な痛みを生じるが，発作がおさまるとその症状は完全になくなる．40歳以上の女性に多くみられる．
　特発性三叉神経痛は三叉神経を圧迫して疼痛を誘発することで診断する．三叉神経が骨から皮膚や粘膜上に出る点をバレー圧痛点といい，疼痛の惹起される範囲をパトリック発痛帯という．
　特発性三叉神経痛の治療には，カルバマゼピンや鎮痛薬，ビタミン剤，精神安定薬などを用いた薬物治療，アルコールやフェノール，局所麻酔薬を用いた神経ブロック，手術療法として三叉神経減圧術（ジャネッタの手術），半月神経節切除術などが用いられる（81ページ参照）．

**Ans.** 3, 6

**2**

　顔面神経麻痺はその障害部位によって，中枢性（核上性）麻痺と末梢性（核性，核下性）麻痺に分類される．中枢性麻痺は障害側の反対側に麻痺が生じ，麻痺は顔面の下部に限局する．これに対し，末梢性麻痺は中枢性麻痺より症状が強く，障害側の前頭筋，眼輪筋，下顔面筋のすべてが麻痺し，麻痺性兎眼，ベル症状，鼻唇溝消失，口笛不能などの特徴的なベル麻痺や味覚障害が生じる．
　顔面神経麻痺の治療は，髄膜炎，血腫，腫瘍などに由来する中枢性麻痺では原疾患に対する治療が必要で，末梢性麻痺では星状神経節ブロック，薬物療法，理学療法，自家神経移植術などの手術療法が用いられる（86ページ参照）．

**Ans.** 1, 3, 4, 5

**3**

　91ページ参照．

**Ans.** 1, 4, 5

**4**

　神経ブロックは神経痛や運動神経に由来する痙攣の診断，治療に用いられる．
　局所麻酔薬は罹患神経の特定やブロック効果の有無の確認などの診断目的に用いるほか，治療として頻回のブロックに用いる．
　長期にわたるブロックを期待するときには，95%アルコールや10%フェノールなどの神経破壊薬を用いる．
　顔面領域のブロックには，上顎神経領域では正円孔ブロック，眼窩下孔ブロックが用いられ，下顎神経領域では卵円孔ブロック，下顎孔ブロック，オトガイ孔ブロックなどが用いられる．また，顔面神経麻痺，三叉神経麻痺などに対しては血流改善による神経再生を促進する目的で星状神経節ブロックが用いられる．

**Ans.** 1, 2

## 心肺脳蘇生法

### Question

**1** 救急蘇生法で正しいのはどれか．
1．循環停止の診断は上腕での血圧測定による．
2．呼吸の有無の診断は外鼻孔での炭酸ガス濃度測定による．
3．上気道閉塞にはオトガイ挙上を行う．
4．Heimlich 法では上腹部を圧迫する．
5．閉胸心マッサージでは胸骨の上半分を圧迫する．

**2** 救急蘇生の ABC について正しいのはどれか．
1．A は心臓マッサージ，B は人工呼吸，C は気道確保
2．A は人工呼吸，B は心臓マッサージ，C は気道確保
3．A は気道確保，B は心臓マッサージ，C は人工呼吸
4．A は気道確保，B は人工呼吸，C は心臓マッサージ
5．A は心臓マッサージ，B は気道確保，C は人工呼吸

**3** 歯科治療中に意識障害を起こした患者に対して最初に行うべき処置で最も適切なのはどれか．
1．血圧測定
2．酸素投与
3．気道の確保
4．静脈路の確保
5．心臓マッサージ

# Explanation & Answer

**1**　救急蘇生における循環停止は脳循環が維持できない状態をいい，脳に血流を送っている頸動脈拍動が触知できない状態（臨床的心停止）をさす（100ページ参照）．

　呼吸停止から蘇生可能な時間が約3分であることから，呼吸停止の診断はすみやかに行う必要があり，呼吸が認められないときにはただちに気道の確保，さらに換気量が不十分なときには人工呼吸を施さなければならない．救急蘇生時の呼吸の有無の診断は，口あるいは鼻に耳を近づけて呼吸音を聴取することによる（95ページ参照）．呼吸停止によって炭酸ガスの排出が行われないので，呼気炭酸ガス濃度測定によっても診断されるが，全身麻酔中やICUで常時呼気炭酸ガス濃度測定を行っていないかぎり，実際的でない．

　上気道とは口あるいは鼻腔から，喉頭までをいう．上気道閉塞の原因は，①異物による閉塞，②舌根沈下による閉塞に大別できる．異物による閉塞に対しては手指や吸引器による除去を行い，舌根が沈下しているときには用手によるオトガイ挙上法，顎挙上法，頭部後屈法などによって気道を確保する（96ページ参照）．

　Heimlich法（ハイムリック法）は気道内の異物の除去法で，横隔膜を急激に上方に押し上げることで肺内圧を高め，異物を排出しようとする手技である（97ページ参照）．

　左心室壁が最も厚く，駆出圧が高いことから，心拍は左の胸部で強く触れるが，心臓は胸骨の下に位置し，胸骨の中央から下方にその中心がある．このことから閉胸心臓マッサージでは，心臓の位置する胸骨の下半分，具体的には胸の真ん中または乳頭を結ぶ線の胸骨上に手掌をのせ，心臓を胸骨と脊椎で挟んで圧迫する（101ページ参照）．　　　**Ans. 3, 4**

**2**　心肺蘇生（救急蘇生）のABCとは，各種薬剤やモニター，器具を用いた高次の蘇生（二次救命処置）に先だって行われるべき処置（一次救命処置）であり，気道の確保（airway），人工呼吸により酸素を供給（breathe）し，心臓マッサージ（circulation）により循環を保つ方法をいう．95ページ参照．　　　**Ans. 4**

**3**　意識の消失は神経性ショックや過換気症候群，局所麻酔薬中毒，高血圧性脳症，重篤な不整脈や低血圧，てんかん発作など，さまざまな原因で生じる可能性がある．

　意識レベルの低下が生じたときには，舌根沈下による気道閉塞や呼吸抑制，咽頭反射の減弱に伴う誤嚥や吸引が生じる可能性が高く，気道閉塞は最も緊急性の高い合併症である．このため，まず行わなければならないことは気道の確保と呼吸の管理である．このあと，酸素吸入を行いながら，橈骨動脈や頸動脈の触診による循環の確認を行い，頸動脈拍動が触知されないときにはただちに心臓マッサージを開始しなければならないが，動脈拍動が得られるときには血圧測定を行い，必要に応じて静脈路を確保する．　　　**Ans. 3**

## Question

**4** 次のうち正しいのはどれか．
1．意識が消失すると舌根沈下により気道閉塞を起こしやすい．
2．気道閉塞時には吸気時に鎖骨上窩の陥凹をみることがある．
3．長時間の気道確保には気管内挿管が有用である．
4．咽頭反射のあるときは経口エアウェイは不適当である．

**5** 呼気吹込み人工呼吸法を適正に行ったときの術者の呼気中酸素濃度はどれか．
1．6％
2．11％
3．18％
4．21％
5．24％

**6** 胸骨圧迫（非開胸）心臓マッサージについて正しいのはどれか．
1．患者の体位は水平仰臥位とする．
2．有効な心臓マッサージでは 60 mmHg 以上の収縮期血圧が得られる．
3．頸動脈の拍動触知は心臓マッサージの効果判定の指標となる．
4．人工呼吸と心臓マッサージの回数の比は 1：10 である．
5．圧迫点は胸骨の上方（頭側）1/5 付近である．
6．成人では胸骨を脊柱に向かって 4〜5 cm 圧迫する．
7．体外式（閉胸）心臓マッサージを有効に行うと肋骨骨折が必発する．
8．体外式心臓マッサージは手技の容易さ，迅速性から多用される．
9．心臓マッサージを 2 人で行う場合は 1 人の場合よりも速度を速くする．
10．心臓マッサージが有効であれば，薬剤の静脈内投与の効果が期待できる．

**7** 成人における心肺蘇生の手順でまず行うのはどれか．
1．人工呼吸
2．胸骨圧迫
3．呼吸の確認
4．肩を叩いて反応を確認
5．大声で叫んで周囲の注意を喚起

# Explanation & Answer

**4**　上気道閉塞の症状として重要なのは，吸気時に上腹部が上がり，鎖骨上窩が陥凹，呼気時に前胸部が上がり，上腹部が下がる外奇異呼吸と，吸気時に甲状軟骨が下方に牽引される tracheal tag である（55 ページ参照）．

呼吸管理が必要な心肺蘇生時の気管挿管は，確実な気道の確保と人工呼吸を容易に行うために有用である．

舌根沈下により気道の確保が困難なときにはエアウェイの使用が有用である．咽頭反射のあるときは咽頭刺激の少ない経鼻エアウェイが用いられ，経口エアウェイは反射を誘発するため使用しない．

**Ans.** 1，2，3，4

**5**　呼気吹込み法では 16～18％の酸素を吸入させることができ，呼吸停止患者の血中ヘモグロビンの 80％が酸素で飽和される．98，99 ページ参照．

**Ans.** 3

**6**　突然心停止が生じたとき，1 回だけ拳で前胸部を強く叩打する（前胸部叩打法）ことで心拍が再開することがある．しかし一般には非開胸心臓マッサージに移行して，より高次の蘇生法を行うことが多い．

心臓マッサージは，心拍出量が 0 とならなくても，臨床的な心停止（頸動脈の拍動が触知できない），すなわち脳血流が得られない程度まで血圧が低下したときに，開始されなければならない．心臓マッサージが有効なときには頸動脈拍動が触れ，しばしば 80 mmHg 以上の最高血圧を得ることができる．

胸骨圧迫心臓マッサージは，心臓を直接圧迫するのではなく，胸骨と脊柱の間で心臓を圧迫することにより心拍出量を得ようとするもので，胸骨が 4～5 cm 沈むまでしっかり圧迫する．胸骨圧迫の位置は心臓の位置する胸骨の下半分とし，具体的には胸の真ん中または乳頭と乳頭を結ぶ線の胸骨上を圧迫する．圧迫部は胸骨の上でなければならず，側方にずれると肋骨骨折，下方では剣状突起の骨折や肝損傷の危険がある．また，高齢者にこのような骨折の危険性が高い．

「正常な呼吸」や「普段どおりの息」がない場合は心停止とみなす．1 人あるいは 2 人で行うときのいずれにおいても，人工呼吸を 2 回試み，引き続いて胸骨圧迫 30 回と人工呼吸 2 回の組み合わせをすみやかに開始する．ただし，人工呼吸が実施困難な場合は省略し，すみやかに胸骨圧迫を開始する．胸骨圧迫の効果は圧迫の深さや速さで評価し，頸動脈の脈拍では評価しない．CPR は十分な循環が戻るまで，または専門チームに引き継ぐまで継続する．

心停止では多くの場合，エピネフリンや抗不整脈薬，重炭酸ナトリウムなどの薬剤投与を必要とする．心臓マッサージにより有効に心拍出量が得られているときには，静脈路より投与された薬剤は心臓に達し，その効果が期待できる．心腔内への注射は心筋への誤注や気胸などの危険性からほとんど選択されない（100 ページ参照）．

**Ans.** 1，2，3，6，8，10

**7**　ガイドライン 2005 における心肺蘇生の手順は，①傷病者の反応を確認，②大声で叫んで周囲の注意を喚起，③緊急通報（119 番通報），④AED の手配，⑤呼吸の確認，⑥人工呼吸，⑦心肺蘇生の順である（103，104，105 ページ参照）．

**Ans.** 4

## Question

**8** 心蘇生術について正しいのはどれか.
1. 気道確保とともに人工呼吸を行う.
2. 頸動脈の拍動が触知できるように心臓マッサージを行う.
3. 非開胸心臓マッサージの効果は老人のほうが幼児より高い.
4. エピネフリンは心電図による診断のもとに使用する.
5. 心動停止にはカウンターショックが有効である.
6. 心室細動ではエピネフリンを経静脈的に投与する.
7. 重炭酸ナトリウムを心臓内に直接投与する.
8. 縮瞳は心臓マッサージの効果判定の指標となる.
9. 蘇生法の効果は瞳孔の対光反射, 総頸動脈の触診で判定する.
10. 呼吸中枢は大脳の高位中枢よりも無酸素に耐えられる.

**9** チアノーゼについて正しいのはどれか.
1. 血液中の還元ヘモグロビンが 5 g/dl 以上でみられる.
2. 炭酸過剰（hypercapnia）だけでは生じない.
3. 貧血患者に現れやすい.
4. 動脈血酸素分圧が正常であれば生じない.

**10** 次の救急薬剤とその適応の組み合わせで誤っているのはどれか.
1. エピネフリン ──── 心動停止
2. 重炭酸ナトリウム ─── 代謝性アシドーシス
3. ヒドロコルチゾン ─── 電解質異常
4. ニトログリセリン ─── 狭心症
5. ジアゼパム ───── 痙　攣

## Explanation & Answer

**8**  エピネフリンは心蘇生において，心静止，伝導収縮解離など心筋活動がほとんど認められないときに心筋の興奮性を高め，電気的除細動を有効に行う目的で静注あるいは心腔内に投与される．このことからエピネフリンの使用には心電図の診断が欠かせない．

　心臓マッサージの効果は，頸動脈拍動の触知，縮瞳などにより判定する．対光反射の存在は脳の活動を示している．

　重炭酸ナトリウム（重曹）は，アシドーシスによる心筋のエピネフリン感受性の低下や臓器障害の治療に対して用いられるが，現在は重炭酸ナトリウムが細胞内アシドーシスを増強し除細動効果を向上させないことから，その使用は限られる．

　脳細胞は低酸素症により障害されやすいが，すべての脳細胞が同じように障害されるわけではない．大脳皮質は低酸素症に障害されやすく，呼吸中枢のある脳幹や延髄は比較的低酸素症に強い．

**Ans.** 1, 2, 4, 5, 8, 9, 10

**9**  チアノーゼは一般に低酸素症で生じるが，プロピトカインなどでみられるメトヘモグロビン血症でも生じる．21, 55 ページ参照．

**Ans.** 1, 2

**10**  心肺蘇生でのエピネフリンの適応は心静止（心動停止）時の心筋の興奮性を高めるのがおもな用途であり，このほか気管支喘息の緩解，アナフィラキシーショックの治療などに用いられる．

　重炭酸ナトリウムは重炭酸イオンを補充し，血液ガス分析によって代謝性アシドーシスと診断されたとき，その治療に用いられる．

　ヒドロコルチゾンは副腎皮質ホルモンで，副腎皮質機能不全，ショック，また気管支喘息などの治療に用いられる．

　ニトログリセリン，カルシウム拮抗薬，亜硝酸塩などは，冠動脈拡張作用や血管拡張作用があり，狭心症発作や高血圧緊急症の治療に用いられる．

　ジアゼパムやミダゾラムなどのベンゾジアゼピン誘導体は鎮静効果，催眠効果と中枢性の筋弛緩作用があり，てんかんや局所麻酔薬中毒をはじめ，さまざまな痙攣性疾患の治療に用いられる．

**Ans.** 3

## Question

**11** ショックについて正しいのはどれか．
1．神経性ショックでは循環血液量の変化はない．
2．神経性ショックでは末梢血管抵抗が減少する．
3．神経性ショックでは脳血流量が減少する．
4．神経性ショックでは頻脈となる．
5．出血性ショックでは血中カテコールアミンが増加する．
6．出血性ショックでは心拍数が減少する．
7．出血性ショックでは脈圧が低下する．
8．アナフィラキシーショックでは拡張期血圧が上昇する．
9．一次性ショックは末梢血管緊張低下によることが多い．
10．二次性ショックは循環血液量の減少によることが多い．
11．二次性ショックでは交感神経系緊張が特徴的である．
12．二次性ショックの治療として血管収縮薬の投与が重要である．
13．急性心筋梗塞は心原性ショックの原因にある．
14．心原性ショックは心拍出量が激減するために起こる．
15．心原性ショックでは中心静脈圧が低下する．
16．出血性ショックでは心拍出量は減少する．
17．エンドトキシンショックでは皮膚は冷たい．

**12** ショックに共通した症状はどれか．
1．頻　脈
2．血圧低下
3．皮膚乾燥
4．顔面蒼白
5．尿量減少
6．冷　汗

## Explanation & Answer

**11** ショックは，①適切な処置によって回復する可逆性ショックと，②重要臓器の破壊が進行し治療の奏効しない不可逆性ショックに分類される．また，原因によって，①心筋梗塞，不整脈，心筋炎など，原因が心臓にある心原性ショック，②火傷，出血，骨折などによる循環血液量の減少が原因となる低血量性ショック，③直接的な細菌毒素による敗血症や内毒素によるヒスタミン遊離が原因となる細菌性ショック，④痛みや恐怖心などによる心因性副交感神経反射，交感神経ブロック，脊髄損傷，交感神経遮断薬の過剰投与など，副交感神経の緊張による神経原性ショックに分類される．

また，痛みや精神的衝動などの侵襲直後に生じる神経性ショックを一次性ショックといい，侵襲を受けてから症状が発現するまで30分～12時間くらいの潜伏期間があるものを二次性ショックあるいは遅延性ショックという．

歯科臨床でみられる神経性ショックは副交感神経緊張によるショックであり，神経原性ショックに含まれ，一次性ショックである．循環血液量の減少はなく，副交感神経の緊張に伴う末梢血管抵抗の減少，徐脈，心拍出量の低下などによる低血圧を主徴とし，その結果，立位あるいは座位では脳血流量の減少をきたす．

神経原性ショックを除き，ショック症状が進行すると，生体の防御機構の働きにより交感神経の緊張，カテコールアミンの増加が生じ，また，循環血液量の低下によって血圧が低下し，頻脈となる．このため，一般にショックの治療では，酸素吸入とともに交感神経の緊張を除くための血管拡張薬の投与，循環血液量維持のための大量の輸液，心機能維持のためのドパミンなどの投与が行われ，臓器障害による細胞壊死を防止するためのタンパク分解酵素阻害薬（トラジロール®など）が投与される．

内毒素によるショックではヒスタミンの遊離により末梢血管の拡張が生じ，皮膚が温かくウォームショックとよばれる．109ページ参照．

**Ans.** 1, 2, 3, 5, 7, 9, 10, 11, 12, 14, 16

**12** ショックでは循環血液量減少による末梢循環不全によって，蒼白，冷汗，血圧低下，頻脈，乏尿などの共通した症状を示す．ただし，敗血症性ショックでは皮膚は温かい．109ページ参照．

循環血液量の30％以上が失われると出血性ショックに移行する可能性がある．体内の水分を10％失うと脱水による口渇，頭痛，吐気，めまい，皮膚乾燥，体温上昇，倦怠感，目がくぼむ，乏尿などの症状が現れ，15％の水分の喪失によって生命が危険な状態になる．

**Ans.** 1, 2, 4, 5, 6

臨床問題の
考え方

# Question / Explanation & Answer

**1** 32歳の女性．埋伏智歯抜歯のため，下顎孔伝達麻酔と頬側歯肉部に浸潤麻酔を行った直後，患者は呼吸が不規則となり，呼吸困難と胸内苦悶を訴えた．脈拍数は112/分，血圧は128/86 mmHgであり，興奮状態であった．数分後には手足のしびれ感を訴えて強直性痙攣を呈するようになった．本症例の適切な処置として正しいのはどれか．

1．酸素吸入
2．塩酸エフェドリンの筋注
3．ジアゼパムの静注
4．超短時間作用のバルビタール剤の静注

　強い呼吸苦にもかかわらず，呼吸，循環に問題はなく，しだいに手指の強直性痙攣を示すのが過換気症候群の特徴である．過換気症候群の本態は精神的要因からくる過換気による血中炭酸ガスの減少であるので，ジアゼパムなどの鎮静薬投与による過換気の抑制や炭酸ガスの再吸収によりその症状は緩解する．

　高濃度酸素の吸入は必要なく，吸入の指示により過換気を助長しやすい．超短時間作用性のバルビタール剤は麻酔導入に用いられるが，呼吸停止，循環抑制の危険がある．エフェドリンは昇圧薬である．

　痙攣を示す合併症として，呼吸苦を伴わず間代性痙攣をきたす局所麻酔薬中毒，意識消失と突然の痙攣をきたすてんかんの大発作などがあり，過換気症候群との鑑別が必要である．

　19ページ参照．

**Ans. 3**

## Question / Explanation & Answer

**2** 55歳の男性．約8か月前心筋梗塞で入院加療．経過良好で2週前に退院し自宅療養している．口腔内は残根が多く，咀嚼障害の改善を希望して来院した．抜歯前の検査で必要なものはどれか．
1．心電図
2．血糖値
3．血清トランスアミナーゼ
4．白血球数

　発作後6か月以内の心筋梗塞患者に対する観血的処置は再発作を起こしやすい．しかし6か月以上経過していても心機能は完全に正常とはならないことから，抜歯前には十分な診査が必要である．虚血性心疾患では心電図上に変化を認めることが多く，ST変化，異常Q波，不整脈の有無について調べる必要がある．また，心筋障害ではとくにGOT（グルタミン酸オキサロ酢酸トランスアミナーゼ）やCPK（クレアチニンホスホキナーゼ）などの逸脱酵素が異常な高値を示すことから，これらの検査が既往の聴取，心電図検査，血圧測定などとともに術前評価として用いられる．
　66ページ参照．

**Ans.** 1，3

## 3

本態性高血圧症の既往を有する 65 歳の男性に上顎左側犬歯を抜歯する目的でフェリプレシン含有プリロカインによる浸潤麻酔をしたところ，頭痛，頭重感，めまい，脱力感を訴えた．次いで意識障害が発現した．血圧は 230/160 mmHg であった．誤っている処置はどれか．

1．酸素吸入
2．ジアゼパム投与
3．エピネフリン皮下投与
4．ニフェジピン経口投与
5．エフェドリン筋注

　激しい頭痛とともに著しい高血圧を示すときには高血圧性脳症を疑い，迅速な降圧を行う必要があり，酸素吸入，精神安定薬，降圧薬などが使用される．
　ニフェジピンは降圧薬，狭心症薬として経口投与される．緊急時には静脈路を確保したあとカルシウム拮抗薬であるニカルジピンの静注を行う．
　エピネフリンは心停止，喘息発作などの治療に用いられ，エフェドリンは低血圧時の昇圧薬として使用される．
　19, 65 ページ参照．

**Ans.** 3, 5

# Question / Explanation & Answer

**4** 歯科治療時に発生する偶発症のうち，血圧下降，徐脈で微弱な脈，筋肉の緊張低下が起こり，数分以内に回復するのはどれか．

1．エピネフリン過敏症
2．アナフィラキシーショック
3．局所麻酔薬中毒
4．神経性ショック
5．過換気症候群

　歯科治療時の偶発症のなかで血圧低下を示すものとしては，神経性ショック，アナフィラキシーショック，大量出血などを考えることができる．このなかで徐脈を呈し，短時間で回復するのは神経性ショックである．

　正常な生体の防御機能として出血性ショックやアナフィラキシーショックなどでは，血圧が低下するときには心拍出量を維持する目的で脈拍数を増加（頻脈）させる．このとき徐脈となるのは副交感神経（迷走神経）の緊張によるためで，この状態を神経性ショックといい，いわゆる脳貧血様発作と同義である．

　通常，低血圧と徐脈が確認されたときには神経性ショックと診断でき，水平位，酸素吸入により回復するが，回復が遅いときには輸液，副交感神経遮断薬であるアトロピンや昇圧薬などの投与が行われる．

　17 ページ参照．

**Ans. 4**

## Question 5

40歳の男性．エステル型局所麻酔薬にアレルギーがあるほかに特記すべき既往はない．安静時血圧 140/90 mmHg．下顎埋伏智歯の抜歯に適当な麻酔法はどれか．
1．エピレナミン添加リドカインによる局所麻酔
2．エピレナミン無添加リドカインによる局所麻酔
3．エピレナミン添加プロカインによる局所麻酔
4．エピレナミン無添加プロカインによる局所麻酔

## Explanation & Answer

　血圧は正常であり，エピネフリン（エピレナミン，アドレナリン）などの血管収縮薬を含む歯科用局所麻酔薬を使用して差し支えない．患者はエステル型局所麻酔薬でアレルギーの既往があることから，アミド型局所麻酔薬を使用することが必要である．すなわち，血管収縮薬含有のリドカインやプロピトカインを使用する．

　ただし，一般に用いられる局所麻酔薬にはパラベンなどの防腐剤が含まれ，これがアレルギー反応を引き起こすことがあるため，皮内試験などの検査を行ったあとに使用することが望ましい．

　20ページ参照．

Ans. 1

## Question / Explanation & Answer

**6**

下顎智歯抜去のために8万分の1エピネフリン添加2%リドカイン1.8 m*l* を用いて下顎孔伝達麻酔を行ったが，麻酔効果が不十分であり，同側の舌にのみ麻酔効果がみられた．この原因として考えられるのはどれか．

1．注射針が血管内に刺入された．
2．局所麻酔薬の量が少なかった．
3．注入部位が内側翼突筋内であった．
4．注射針が骨膜下に刺入された．
5．局所麻酔薬に感受性の低い患者であった．

　前方を口腔粘膜，内側を内側翼突筋，外側を下顎枝，後方を耳下腺，上方を外側翼突筋により囲まれた翼突下顎隙の容積は2 m*l* 程度である．1.8 m*l* の局所麻酔薬の使用でほぼ隙を満たすことができ，下顎孔伝達麻酔の効果が得られる．

　下顎孔伝達麻酔が奏効しない原因は，針先が下歯槽神経の近くの翼突下顎隙にないことによる．すなわち，刺入方向が内側に向かうときには内側翼突筋内に刺入され，麻酔効果が得られないか，舌神経のみの麻痺が生じる．また，刺入が浅過ぎるときには舌神経麻痺のみが生じる．動脈内に注射されたときには複視などを認めることがあり，急性中毒の危険性もある．

　局所麻酔薬に感受性が低く，麻酔が得られない患者はないと考えてよい．

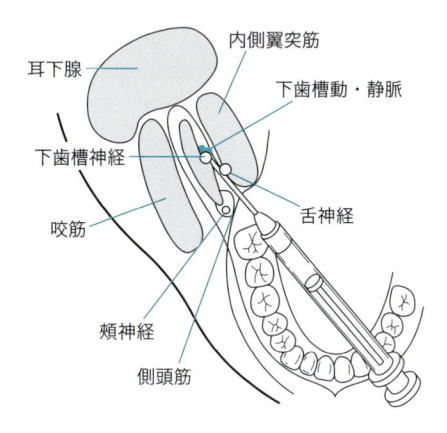

**Ans. 3**

## Question / Explanation & Answer

**7** 75歳の男性．左側頬部の腫瘤を主訴として来院した．約5年前から三環系抗うつ薬を服用している．局所麻酔下で腫瘤の摘出術を行うこととした．適切な局所麻酔薬はどれか．

1．エピネフリン添加 2% リドカイン
2．エピネフリン添加 2% メピバカイン
3．エピネフリン添加 2% プロカイン
4．ノルエピネフリン添加 2% トリカイン
5．フェリプレシン添加 3% プロピトカイン

　抗うつ薬を処方されている患者は少なくない．イミプラミン（トフラニール®）は代表的な抗うつ薬で三環系抗うつ薬に分類され，このほか四環系抗うつ薬，モノアミン酸化酵素（MAO）阻害薬などが用いられている．
　三環系抗うつ薬あるいは MAO 阻害薬を服用している患者で注意しなければならないのは，このような患者にカテコールアミン（エピネフリンやノルエピネフリン）を投与したとき，血圧の異常な上昇をきたす可能性があることである．このことから，血管収縮薬としてエピネフリンとノルエピネフリンを含有する歯科用局所麻酔薬の使用は避けるべきで，アドレナリン受容体を介さない血管収縮薬であるフェリプレシン含有の局所麻酔薬の使用が望ましい（69，125ページ参照）．
　なお，この三環系抗うつ薬の効果は，カテコールアミンに対するもので局所麻酔薬の種類には関係しない．

**Ans. 5**

## Question / Explanation & Answer

**8** 8歳の男児．歯肉の腫脹を主訴として来院した．てんかん発作のためフェニトインを長期間服用しているという．増殖歯肉の切除術を局所麻酔下で行うこととした．<u>避けるのはどれか</u>．
1．静脈内鎮静法の併用
2．術中の筋弛緩薬静注
3．術前のフェニトインの休薬
4．エピネフリンの使用
5．フェリプレシンの使用

　フェニトイン（アレビアチン）はヒダントイン系の抗痙攣薬で，てんかん発作に有効な薬剤であり，副作用として発疹，血小板減少，顆粒球減少，めまい，歯肉増殖，骨の異常などが知られている．静脈内鎮静法に用いる鎮静薬の多くは抗痙攣作用があり痙攣性疾患者の管理に有用である．鎮静法併用の有無にかかわらず，歯科治療中の痙攣発作を予防する目的でフェニトインの休薬はしない．ただし，フェニトインと中枢神経抑制剤（バルビツール酸誘導体・トランキライザーなど），三環系抗うつ剤，モノアミン酸化酵素阻害剤などの併用により相互に作用が増強することがあるので，つねに鎮静状態を評価しながら鎮静薬を投与しなければならない．
　筋弛緩薬は全身麻酔下で導入や筋弛緩を必要とする手術に使用されるが，呼吸停止をきたすため確実な人工呼吸を行いながら使用しなければならない．
　フェニトインと局所麻酔薬あるいは血管収縮薬との相互作用は認められていない．
　24，69 ページ参照．

**Ans.** 2，3

## Question / Explanation & Answer

**9** 35歳の女性．上顎中切歯の歯根嚢胞摘出術のため局所麻酔を行ったところ気分不快を訴えた．やがて顔面は蒼白となり，応答が鈍くなった．脈拍は微弱で45回/分，収縮期血圧は60 mmHg，拡張期血圧は測定不能であった．特記すべき既往症はなかった．最初に行うべき処置はどれか．

1．抗ヒスタミン剤投与
2．副腎皮質ステロイド薬投与
3．人工呼吸
4．輸　液
5．ショック体位

　房室ブロックや洞不全症候群などの徐脈性不整脈の既往のない患者が徐脈と低血圧を示したときには，副交感神経緊張による神経性ショックと診断してほぼ間違いない．水平位あるいは足の下にタオルなどを入れて下肢を上げたショック体位にして，血液を中枢神経に集めることが基本で，これでも緩解しないときには酸素吸入や輸液，副交感神経遮断薬であるアトロピン投与，昇圧薬の投与を行う．

　低血圧を示す全身的合併症の多くは生体の防御反応として頻脈を示し，低血圧と呼吸抑制を示す重篤な合併症であるアナフィラキシーショック（即時型アレルギー反応）や，出血性ショック，心不全においても同様である．

　抗ヒスタミン剤はアレルギー症状に用い，副腎皮質ステロイドはアレルギー反応や喘息発作，副腎皮質機能不全などに用いられる．

　人工呼吸は明らかな呼吸抑制や呼吸停止が生じたときに行われる．

　輸液はさまざまな合併症に対する治療薬の投与，循環の維持のために重要であり，神経性ショックにおいても推奨される処置であるが，神経性ショックにおいて，まずはじめに行われるべき処置はショック体位をとることである（17，127ページ参照）．

**Ans.** 5

# Question / Explanation & Answer

## 10

32歳の女性．抜歯を予定し，局所麻酔中に胸内苦悶と呼吸困難を訴えた．脈拍102回/分で不整脈はなく，血圧150/80 mmHg，呼吸数28回/分，顔面はやや紅潮していた．しだいに意識は混濁し，脱力感とともに手指の硬直がみられた．適切な処置はどれか．

1．呼気再吸入
2．純酸素吸入
3．ニフェジピン投与
4．フルマゼニル投与
5．ジアゼパム投与

　この症例のポイントは，①局所麻酔中，②胸内苦悶と呼吸困難，③呼吸，循環に異常がない，④しだいに意識が混濁，⑤脱力感とともに手指の硬直の5つである．局所麻酔中で痙攣に似た症状を呈し，呼吸困難をきたしたことから，局所麻酔薬中毒と過換気症候群が候補としてあげられる．

　局所麻酔薬中毒の症状で重要なのは，初期では呼吸促進・血圧上昇，興奮が現れるが，進行すると，ときに早期から全身性の間代性痙攣が生じ，呼吸筋の痙攣による換気の抑制からチアノーゼが現れ，このとき意識はない．口腔領域での局所麻酔薬中毒は下顎孔伝達麻酔で生じる可能性があるとされるが，この場合，急激な脳内の局所麻酔薬濃度の上昇が生じるため，これらの症状は急速に現れると考えられる．

　一方，過換気症候群では早期から呼吸促進と呼吸苦の訴えがあり，進行すると手指の硬直，テタヌス様痙攣と意識の混濁が現れるが，呼吸・循環の異常は生じない（19ページ参照）．

　この症例では酸素飽和度が保たれていること，症状が急速に進展しないこと，全身性の間代性痙攣でないことから，過換気症候群と考えることができる．

　過換気症候群の治療は，鎮静を得るためのマイナートランキライザーの投与と過換気による低炭酸ガス血症に対する呼気の再吸入である．ただし，ジアゼパムやミダゾラムは容易に呼吸抑制をきたすため，大量急速投与を行ってはならない．

　ニフェジピンは降圧薬，フルマゼニルはベンゾジアゼピン誘導体の拮抗薬である．また，過換気症候群患者への酸素投与自体は病状を悪化させないが，深呼吸を助長しやすいこと，過換気症候群では低酸素を伴わないことから行わない．

**Ans.** 1, 5

## Question / Explanation & Answer

**11** 46歳の女性．上顎小臼歯の抜歯のためエピネフリン含有2%リドカイン浸潤麻酔を行おうと刺入したところ，気分不快を訴え，顔面蒼白，冷感がみられた．血圧は68/42 mmHg，脈拍は40回/分であった．この合併症は次のうちどれか．

1．過換気症候群
2．局所麻酔薬中毒
3．局所麻酔薬アレルギー
4．神経性ショック

まず行うべき処置はどれか．

1．酸素吸入
2．気道の確保
3．ショック体位
4．静脈路の確保
5．アトロピンの投与

　この症例の診断のポイントは，①注射針の刺入のみで症状が生じた，②血圧低下と徐脈が生じたの2点である．局所麻酔薬あるいは血管収縮薬を投与する前であるので，薬剤によって生じる合併症，すなわち選択肢のなかでは局所麻酔薬中毒と局所麻酔薬アレルギーは除外できる．徐脈，血圧低下，顔面蒼白などは神経性ショックの典型的な症状である．神経性ショックは精神的緊張や三叉-迷走神経反射とよばれる疼痛刺激を介した副交感神経の緊張によって徐脈を呈するとともに血管拡張による静脈還流の減少に伴う血圧低下が臨床症状を形成する．過換気症候群も精神的緊張によって症状が現れるが，呼吸苦を訴えるものの呼吸や循環の抑制は生じない．

　すべての選択肢は神経性ショックの治療として妥当であるが，まず行わなければならないのは静脈還流を増やすことであり，ショック体位，すなわち水平位あるいは下肢を挙上した体位にする．このあと，症状，バイタルサインの推移によって，酸素吸入，静脈路からの輸液，徐脈に対するアトロピンの投与，昇圧薬の投与，意識混濁から舌根沈下が生じるようであれば気道確保などの処置を行う（17ページ参照）．

Ans. 4
Ans. 3

# Question / Explanation & Answer

**12** 歯周処置のために歯肉にイソジン液を塗布したところ，まもなく全身の掻痒感，蕁麻疹，浮腫が生じ，呼吸困難を訴えた．まず投与すべき薬剤は何か．

1．ジフェンヒドラミン
2．エピネフリン
3．ミダゾラム
4．アトロピン
5．ニフェジピン

　薬剤投与後に生じる掻痒感，蕁麻疹，浮腫などはアレルギー反応を示す．このうちIgE抗体による即時型のアレルギー反応をアナフィラキシー型という．アナフィラキシーには15～30分以内に全身の浮腫，蕁麻疹，気管支喘息などを伴う低血圧と呼吸困難をきたすものがあり，これをアナフィラキシーショックとよぶ．アレルギー反応を起こす物質をアレルゲン（抗原）というが，歯科領域で使用される局所麻酔薬，抗生物質，鎮痛薬，消毒薬，添加物などはいずれもアレルゲンとなり得る．とくにアナフィラキシーショックは重篤であり，迅速な処置が必要であることから，投与後数十分間はアレルギー反応の有無を確認することが重要である．

　局所的な蕁麻疹や浮腫のみで呼吸困難を伴わず血圧の低下もきたさない場合には，ジフェンヒドラミンなどの抗ヒスタミン薬の投与で緩解することが多いが，アナフィラキシーショックに進行するときには酸素吸入とともにエピネフリンの静注，気管支拡張薬としてアミノフィリンの静注，さらにはドパミンなどの昇圧薬，大量の輸液，副腎皮質ホルモンの投与などが行われる．

　この症例では局所麻酔後まもなく全身の掻痒感，蕁麻疹，浮腫とともに呼吸困難が生じていることから，アナフィラキシーショックの経過をたどると考えられ，酸素吸入とエピネフリンの投与を行うことが必要である（20ページ参照）．

**Ans. 2**

## Question / Explanation & Answer

**13**

45歳の男性．筋弛緩薬として塩化スキサメトニウム（塩化サクシニルコリン）を用い，ハロセン麻酔が行われた．手術開始60分後から体温の上昇を認めた．さらに，筋強直，頻脈，心室性期外収縮，高炭酸ガス血症および低酸素血症を認め，LDH，GOT，GPT，CK（CPK）値の上昇，ミオグロビン尿も認めた．疑われるのはどれか．

1．心筋梗塞
2．肝不全
3．高体温
4．肺水腫
5．悪性高熱

　体温の急激な上昇は悪性高熱を疑う．悪性高熱の診断は，以下の所見による．
① 0.5℃以上/15分の体温上昇，40℃以上の最高体温
② 塩化スキサメトニウム投与後にしばしば筋強直を生じる．ハロセン麻酔に多い．
③ 頻脈，心室性不整脈，過呼吸，発汗，チアノーゼを認め，循環虚脱に陥る．
④ 筋破壊の結果，CPKやミオグロビンの増加，褐色尿（ミオグロビン尿，ポートワイン尿）をみる．
　治療として全身冷却，中枢性筋弛緩薬のダントリウム投与などが行われる．
　47, 72ページ参照．

**Ans. 5**

## Question / Explanation & Answer

**14**  62歳の男性．舌癌の頸部転移の診断のもとに右側頸部郭清術を気管挿管による全身麻酔（エンフルラン・笑気・酸素）下に行った．術中，徐々に血圧の上昇と脈拍数の増加をきたした．考えられる原因はどれか．

1．浅い麻酔深度
2．大量出血
3．迷走神経刺激
4．ソーダライムの劣化
5．気管内分泌物の貯留

　全身麻酔中の血圧上昇の原因には，①浅麻酔に伴う交感神経系の興奮，②輸液あるいは輸血過量による循環血液量の増加，③換気量の不足，気管チューブ屈曲や気道内分泌物あるいは炭酸ガス吸収装置（ソーダライム）の消耗，代謝の亢進などによる炭酸ガス蓄積，④酸素欠乏，⑤三環系抗うつ薬服用患者に対する不用意な昇圧薬の投与，⑥甲状腺機能亢進症や褐色細胞腫などの患者に対する手術侵襲などをあげることができる．

　一方，脈拍数の増加は，①疼痛刺激や浅麻酔時の交感神経系の興奮，②循環血液量減少に伴う反射性頻脈，③炭酸ガス蓄積あるいは酸素欠乏，④甲状腺機能亢進症や褐色細胞腫の患者などに認められる．

　浅い麻酔深度では手術侵襲により交感神経の興奮，ソーダライムの劣化では炭酸ガスの蓄積，気管内分泌物の貯留では炭酸ガスの蓄積と低酸素症をきたすことから血圧上昇と頻脈を生じる．

　大量出血では循環血液量の減少により血圧低下と反射性の頻脈を生じる．

　眼球の圧迫，頸動脈洞圧迫あるいは内臓臓器の牽引などで生じる迷走神経（副交感神経）刺激では，血圧低下と徐脈を生じる．

　71ページ参照．

**Ans.** 1，4，5

## Question / Explanation & Answer

**15**

61歳の男性．左側頸部の腫脹と疼痛とを主訴として来院した．既往歴に特記事項はない．5日前から下顎左側第一大臼歯部，第二大臼歯部の歯肉の腫脹と疼痛が生じ，顎下部から頸部に腫脹が及んできたという．開口度は 20 mm で，嚥下痛と軽度の呼吸困難があるため，切開排膿術を全身麻酔下で施行することとした．気道確保の方法で正しいのはどれか．

1．意識下盲目的経鼻挿管
2．急速導入による経鼻挿管
3．ファイバースコープを用いた経鼻挿管
4．緩徐導入法による経口挿管
5．局所麻酔下経気管切開挿管
6．誘導子による意識下逆行性盲目的経鼻挿管

　この症例でとくに考慮しなければならないのは，開口障害があることと，頸部，口腔，咽頭の腫脹によって軽度の呼吸困難，気道狭窄が考えられることの2つである．
　このような症例に対する全身麻酔管理では，以下の危険性が予測される．
① 静脈麻酔による急速導入では，就眠後，頸部の腫脹および口腔内の腫脹により，舌根沈下，気道狭窄が生じやすく，マスク保持が困難となる．
② 開口障害によって喉頭鏡による声門の直視が困難である．

　①については，急速導入を用いずに吸入麻酔による緩徐導入を行い，マスク保持が困難なときには覚醒させる必要がある．
　②で声門の直視が行えないときには，自発呼吸により酸素化を保つのが安全で，解剖学的に経鼻挿管のほうが経口挿管より挿管が容易である．
　喉頭鏡が使用できないときの気管内挿管法には，盲目的経鼻挿管，ファイバースコープを用いた経鼻挿管，甲状気管軟骨に穿刺した注射針から鼻孔に通したガイドワイヤーを用いて行う逆行性経鼻挿管などがある．

　以上の要件から，意識下盲目的経鼻挿管，ファイバースコープを用いた経鼻挿管が一般に用いられるが，局所麻酔下経気管切開挿管と意識下逆行性盲目的経鼻挿管も自発呼吸下での酸素化が可能で，確実な気道の確保が可能であることから考慮される．

**Ans.** 1, 3, 5, 6

## Question / Explanation & Answer

**16** 2歳8か月の男児．救急車で搬送されてきた．来院3時間前，椅子が倒れ，くわえていたプラスチック製スプーンで受傷したという．既往歴に特記事項はない．スプーンの破損はなく，バイタルサインに異常はなかった．全身麻酔下で縫合術を予定した．本症例の麻酔を施行する際に重要なのはどれか．

1．血清CPKとカリウム値
2．最終経口摂取量と経過時間
3．1日の尿量と水分摂取量
4．呼吸機能と肺機能検査
5．出血量の推量と止血検査

　緊急手術で最も問題となるのは，①術前検査が十分に行えない，②術前の禁飲食が行えず，とくに意識障害患者などでは最終経口摂取時刻が不明であることである．

　血清CPK（クレアチニンフォスホキナーゼ）は，筋疾患で高値となり，とくに脱分極性筋弛緩薬の使用に注意を要し，また，CPKの高い患者ではまれに致死率の高い悪性高熱（48, 72ページ参照）をきたすことがある．CPKは運動後にも高値を示す．血清カリウムは，腎不全，副腎皮質疾患などで異常を示す．血清カリウムが高値のときには心機能の低下を示す可能性がある．これらの異常に対しては，麻酔薬の選択や麻酔中の管理によって対処が可能である．

　胃内容物の肺内吸引による誤嚥性肺炎は，全身麻酔中の合併症のなかでも重篤である．これを防ぐためには十分な禁飲食時間をとることが必要であるが，緊急手術では最終経口摂取量と経過時間を知ることがむずかしい．このような緊急手術では，胃内容物が存在する（フルストマック）と考えて麻酔方法を選択する必要があり，意識下挿管や，気管を圧迫して胃内容物の逆流を防ぎながら静脈麻酔薬と筋弛緩薬を同時に投与してただちに挿管するクラッシュ・インダクションなどが用いられる．

　1日の尿量や水分摂取量は，循環血液量を推定するために重要であるが，本症例では受傷前に水分摂取量が不足している可能性は少ない．

　呼吸機能と肺機能検査の結果は，麻酔中の呼吸管理を行ううえで重要であるが，喘息患者や高齢者など呼吸器系の予備力が不足していると考えられる患者を除いては必須ではない．

　出血量の推量と止血検査は，創面からの出血が持続したり，既往に血友病などの止血異常が認められるときには重要である．この検査は短時間で行えることから，緊急手術においても検査は容易に行える．

　上記のいずれの検査も全身麻酔の管理上重要であるが，緊急手術で最も困難なのは，術前の禁飲食時間を把握することである．緊急手術であっても患者の容態の急変がないかぎり，成人で8時間，乳幼児で6時間の禁飲食時間をとり（36ページ参照），この間に必要な検査を行うことが，安全な麻酔を行ううえで大切である．

**Ans. 2**

## Question / Explanation & Answer

**17** 60歳の女性．1週間前から左側頰部に発作性の激痛を生じ，洗面時や冷風によっても疼痛を生じるようになった．顔貌，エックス線所見，歯牙，皮膚，粘膜に異常を認めないが，左側眼窩下孔部を圧迫すると疼痛を発現し，鼻翼部を触れると十数秒間の激痛が発現した．次のうち正しいのはどれか．

1．症候性三叉神経痛に分類される．
2．第2枝の三叉神経痛と診断できる．
3．鼻翼部はバレー圧痛点の1つである．
4．内服治療にはカルバマゼピンが用いられる．
5．神経ブロック療法として卵円孔ブロックが用いられる．
6．手術療法として三叉神経減圧術が用いられる．

　頰部の皮膚は三叉神経第2枝の上顎神経の支配領域である．周囲に疼痛の原因となる所見が認められないこと，発作性の激痛が生じ，バレー圧痛点である眼窩下孔に相当する皮膚や，パトリック発痛帯である鼻翼皮膚の圧迫によって疼痛が惹起されることから，三叉神経第2枝の特発性三叉神経痛と診断できる．
　この治療には薬物療法としてカルバマゼピンの投与や神経ブロック療法としての正円孔ブロックが用いられる．特発性三叉神経痛の原因として脳内で血管が神経を圧迫していることが多いといわれており，開頭手術である三叉神経減圧術（ジャネッタの手術）も多く用いられている．
　81ページ参照．

**Ans.** 2, 4, 6

# Question / Explanation & Answer

**18** 26歳の女性．3日前より右側の眼瞼閉鎖不全，鼻唇溝の消失，口角下垂を呈した．次のうち正しいのはどれか．
1．中枢性の顔面神経麻痺である．
2．味覚，涙分泌の異常を伴うことが多い．
3．治療には茎乳突孔ブロックが用いられる．

　これらの症状は顔面の表情筋の麻痺であり，これらを支配する顔面神経麻痺が原因である．顔面神経麻痺には中枢性の麻痺と末梢性の麻痺とがあるが，とくに上顔面部の強い麻痺を生じるのは末梢性の麻痺であり，眼瞼閉鎖不全，鼻唇溝の消失，口角下垂などはベル麻痺の徴候である．
　末梢性顔面神経麻痺では，顔面神経の枝が支配する味覚，涙腺などにも異常が認められる．
　86ページ参照．

**Ans．2**

## Question / Explanation & Answer

**19** 11歳の男児．右側顔面の違和感を主訴として来院した．既往歴に特記事項はない．5日前，洗顔時に水が右眼に入ることから瞬きが思うようにできないのに気づいたが，徐々に同側顔面の違和感が増し，流涎が起こるようになったという．口腔内に異常所見はない．初診時には同側の眼裂を閉じることができず，同側の鼻唇溝が消失していた．
適切な治療法はどれか．
1．カルバマゼピンの投与
2．フェノバルビタールの投与
3．プレドニゾロンの投与
4．三叉神経節ブロック
5．星状神経節ブロック

　顔面神経麻痺は，顔面神経核の中枢側に異常のある中枢性顔面神経麻痺と，これより末梢に異常のある末梢性顔面神経麻痺に分類される．この違いは，中枢性顔面神経麻痺では症状が顔面下部に限局して，前額部のしわができるのに対して，末梢性顔面神経麻痺では，顔面下部と前額部の麻痺をきたして症状が強く現れる．このことから診断は容易である．設問の症例は，末梢性顔面神経麻痺に特徴的な症状を示している（86ページ参照）．
　末梢性顔面神経麻痺の治療は，副腎皮質ステロイドやビタミン剤，ニコチン酸などによる薬物治療，顔面マッサージや電気刺激，低周波治療などによる理学療法，顔面の血流量を増加させる星状神経節ブロックなどが多く用いられており，外傷などを原因とするときには手術療法も用いられる（88ページ参照）．

　カルバマゼピン（テグレトール®）は，三叉神経痛の治療に用いられ，このほかてんかんなどの痙攣性疾患の治療薬として使用される（82ページ参照）．
　フェノバルビタールは，てんかんや熱性痙攣の発作に対して用いられる．
　プレドニゾロンは，副腎皮質ステロイドで，顔面神経麻痺の治療に用いられる．
　三叉神経ブロックは，三叉神経痛の治療に用いられる（82ページ参照）．
　星状神経節ブロックは，末梢性顔面神経麻痺に最も多く使用されている治療法である（91ページ参照）．

**Ans.** 3, 5

## Question / Explanation & Answer

**20** 12歳の男児．多数歯齲蝕により全身麻酔下での歯科治療を予定した．術前にジアゼパムシロップを経口投与した．ハロタン・笑気・酸素による緩徐導入を行い，就眠を確認したあと，スキサメトニウムを投与したところ開口が困難で，まもなく体温が39.0℃に急上昇し，頻脈，不整脈，ミオグロビン尿がみられた．このときの血液検査は，CK 460 単位/$l$（基準値 10～40），LDH 720 単位/$l$（176～353），AST（GOT）53 単位/$l$（8～40），ALT（GPT）48 単位/$l$（5～34），K$^+$ 5.3 mEq/$l$（3.6～5.0）であった．このとき投与すべき薬剤はどれか．

1．副腎皮質ホルモン
2．アトロピン
3．ダントリウム
4．ベクロニウム
5．エピネフリン

　麻酔中に最高体温40℃以上あるいは麻酔中の最高体温は38℃以上40℃未満であるが，体温上昇速度が0.5℃/15分間（2℃/1時間）以上で，原因不明の頻脈，不整脈，血圧変動，呼吸性および代謝性アシドーシス，筋強直，赤褐色尿（ミオグロビン尿）を伴い，高カリウム血症，CK，GOT，GPT，LDHの上昇を伴う疾患を悪性高熱という．

　悪性高熱は遺伝性の疾患で，その原因は骨格筋の筋小胞体からのカルシウム誘発性カルシウム放出機構の異常亢進であるとされている．治療は冷却とともに筋硬直に対するダントリウムの投与が有効であるとされるが，致死率は今日でも15％程度と非常に高い．悪性高熱を予防するために麻酔の既往歴，家族歴を聴取し，疑いがある場合には筋生検による診断が用いられる（48，72ページ参照）．

　現在，悪性高熱に有効とされる薬剤はダントリウムのみである．

Ans. 3

## Question / Explanation & Answer

**21** 72歳の男性．7日前の交通事故による下顎骨骨折に対して全身麻酔下での観血的整復固定術が予定された．術前検査では，空腹時血糖 102 mg/d$l$（基準値 70〜110 mg/d$l$），ブドウ糖負荷試験 200 mg/d$l$（2時間値）（120 mg/d$l$ 未満），HbA₁c 7.2%（4.0〜6.0%），尿糖 5 g/日（0.03〜0.2 g/日），尿ケトン体（−）であった．術中・術後の管理で必要なのはどれか．

1．HbA₁cのモニタリング
2．浅麻酔
3．術後感染予防
4．血糖値のモニタリング
5．ケトアシドーシスの把握

　血糖は食事からの時間によって大きく変動する．検査の結果は空腹時血糖と尿ケトン体を除いて正常範囲を逸脱しており，とくにブドウ糖負荷試験で高値であり，最近1か月程度の血糖を反映する HbA₁c でも高値を示している．糖尿病は血糖値が高い状態であり，進行するとインスリンの不足によって嫌気性代謝が行われ，その結果，ケトン体が産生される（ケトアシドーシス）．この症例で HbA₁c が高値を示していることは，患者が長期にわたって血糖値が高く治療を要する糖尿病であることを示し，一見軽症な糖尿病と思われる検査結果は骨折後の食事の制限によるものと考えられる．

　手術による侵襲は，グルカゴンの作用とインスリン拮抗ホルモンの分泌によって高血糖を生じやすく（surgical diabetes），浅麻酔ではこの傾向が強い．高血糖状態は血管病変を生じるとともに細菌感染を引き起こしやすい．このことから手術時の糖尿病患者の管理では，血糖値の管理，ケトアシドーシスの防止とともに感染への対策が重要である．

　HbA₁c は長期間の血糖値の評価に用いられ，周術期では血糖値，尿ケトン体の検査が用いられる．とくに 250〜300 mg/d$l$ 以上の血糖値や尿ケトン体が陽性のときには，血糖値を下げ，嫌気性代謝を抑える目的でインスリン投与が行われる．

　66, 76 ページ参照．

**Ans.** 3, 4, 5

# Question / Explanation & Answer

## 22

65歳の男性．上顎右側第一小臼歯の疼痛を主訴として来院した．エピネフリン含有2%塩酸リドカインによる浸潤麻酔下に抜歯をはじめたところ，不快感を訴えた．モニタリングの経過を図に示す．図のウで行った処置はどれか．

1．ハイムリック法の施行
2．下肢挙上
3．呼気再呼吸
4．ノルエピネフリン投与
5．カルシウム拮抗薬投与

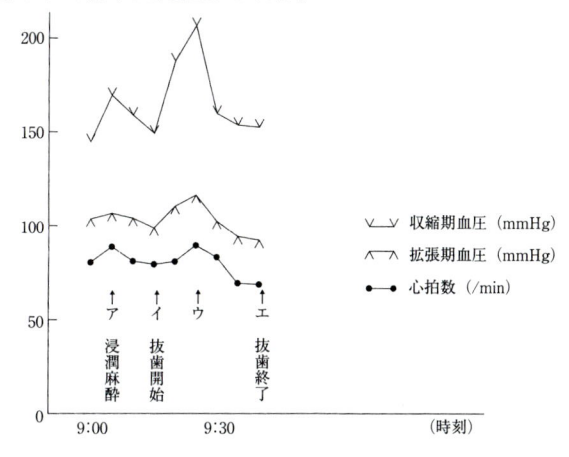

　モニタリングの経過を詳細に眺めてみる．来院時の血圧は収縮期血圧が約150 mmHg，拡張期血圧が100 mmHgであり，高血圧症の患者であることがわかる（65ページ参照）．浸潤麻酔のあと，収縮期血圧は170 mmHgまで上昇した．来院時の血圧まで戻ったあと，抜歯を開始したところ，まもなく収縮期血圧は200 mmHg以上となり，患者は不快感を訴えた．

　抜歯時の血圧上昇のおもな原因として，①局所麻酔薬に含まれる血管収縮薬の作用，②疼痛による交感神経系の緊張，③精神的緊張による内因性カテコールアミンの増加が考えられる．この患者の場合，浸潤麻酔後に血圧がすみやかに低下していることから血管収縮薬が著しい血圧上昇の原因であったとは考えられない．疼痛については記載がないので明らかでないが，経過に浸潤麻酔の追加がないことから十分な除痛が得られていたものと考えられる．したがって，この患者の異常な血圧上昇は，精神的な緊張が引き金となって生じたと判断できる．

　血圧の著しい上昇によって，高血圧性脳症，脳出血，進行性腎障害，急性肺水腫などの臓器障害をきたすか，それが進行しつつある状態を高血圧性緊急症という．多くの場合は220/130 mmHg以上となり，緊急かつ適正な降圧を必要とする状態である．急激な降圧や下げ過ぎは脳虚血などの重要臓器の血流を低下させるため，降圧の目標は拡張期血圧100〜110 mmHg前後，平均血圧で30％前後の降圧とする．酸素吸入下にカルシウム拮抗薬であるニフェジピン（アダラート®）の経口投与によって約15分（内溶液の舌下投与は認められていない）で降圧が得られ，ニカルジピン静注では数分以内に降圧が得られる．

　高血圧症患者の処置では，疼痛あるいは緊張によって著しい高血圧をきたすことが多くみられることから，精神鎮静法の利用あるいは予防的な降圧薬の投与が望ましい．

　ハイムリック法は気管内異物の除去法，下肢挙上は血圧低下時の体位，呼気再呼吸は過換気症候群に対する処置，ノルエピネフリンは昇圧作用を有する交感神経薬である．

**Ans.** 5

## 23

20歳の男性．下顎左側第一大臼歯の自発痛を主訴として来院した．全身的疾患の既往はなく，当日の全身状態も良好であったため，ミダゾラムによる静脈内鎮静法下にフェリプレシン含有3％塩酸プロピトカインによる浸潤麻酔を行い抜髄処置をはじめようとしたところ，全身状態に異常を認めた．経過を図に示す．遭遇したのはどれか．

1．高血圧脳症
2．過換気症候群
3．血管迷走神経性反射
4．メトヘモグロビン血症
5．アナフィラキシーショック

図中のAで静脈内持続投与したのはどれか．

1．塩酸ドパミン
2．塩化カリウム
3．ジアゼパム
4．ニフェジピン
5．メチレンブルー

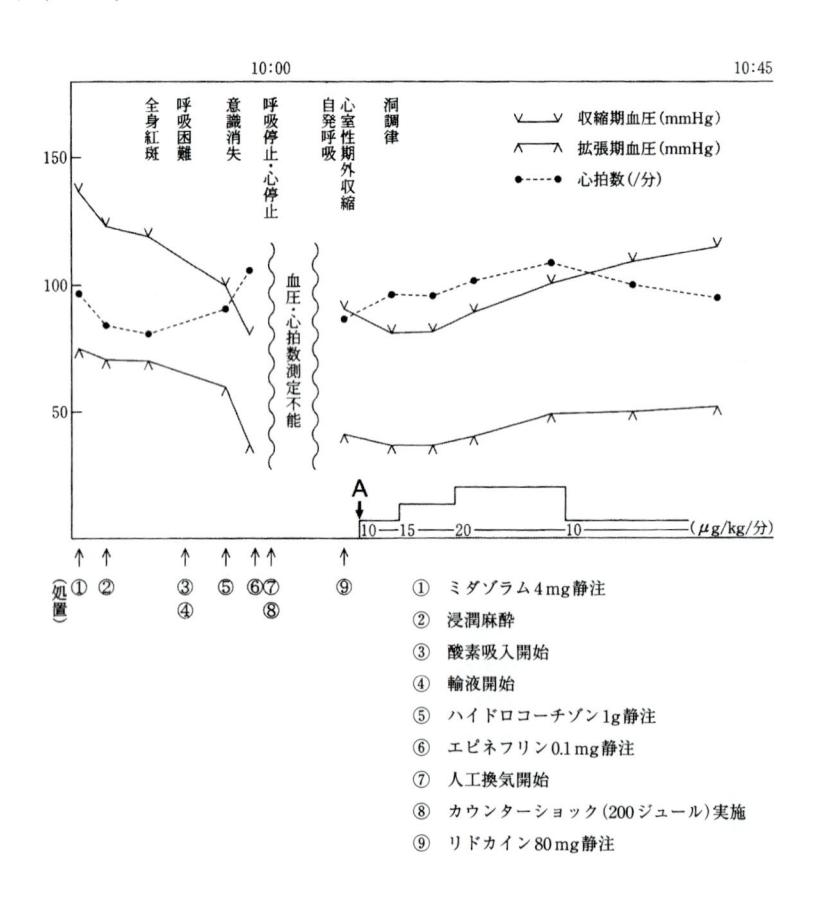

# Question / Explanation & Answer

　この症例の経過は次のとおりである．静脈内鎮静法の目的で静脈路を確保し，ベンゾジアゼピン誘導体であるミダゾラム 4 mg を投与したあと，フェリプレシン含有 3%塩酸プロピトカインによる浸潤麻酔を行ったところ，10 分ほどして全身に紅斑を認め，間もなく呼吸困難の症状を呈した．そこで酸素吸入を開始し，輸液量を増やし，副腎皮質ホルモンを投与したが，患者の応答がなくなったため，エピネフリン 0.1 mg を静注した．しかし，血圧低下と頻脈が生じ，呼吸が停止した．そこで人工呼吸を開始したが，心停止（心室細動）となったため，CPR を行いながら除細動をしたところ，約 10 分で自発呼吸と心拍が再開したが，心室性期外収縮が認められたためリドカインを静注した．心電図は洞調律となり，A の持続投与によって頻脈ではあったものの血圧が回復した．

　ミダゾラムあるいはフェリプレシン含有 3%塩酸プロピトカイン投与後間もなく全身紅斑と呼吸困難を生じ，血圧低下と頻脈をきたしたことから薬剤によるアナフィラキシーショックであったと考えられる．

　アナフィラキシーはⅠ型のアレルギー反応であり，急速な呼吸，循環抑制をきたすことから的確な診断と迅速な呼吸，循環の管理が必要である（20 ページ参照）．通常，患者が搔痒感と呼吸苦を訴えることでアナフィラキシーを疑うが，この症例ではミダゾラムが投与されていたためこれらの症状を訴えず，診断と処置が遅れた可能性がある．さらに当初酸素を吸入していなかったため低酸素状態（動脈血中酸素分圧の低下）であったと思われ，症状が急激に悪化した要因となった可能性が考えられる．

　この症例ではアナフィラキシーの診断のもとにエピネフリン 0.1 mg を静注している．しかし，アナフィラキシーに対するエピネフリンの投与については，皮下注では血中濃度が上がるのに時間がかかるため，筋注が推奨されている．静注は不整脈をきたしやすいので第一選択とはしない．すなわち，アナフィラキシーでは，5 分ごとにエピネフリン 0.1 mg の筋注を繰り返し，それでも血圧と呼吸症状がコントロールできないときは静注（0.1 mg ずつ数分かけて）する．

　アナフィラキシーでは多量の水分が血管外の組織に移行するため，循環血液量の減少が生じ，血圧低下が生じる．十分な輸液によって循環血液量が回復するまで昇圧薬の投与が必要であり，心収縮力を増強し，末梢血管収縮作用のあるカテコールアミンである塩酸ドパミンの持続投与はこの目的に適している．

　塩化カリウムは心筋収縮力を低下させ，人工心肺時に心停止させる目的で使用される．ジアゼパムはベンゾジアゼピン誘導体の精神安定剤である．ニフェジピンはカルシウム拮抗薬であり，降圧薬あるいは冠拡張薬として用いる．メチレンブルーは大量のプロピトカイン使用時に生じることのあるメトヘモグロビン血症に対してメトヘモグロビンを還元する目的で用いる（21 ページ参照）．

**Ans. 5**

**Ans. 1**

臨床問題の考え方

## 24

73歳の男性．上顎左側臼歯部歯肉の腫脹を主訴として来院した．悪性腫瘍の診断のもとに，上顎半側切除術と左側頸部郭清術とが5日後に予定された．身長168 cm，体重80 kgで肥満を認める以外，既往歴に特記事項はない．過去50年にわたり1日20本以上の喫煙を続けているという．術前の検査結果の一部を表に示す．周術期管理に当たり適切なのはどれか．2つ選べ．

1．術前の禁煙
2．アミノフィリンの術前投与
3．下肢への静脈確保
4．弾性ストッキングの着用
5．早期離床の回避

| 血液検査 | | 呼吸機能検査 | |
|---|---|---|---|
| 赤血球 | 530万/μl | %VC | 85%（基準値80%以上） |
| ヘモグロビン | 18 g/dl | | |
| ヘマトクリット | 48 % | FEV$_{1.0}$% | 75%（基準値70%以上） |
| 白血球 | 6,500/μl | | |

　患者は悪性腫瘍に罹患し，肥満（Body Mass Index；BMI：28.3）で長期の喫煙歴を有するが，呼吸機能に異常は認められない．

　喫煙は閉塞性換気障害である肺気腫の最も大きな危険因子である．閉塞性換気障害を示す1秒率（FEV$_{1.0}$%）が70%以下のときには，気管支の痙攣を抑え，血流を改善，肺活量を増加させるアミノフィリンによる治療が効果的である．しかし，この患者の1秒率は正常範囲であり，呼吸機能としては大きな問題はなく，アミノフィリンによる治療は必要ない．喫煙による喀痰の増加は術中，術後の無気肺の原因となることから，どのような手術においても呼吸器系合併症の予防に術前の禁煙は欠かせない．

　術後の重篤な合併症に肺塞栓症がある．この原因の多くは下肢から下大静脈に生じる深部静脈血栓に由来する．深部静脈血栓症の危険因子として，強い危険因子（深部静脈血栓の既往歴，先天性血栓性素因，抗リン脂質抗体症候群，下肢の麻痺），中等度（高齢，長期臥床，うっ血性心不全，呼吸不全，悪性腫瘍，中心静脈栄養カテーテル，癌化学療法，重症感染症），弱い危険因子（肥満，エストロゲン治療，下肢静脈瘤）があげられる．BMI 22を標準体重，25以上を肥満，18.5未満を低体重としている（日本肥満学会）．

　患者は悪性腫瘍ならびに手術に伴う術後の臥床，肥満の危険因子を有しており，術後の深部静脈血栓あるいは肺塞栓をきたす可能性がある．このことから術中から術後の管理では，深部静脈血栓症の予防として弾性ストッキングやフットポンプの使用，早期離床，抗凝固薬の使用などの予防策を講じる必要がある（72ページ参照）．肺塞栓症は，術後の第一歩行時に生じやすく，術後にはじめてトイレなどに行くときには十分な観察が必要である．なお，下肢での静脈路確保は血栓を遊離させ肺塞栓症を引き起こす可能性があるため，深部静脈血栓の危険性のある患者では行わない．

**Ans.** 1, 4

## Question / Explanation & Answer

**25**

36歳の女性．下顎右側第一小臼歯の自発痛を主訴として来院した．全身的疾患の既往はなく，当日の全身状態も良好であったという．抜髄処置のためエピネフリン含有2%塩酸リドカインによる浸潤麻酔を実施した．麻酔施行直後の患者と担当歯科医師の会話を次に示す．

患者　　　「先生，なんだか気分が悪くなってきました」
歯科医師「どのように具合が悪いのでしょうか」
患者　　　「胸が苦しくて，吐きそうなんです」
　……歯科医師の指示で，歯科衛生士がモニターを装着……
歯科医師「血圧は正常範囲内で，心電図にも異常はありません」
患者　　　「思うように息ができません」
歯科医師「大丈夫ですよ，体と気持ちを楽にしましょう」
患者　　　「手先が震えて，止められません．先生，何とかしてください，怖いです」
歯科医師「心配しないで，ゆっくり息をするようにしましょう」
患者　　　「できません．あぁー，気が遠くなってきました…」
歯科医師「衛生士さん，ジアゼパムの用意をして下さい」
　……ジアゼパムが静脈内投与され，患者は正常に回復……

会話から最も疑われるのはどれか．

1．低酸素症
2．低炭酸血症
3．脳血管拡張
4．気管支痙攣
5．冠動脈攣縮

　患者は，気分の不快，吐気，呼吸苦，手指の振戦，恐怖心，さらに意識の遠のく感じを訴えている．しかし，血圧，心電図に異常がない．

　患者が突然の気分の不快，吐気を訴えているとき，その症状だけで診断することは容易ではない．歯科臨床に関連する合併症のなかでは，神経性ショック，局所麻酔薬中毒，過換気症候群などで気分の不快，吐気が初期症状として現れる．この患者の場合，抜髄のための浸潤麻酔を行っているが，局所麻酔薬の使用量は少量であると考えられるため局所麻酔薬中毒は除外できる．神経性ショックと過換気症候群の症状は似ている．

　神経性ショックでは副交感神経の緊張がその原因となっていることから，脈拍数と血圧を測定し，徐脈と血圧低下が確認できれば神経性ショックと診断できる．一方，過換気症候群では循環器系の異常は認められず（興奮のため軽度の血圧上昇と頻脈を示すこともある），進行に伴って，過換気を示しているにもかかわらず，呼吸苦，手指の振戦，激しい不安感，さらに意識の低下が生じる．過換気症候群では，過換気のために血中の炭酸ガス濃度が低下（呼吸性アルカローシス）し，血中カルシウム濃度が低下することで，四肢，口周囲のしびれ感，テタニーなどが生じるとともに，脳血管収縮による脳血流量の低下から意識障害，失神などを引き起こす．

# Question / Explanation & Answer

　この患者の症状の経過から過換気症候群であると診断でき，血中炭酸ガスを正常化するために紙袋（ビニール袋は酸素を吸入できないため使用してはならない）を用いて呼気を再吸入することも治療法の1つであるが，精神的な興奮が過換気の原因であることから鎮静薬の投与が有効である（20ページ参照）．

　気分の不快や吐気は，心房細動などによる頻脈性不整脈，低血糖などでも生じることから，既往を十分に聴取することが必要である．

Ans. 2

## Question / Explanation & Answer

**26**

25歳の男性．糖尿病のため，内科でインスリン治療を受けている．朝食を摂取せずに来院したという．抜歯のため浸潤麻酔を行おうとすると，顔面蒼白となり，全身に冷汗をかいて急に意識が消失した．まず投与すべき薬物はどれか．

1．ブドウ糖
2．インスリン
3．塩酸リドカイン
4．ドパミン塩酸塩
5．ジモルホラミン

　糖尿病は，膵臓から分泌されエネルギー産生に重要な働きをし，血糖値を低下させるインスリンの働きが低下したり，分泌量が不十分なために高血糖が持続する病気である．糖尿病はインスリンの分泌量が絶対的に不足する「インスリン依存型」とインスリンの分泌はあるもののその働きや量が不十分なために起こる「インスリン非依存型」の2つに大別される．

　糖尿病の薬物療法には，血糖を下げるスルホニル尿素剤，ビグアナイド剤，α-グルコシダーゼ阻害剤，速効型インスリン分泌促進剤，インスリン抵抗性改善剤などによる内服治療とインスリン注射の2通りがある．食事・運動療法や内服薬による治療では血糖値を管理できない場合，また血糖値がとくに高い場合にはインスリン療法を行う．

　糖尿病の薬物療法中，食事の間隔をあけ過ぎたとき，食事の量が少なかったとき，いつもより身体を動かし過ぎたとき，内服薬やインスリンの量を間違えたときなどに低血糖を起こす．低血糖状態では，ブドウ糖の欠乏により脳細胞が正常に活動しなくなり，さまざまな中枢神経症状が現れる．一般に，68 mg/d$l$ まで下がると血糖を増加させるグルカゴンが分泌されはじめ，53 mg/d$l$ まで下がると，発汗，手足のふるえ，体が熱く感じる，動悸，不安感，吐気が生じる．さらに 48 mg/d$l$ 以下まで血糖値が下がると，集中力の低下，錯乱，脱力，眠気，めまい，疲労感，ろれつが回らない，ものが二重に見えるなどの症状が現れ，さらに進行すると意識障害，指南力の低下，低血糖性昏睡，最悪の場合，死に至る．血糖コントロールが悪い場合，この低血糖症状は 80 mg/d$l$ 以上でも現れることがある．重度の低血糖でなければ，低血糖に対してブドウ糖（または砂糖）や糖分を含むジュースを摂ることですみやかに回復する．具体的には，ブドウ糖を 10〜15 g 飲み込み，しばらく安静にし，15分ほど経っても回復しない場合は，さらにブドウ糖を同量追加する．また，手元にブドウ糖がない場合，市販のブドウ糖を含むジュース 100〜150 m$l$ を飲用する．

　中枢神経系のエネルギーの不足は，一時的な高血糖よりはるかに危険であることから，糖尿病患者で中枢神経症状をきたしたときには糖分を摂取させることが重要である．

　塩酸リドカインは局所麻酔薬あるいは心室性不整脈治療薬として使用され，カテコールアミンであるドパミン塩酸塩は昇圧薬，ジモルホラミンは中枢抑制薬による呼吸抑制の治療などで使用される呼吸促進薬である．

Ans. 1

## Question / Explanation & Answer

**27** 52歳の女性．下顎右側第三大臼歯の違和感を主訴として来院した．智歯周囲炎の診断で下顎孔伝達麻酔下に8の抜歯を行った．術後2週を経て，抜歯創の治癒状態は良好であったが，術後に生じた顔面皮膚の知覚鈍麻が持続しているという．顔貌写真を別に示す．適切な対応はどれか．2つ選べ．

1．自家神経移植術
2．星状神経節ブロック
3．カルバマゼピン投与
4．低出力レーザー照射
5．頭蓋内三叉神経節減圧術

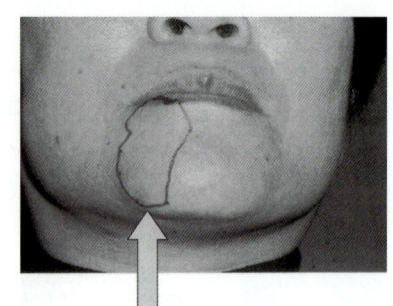

知覚鈍麻領域

　写真から知覚麻痺を生じているのは患側の口唇からオトガイ部の皮膚であることがわかる．この領域は下顎神経の枝であるオトガイ神経領域である．オトガイ神経領域の知覚異常は三叉神経が三叉神経節（ガッセリ神経節，半月神経節，2ページ参照）から出る卵円孔より末梢のいずれの部位の異常でも生じ得る．

　三叉神経麻痺の治療は，原因が明らかであり，治療が可能であればその治療を行うが，原疾患の治療がむずかしい場合には，レーザー治療，鍼治療，電気治療などの理学療法，星状神経節ブロックや薬物療法による血流改善や神経賦活を行う．

　この患者では，智歯抜歯後，症状が持続していることから，抜歯あるいは下顎孔伝達麻酔に伴う下歯槽管内あるいは下顎孔付近での神経損傷が原因で知覚鈍麻，すなわち三叉神経麻痺が生じたと考えられる．下顎骨体部の手術などによる神経損傷で下顎神経麻痺が生じた場合など，手術療法が可能な部位であれば自家神経移植術も可能であるが，一般的には星状神経節ブロックや理学療法，薬物療法をできるだけ早期から行うことが必要とされる．

**Ans.** 2，4

## Question / Explanation & Answer

**28**

25歳の男性．下顎左側第三大臼歯の抜歯のため下顎孔伝達麻酔を行った．2分後に呼吸困難を訴え，口唇の浮腫，胸部皮膚の発赤および膨疹が認められた．5分後に意識が消失して脈が触知不能となった．このときの心電図波形を図に示す．<u>行ってはいけない処置はどれか</u>．

1．輸　液
2．除細動
3．人工呼吸
4．塩化カリウムの投与
5．心臓マッサージ

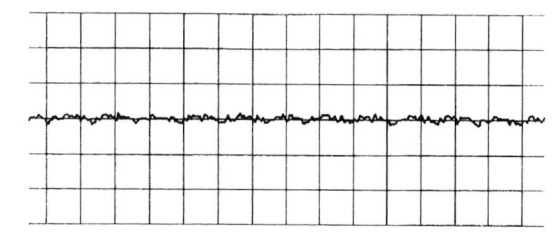

　心電図は低電位心室細動か心静止（asystole）を示している．低電位心室細動は血中酸素濃度の低下や心筋内のエネルギーの低下などの理由により心室細動の振り幅（電位）が小さくなっており，除細動を実施しても反応して正常なリズムを取り戻す可能性は低い．このような場合，エピネフリンの静脈内投与によって下図のように振幅の大きな心室細動としたあとに除細動を行う．
　この症例では，呼吸困難とともに浮腫，胸部皮膚の発赤と膨疹などのアレルギー症状が生じ，短時間のうちにおそらく血圧低下と低酸素症のために意識を消失していることから，アナフィラキシーショックをきたしたものと考えられる．心筋の低酸素状態が持続すると心室細動から心静止に陥る．
　アナフィラキシーショックが生じたときには，酸素吸入，昇圧薬の投与，エピネフリンの筋肉内投与を行う必要がある．大量の輸液は喪失した循環血液を補うために必要であり，症状が出現したときには迅速な静脈路の確保が薬剤の投与経路として必要である．
　この症例ではすでに低電位心室細動か心静止となっているため，心拍を再開させるためにエピネフリンの静脈内投与によって振幅を大きくして除細動する必要があるが，そのためには，人工呼吸とともに心臓マッサージを行いながら静脈路を確保する必要がある．
　カリウムイオンは心収縮力を減少させる．塩化カリウムは人工心肺使用時に心停止の目的で使用される．低カリウム血症の補正には低濃度の溶液を長時間かけて投与する．

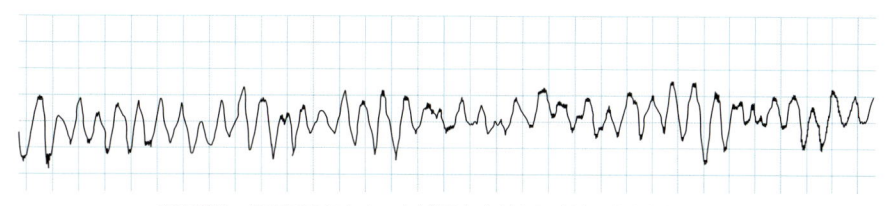

**Ans. 4**

（高杉嘉弘：歯科臨床医のための疼痛管理と全身管理の基本，学建書院，2000）

## Question 29

54歳の男性．上顎左側第二小臼歯の自発痛を主訴として来院した．抜歯を行うためにエピネフリン含有2％塩酸リドカインで浸潤麻酔を行った．その3分後に応答がなくなったため，バイタルサインを確認してAEDによって処置したところ，意識が回復した．処置の根拠となったのはどれか．2つ選べ．

1．気道の閉塞
2．血圧の上昇
3．呼吸の停止
4．換気量の増大
5．脈の触知不能

　自動体外式除細動器（Automated External Defibrillator；AED）は，心室細動の際に自動的に解析を行い，必要に応じて電気的ショック（除細動）を与える非医療従事者向け自動除細動器である．AEDが作動するのは心室細動のときだけであり，これ以外の不整脈や心停止，あるいは呼吸や意識などがある場合には作動しない．

　この患者は局所麻酔後に応答がなくなり，バイタルサインの確認によって問題中には記されていないが，意識の消失とともに呼吸の停止，動脈などでの脈の触知不能が認められたと考えられる．患者はAEDによる処置によって回復したことから，原因は不明であるが突発的な心室細動が生じたものと思われる．

　AEDは心室細動でのみ作動することから，患者の急変時に意識の消失，呼吸の停止，脈の触知不能が確認できない時点でも装着して問題はない．しかし，患者が急変する場合，低酸素症や血圧低下，心室細動以外の不整脈などが先行する場合がほとんどであることから，バイタルサインの確認とともに気道の確保，酸素吸入，人工呼吸，心臓マッサージ，薬剤投与などの救急処置を行いながら，心室細動と診断（AEDが自動的に行う）されたら除細動を行う必要がある．

**Ans.** 3, 5

# 索 引

太数字：Q＆Aページ

## 和 文

### あ

悪性高熱　48, 72, **214**, **217**, **221**
亜酸化窒素　26, 40
アジソン病　37
アシドーシス　53, **189**
亜硝酸アミル　**129**
亜硝酸塩　66
アスコルビン酸　21
アスピリン　68
アスピリン喘息　**135**
アセチルコリン　46, 47, 59, **113**
アセチルコリンエステラーゼ　46
アセチルコリン受容体　46
アセトアニリド型局所麻酔薬　21
アセトン臭　54
圧受容器　59
圧受容体反射　9, 59
アドレナリン　8
アドレナリン作動薬　8
アドレナリン受容体　9
アドレナリン中毒　**135**
アトロピン　17, 36, 37, 46, **147**
アトロピン中毒　**147**
アトロピン投与　**210**
アナフィラキシー　20, **127**, **183**, **213**
アナフィラキシーショック　**135**, **213**, **225**
アネキセート　28
アブミ骨筋反射　88
アミド型　5, 7
アミド型局所麻酔薬　6, **115**, **206**
アミド結合　5
アミノ安息香酸エチル　**115**

アミノ安息酸エチル　12
アミノ酸製剤　60
アミノフィリン　21, 65, 71, **135**, **177**
アメリカ麻酔学会 ASA の術前全身状態の評価　35
アルカローシス　53, **189**
アルコール　82
アルブテロール　**135**
アレビアチン　**209**
アレルギー　**206**
アレルギー反応　63, **213**
アレルゲン　**213**
アロディニア　83

### い

異型輸血　63
維持液　61
意識下挿管　**217**
維持輸液　60
移植片対宿主病　64, **187**
イソフルレン　40, **149**
Ⅰ型アレルギー　21
Ⅰ型のアレルギー反応　20
一次ガス　39
一次救命処置　95, **193**
一次性ショック　108, **199**
1秒量　52
1回換気量　57, 99, **157**
1回拍出量　58
イミダゾリン誘導体　29
イミプラミン　11, **208**
インスリン　54, 67, **181**, **222**, **229**

### う

うつ病　67, 69
右方移動　51, **173**
運動神経　80
運動神経終末　46
運動麻痺　80

### え

エアウェイ　98, **195**
栄養輸液　60
エコノミークラス症候群　72
エステル型　5, 7
エステル型局所麻酔薬　6, **115**, **206**
エステル結合　5
エーテル　**175**
エピネフリン　8, 9, 19, 20, 21, 106, **133**, **197**, **213**, **225**
エピネフリン過敏症　**135**
エピネフリン受容体　9
エピレナミン　8
エリスロポエチン　**187**
塩化サクシニルコリン　47, 72, **153**
塩化スキサメトニウム　47, **153**, **214**
鉛管現象　**153**
エンフルレン　40, **149**

### お

嘔吐　53
往復式回路　**157**
オキシトシン　**117**
オクタプレシン　8
オトガイ孔　13, 82
温罨法　15

### か

外奇異呼吸　55, 71
開胸心臓マッサージ　102
開口障害　15
開始液　61
外傷性麻痺　87
ガイドライン2005　103
回復体位　96
解剖学的死腔　48, **169**, **177**

233

開放点滴法 157
外来全身麻酔 73, 167
解離定数 6
カウザルギー 83
下顎孔 13
下顎孔伝達麻酔 207
化学受容器 59
化学受容体 49
化学受容体反射 59
下顎神経 2, 81, 85
過換気 53
過換気症候群 19, 25, 53, 127, 131, 133, 202, 211, 227
可逆性ショック 108, 199
拡散性酸素欠乏 26
核上性顔面神経麻痺 86
核性，核下性顔面神経麻痺 86
下顎交感神経節 91
過呼吸 53
下歯槽神経 12
加湿 42
ガス麻酔薬 40, 149
仮性三叉神経痛 81, 83
下大静脈フィルター 72
カチオン 4, 115, 131
褐色細胞腫 71, 125, 215
活性化トロンボプラスチン時間 185
ガッセリ神経節 2
カテコールアミン 59
カリウムイオン 59
カルシウムイオン 59
カルシウム拮抗薬 65, 66, 68
カルバマゼピン 82, 218, 220
カルバミノ化合物 51
カルバミノヘモグロビン 169
カルパルスパズム 19, 131
眼窩下孔 13, 82
眼窩下孔伝達麻酔 121
冠拡張薬 66, 68
眼窩上孔 82
乾眼 87
換気―血流量比 70, 171
眼球―心臓反射 59, 133
眼球―迷走神経反射 165
還元グルタチオン投与 21

還元ヘモグロビン 55
緩衝対 54
眼神経 2, 81, 85
肝損傷 102
漢方薬 92
ガンマ・アミノ酪酸ニューロン 28
顔面痙攣 80, 89
顔面神経 2, 80
顔面神経核 86, 89
顔面神経痙攣 89
顔面神経膝 86
顔面神経痛 81
顔面神経ブロック 89
顔面神経麻痺 15, 80, 86, 91, 191, 220
顔面チック 80, 89
緩和精神安定薬 28, 36

## き

機械的死腔 169
気管支拡張薬 49, 65, 71
気管支痙攣 20, 71
気管支収縮薬 49
気管支喘息 52, 53, 65, 71, 133, 135, 189
気管支ファイバースコープ 157
気管切開 43, 49, 97, 216
気管挿管 43, 49, 97, 98
偽コリンエステラーゼ 6, 113
起坐呼吸 189
基礎代謝率 36
気道 48, 96
気道内吸引 15
気道の確保 96, 97
気道閉塞 70, 96
揮発性麻酔薬 40, 149
逆行性経鼻挿管 216
逆行性挿管 157
救急蘇生 193
救急蘇生法の指針 103
急性隅角緑内障 25, 143
急性中毒 129
吸入ステロイド薬 20
吸入鎮静器 26
吸入鎮静法 25, 26, 137

吸入麻酔 34, 42
吸入麻酔回路 155
キューンの貧血帯 14
凝固因子 68
胸骨圧迫 101
胸骨圧迫心臓マッサージ 98, 101, 195
頬神経 12
狭心症 66, 123
狭心症発作 129
局所的合併症 121
局所麻酔薬アレルギー 20
局所麻酔薬中毒 8, 18, 135, 211
極量 113
虚血性心疾患 123, 203
禁飲食 36, 73, 217
筋強直 72, 214
筋硬直 72
筋肉内麻酔 34

## く

クエン酸 64
クエン酸中毒 64
クエン酸ナトリウム 54
クスマウル大呼吸 54
口―エアウェイ人工呼吸 98
口―口人工呼吸 98
口―口鼻人工呼吸 98
口―鼻人工呼吸 98
口笛不能 88
クラッシュ・インダクション 217
クラーレ 46, 65, 71, 153
クレアチニンクリアランス 185
クレアチニンフォスホキナーゼ 217
クロニジン 29
クロルプロマジン 67, 68

## け

経口エアウェイ 97
経口挿管 43
頸神経 80
頸動脈 100

頸動脈小体　49, 59
頸動脈体反射　49
頸動脈洞　59
茎乳突孔ブロック　89
経鼻エアウェイ　97
経鼻挿管　43
経皮的酸素飽和度　57
痙攣　18, 19, 80
ケタミン　28, 44, 151
血圧　157, 171
血圧上昇　215
血液/ガス分配係数　40
血液型　187
血液型不適合輸血　161
血液透析　66
血液の粘性　159
血管作動性ポリペプチド　8
血管収縮薬　8, 117
血管痛　28
血色素緩衝系　54
血腫　14
血漿　61
血漿コリンエステラーゼ　47
血漿増量剤　61
血小板輸血　64
血栓性静脈炎　28
血中酸素分圧　51
ケトアシドーシス　222
剣状突起骨折　102
原発性アルドステロン症　54
健忘効果　28

## こ

降圧薬　68
降圧利尿薬　68
抗うつ薬　11, 208
構音障害　90
高カリウム血症　64
高カロリー輸液剤　60
交感神経　80
交感神経作動薬　8
交感神経麻痺　109
抗凝固薬　68, 72, 123
抗痙攣作用　28
高血圧　19, 125
高血圧症　65, 123
高血圧性緊急症　223

高血圧性脳症　204, 223
抗原　20, 213
抗甲状腺薬　66
抗コリンエステラーゼ　46
抗コリンエステラーゼ薬　71
交叉試験　63
咬傷　16
後上歯槽枝　12
甲状腺機能亢進症　37, 66, 71, 123, 125, 215
甲状腺機能低下症　66, 123
向精神薬　68
拘束性換気障害　52
高炭酸ガス血症　53, 70, 71, 165
抗てんかん薬　69
後天性免疫不全症候群　64
喉頭痙攣　71, 165, 167
喉頭浮腫　20
抗ヒスタミン薬　213
抗不整脈作用　115
抗不整脈薬　68
興奮期　38
抗利尿作用　11
誤嚥　15
誤嚥性肺炎　181, 217
コカイン　6, 7, 115
呼気吹込み法　98, 99, 195
呼吸運動　49
呼吸商　169
呼吸数　57
呼吸性アシドーシス　53, 55, 70, 165, 189
呼吸性アルカローシス　19, 53, 55, 131
呼吸性の不整脈　59
呼吸中枢　49
呼吸停止　18
骨髄無形成　64
骨内注射法　12
骨膜下注射法　12
骨膜周囲注射法　12
後麻痺　15
コロトコフ音　171
昏睡　18
昏睡体位　96

## さ

細菌性ショック　109, 199
最高基準使用量　7
最小肺胞内濃度　26, 41, 149, 175
最大使用量　113, 129
細胞外液　61
細胞外液補充液　60, 63
細胞内液　61
酢酸ナトリウム　54
酢酸リンゲル液　61, 161
サクシニルモノコリン　155
左心室駆出率　185
左方移動　51
三環系抗うつ薬　11, 67, 69, 117, 125, 208
三叉神経　2, 80, 81
三叉神経減圧手術　82
三叉神経減圧術　191, 218
三叉神経節　2
三叉神経節ブロック　82
三叉神経痛　80
三叉神経麻痺　80, 85, 230
三叉神経—迷走神経反射　17, 127, 133, 165
酸素　50, 141
酸素解離曲線　51, 173
酸素欠乏　70
酸素中毒　56, 173
酸素の運搬　50
酸素分圧　51
酸素飽和度　51, 57, 173, 183

## し

ジアゼパム　19, 28, 44
自家神経移植術　88
ジギタリス　59, 68
子宮収縮作用　11
糸球体濾過率　185
死腔　49, 169
軸索　131
歯根膜内注射法　12
歯髄腔内注射法　12
持続陽圧呼吸　56
耳痛　81

235

膝神経節　88
膝神経痛　81, 90
至適鎮静　141
自動体外式除細動器　95, 107, 232
死の定義　110
ジピリダモール　68
ジフェニールヒダントイン　69
ジフェンヒドラミン　213
ジブカイン　7, 82
脂肪/血液分配係数　40
脂肪乳剤　60
2,3-ジホスホグリセリン酸　51
社会的死　110
ジャクソンリース回路　42, 157
ジャネッタの手術　82, 191, 218
周囲浸潤麻酔　131
周囲浸潤麻酔法　117
重症筋無力症　25, 143
重曹　197
重炭酸イオン　51
重炭酸緩衝系　54
重炭酸ナトリウム　106, 197
重炭酸リンゲル液　61
終板　46
終末呼気炭酸ガス濃度　57
主交叉試験　63
手術期　38
手術危険度　35, 145
出血　71, 159
出血傾向　64
出血性ショック　63, 108, 159, 175, 199
術前検査　73, 217
循環虚脱　18
循環血液量　58, 159
循環式回路　42, 155
循環停止　100
上顎結節　13
上顎神経　2, 12, 81, 85
笑気　26, 40, 139
上気道閉塞　96, 193, 195
症候性高血圧症　125
症候性三叉神経痛　81, 83, 191
晶質液　60

脂溶性　6
静脈還流　59, 159
静脈内鎮静法　25, 209
静脈麻酔　34, 44
静脈麻酔薬　28
上腕神経叢ブロック　91
初期可逆性ショック　108
植物状態　110
助産婦様手指　19, 131
ショック　108, 199
ショック体位　17, 127, 135, 210
助燃性　26
鍼灸治療　92
心筋炎　108
心筋梗塞　66, 108, 123, 189, 203
心筋酸素消費量　183
心筋抑制因子　109
神経原性ショック　109, 135, 199
心係数　58
神経性ショック　17, 24, 127, 205, 210, 212
神経破壊薬　82
神経ブロック　82, 191
心原性ショック　66, 108, 199
人工呼吸　98
人工弁置換術　123
深昏睡　110
心疾患患者の分類　35
心室細動　100, 107, 231, 232
心室性不整脈　131
真性三叉神経痛　81, 191
心静止　100, 197, 231
新鮮血　62
新鮮凍結血漿　62, 64
心臓マッサージ　101, 103
心蘇生　197
心タンポナーデ　108
心停止　100, 106, 195
心停止の症状　100
心電図　100, 179
心動停止　100, 197
心肺蘇生　193
心拍出量　58, 159
深部静脈血栓症　72, 226

心不全　68, 189
腎不全　66
心房細動　68, 125
蕁麻疹　213
深麻酔　71

## す

吹送法　42, 157
水平仰臥位　127
水疱性ラ音　71
スコポラミン　28, 36, 37, 147, 163
ステロイド　65
ステロイドカバー　68, 123
ステロイド剤　68
スルホニル尿素剤　229
スワンの1点　171

## せ

正円孔　2, 13
正円孔ブロック　218
静穏作用　28
星状神経節　80
星状神経節ブロック　15, 84, 85, 88, 91, 191, 220
精神安定薬　37
精神鎮静法　24, 137
精神分裂病　67, 68
生物学的死　110
成分輸血　62
生理学的死腔　49, 169, 177
生理食塩水　61
舌咽神経　2
舌咽神経障害　90
舌咽神経痛　90
舌下神経　2
舌下神経障害　90
舌下神経麻痺　90
切歯孔　13
セボフルレン　40, 151
セロトニン・ノルアドレナリン再取り込み阻害薬　11
線維束性攣縮　47, 155
前胸部叩打法　101, 195
全血液量　58
全血輸血　62

洗浄赤血球　62
全静脈麻酔　45
全身麻酔　215
全身麻酔の深度　38
喘息患者　68
喘息様発作　20
選択的セロトニン再取り込み阻害薬　11
前投薬　36，147，149
浅麻酔　69

## そ

躁うつ病　67
槽間中隔内注射法　12
臓器移植　35
側臥位　96
組織因子　185
組織間液　61
咀嚼障害　85
ソーダライム　42，70，155，177，215

## た

第一胸神経節　91
体液喪失性ショック　108
大口蓋孔　13
大口蓋神経　13
対光反射　100
代謝性アシドーシス　53，54，64，165，189
代謝性アルカローシス　53，54，55
大動脈炎症候群　171
大動脈弓　59
大動脈狭窄　171
大動脈小体　49，59
体内代謝率　40
代用血漿　63，161
脱水　71
脱分極　47
脱分極性筋弛緩薬　47，71，151
炭酸ガス　50
炭酸ガス吸収剤　70
炭酸ガス吸収装置　42，155，215

炭酸ガス蓄積　70
炭酸ガスの運搬　51
弾性ストッキング　72
ダントリウム　48，72，214，221
ダントロレン®　72
タンパク緩衝系　54
タンパク結合能　6
タンパク分解酵素　109，175
タンパク分解酵素阻害薬　106，199

## ち

チアノーゼ　55，70，72，100，109
チアミラール　44
遅延性ショック　108，199
遅延性知覚麻痺　15
チオペンタール　19，44
知覚神経　80
知覚麻痺　80
中間神経　81
中上歯槽枝　12
中心静脈圧　159，177
中枢性顔面神経麻痺　86，87，220
蝶口蓋神経節ブロック　84
蝶口蓋神経痛　84
聴診間隙　171
調節呼吸　56
腸瘻　54
直腸麻酔　35
鎮静過剰期　27
鎮静作用　28
鎮静適期　27
鎮痛薬　37

## つ

痛　80

## て

低血糖　229
低血糖性昏睡　123，133，229
低血量性ショック　108，199
低酸素症　70，71

低体温　64，107
低張尿　189
低比重尿　189
テオフィリン　20，135
デキストラン　161
デクスメデトミジン　28，29
テグレトール®　82，220
テタニー　227
テトラカイン　6，7，12
テルブタリン　135
てんかん　69
電気的除細動　106
伝達麻酔　12，119
伝導収縮解離　100

## と

糖化アルブミン　76
糖化ヘモグロビン　75，76，185
瞳孔散大　100，110
統合失調症　67，68
糖質液　60
糖質輸液　61
糖尿病　53，54，66，123，133，181，189，222，229
糖尿病ケトアシドーシス　133
糖尿病性昏睡　123，133
動脈血ガス分析　57
動脈内誤注　16，18
動脈壁弾性率　159
東洋医学　92
特発性三叉神経痛　81，191，218
ドナー　145
ドパミン　106，225
ドブタミン　106
トフラニール®　208
トラジノール　106
トラジロール®　199
トレンデレンブルグ体位　135，159
ドロペリドール　45，68
トロンボテスト　77
トロンボプラスチン　185
鈍痛　113

## な

内出血 14
内毒素によるショック 109
難治性ショック 108

## に

ニカルジピン 65
二次ガス 39
二次ガス効果 39, 175
二次救命処置 95, 106, 183
二次性高血圧症 65, 125
二次性ショック 108, 199
ニトログリセリン 66, 68, 129
ニトログリセリンスプレー 65
ニフェジピン 19, 65, 129
乳酸 64
乳酸化リンゲル液 63
乳酸ナトリウム 54
乳酸リンゲル液 61, 161
ニューロレプト麻酔 45, 153
尿比重 189
尿崩症 189

## ね

ネオスチグミン 46, 65
粘液水腫 37
粘膜下注射法 12

## の

脳幹反射 110
脳虚血 223
脳血栓 67
濃厚血小板血漿 62
濃厚赤血球 62
脳梗塞 67
脳死 110
脳死の判定基準 110
脳神経 2
濃度効果 39
脳貧血様発作 205
ノルアドレナリン 8
ノルエピネフリン 8, 9, 10, 106

ノルエピレナミン 8

## は

肺うっ血 50
肺気腫 52, 53, 71
敗血症性ショック 109
肺水腫 71, 72
肺塞栓 53
肺塞栓症 72, 226
梅毒 64
肺微小血栓症 64
肺胞 50
肺胞換気量 39, 55, 99
肺胞死腔 49, 169, 177
ハイムリック法 97, 98, 193
パーキンソン病 67, 69
播種性血管内血液凝固症候群 108, 109
％肺活量 52
バゾプレシン 117
バッグ・気管チューブ人工呼吸 98
バッグ・マスク人工呼吸 98
パトリック発痛帯 82, 83, 191, 218
鼻マスク 43
パラベン 8, 206
パルスオキシメーター 57, 177
ハルトマン氏液 161
バルビタール 65
バルビツール酸誘導体 153
バルビツレート 36, 71
バレー圧痛点 80, 82, 83, 191, 218
ハロセン 40, 48, 72, 151
ハロペリドール 45, 67
反回神経 90
パンクロニウム 46, 153
汎血球減少症 64
半月神経節 2
半月神経節切除術 191
半月神経節ブロック 82
反射性交感神経ジストロフィー 83
反射性副交感神経緊張 17
反射性迷走神経緊張 127

## ひ

鼻咽頭チューブ 43
非可逆性ショック 175
鼻口蓋神経 13
非再呼吸回路 42
非再呼吸弁 42, 157
非再呼吸法 157
非循環式回路 42, 155
微小凝集物除去用フィルター 64
鼻唇溝消失 88
ヒスタミン $H_2$ 受容体拮抗薬 181
ヒスタミン遊離テスト 22
非脱分極性筋弛緩薬 46, 153
ビタミン B 製剤 15
非定型顔面痛 81, 84
ヒドロキシエチルデンプン 161
ヒドロキシジン 37
皮内反応テスト 22
非麻薬性鎮痛薬 28
標準四肢誘導 179
標準 12 誘導心電図 179
表面麻酔 12
表面麻酔薬 115
貧血 51, 56
貧血症 37

## ふ

ファイバースコープ 216
ファーラー体位 159
フェニトイン 209
フェノール 82
フェリプレシン 8, 9, 10, 106, 117, 208
フェンタニル 45, 71, 153
不可逆性ショック 108, 199
副交感神経遮断薬 36, 37, 210
副交感神経反射 10, 165
副交叉試験 63
複視 16, 121
副腎機能不全 68
副腎皮質ホルモン 21, 68, 106, 123

腹部圧迫法　98
不整脈　70, 72
フットポンプ　72
不適合輸血　71
ブドウ糖負荷試験　185, 222
ブピバカイン　7, 82
ブプレノルフィン　45
部分再呼吸回路　42
プリロカイン　7
フルクトサミン　76
フルストマック　217
フルニトラゼパム　28, 44
フルマゼニル　28
プロカイン　6, 7
プロトロンビン時間　77, 185
プロトロンビン時間の国際標準化比　77
プロピトカイン　6, 7, 21, 115
プロポフォール　28, 29, 44, 45, 74
分時換気量　57, 99

## へ

閉胸心臓マッサージ　101
閉鎖腔　26, 143
閉塞性換気障害　52
閉塞性呼吸障害　171
平坦脳波　110
ベイン回路　157
ベース　4, 131
ベクロニウム　46, 153
ベクロメタゾン　20
ペチジン　37
ヘパリン　68, 123
ヘモグロビン　50, 51, 171, 183
ヘモグロビン酸素解離曲線　57
ベラドンナ薬　149
ベル症状　87
ベル麻痺　87, 219
変時作用　59
ベンゾカイン　12, 115
ベンゾジアゼピン誘導体　25, 28, 44
ペンタゾシン　37, 45, 177
弁置換術　68

変伝導作用　59
変力作用　59

## ほ

傍骨膜注射法　12
放射線照射　64
防腐剤　8, 20
補助呼吸　56
保存血　62
ポートワイン尿　214
ホルネル症候群　91
本態性高血圧症　65, 125
ボンベ　139, 141

## ま

マイナートランキライザー　28, 36, 69
麻酔回路　42
麻酔深度　38
マスク　97
末期可逆性ショック　108
末梢血管抵抗　58, 159
末梢循環不全　108
末梢性顔面神経麻痺　86, 87, 219, 220
麻痺期　38
麻痺性兎眼　87
麻薬　28, 36
マラリア　64
慢性気管支炎　71
慢性肺疾患　51

## み

ミオグロビン尿　47, 72, 214, 221
右―左シャント　51
ミクロソーム　113
未熟児網膜症　173
ミダゾラム　28, 44
脈圧　125

## む

無髄神経　113
無髄神経線維　3

ムスカリン作用　155
無痛期　38
無脈性心室頻拍　107

## め

迷走神経　59
迷走神経緊張　17
迷走神経障害　90
迷走神経痛　90
迷走神経反射　36, 133
迷走―迷走神経反射　59, 133
メジャートランキライザー　45
メチルパラベン　20
メチレンブルー　21
メトキシフルレン　149
メトヘキシタール　44
メトヘモグロビン　21
メトヘモグロビン血症　21, 115
メピバカイン　6, 7, 82

## も

盲目的経鼻挿管　216
盲目的挿管　155
モノアミン酸化酵素阻害薬　67, 69, 208
モルヒネ　45, 65, 71

## ゆ

有髄神経　117, 131
有髄神経線維　3
誘発筋電図検査　88
遊離塩基　4, 115
輸液　60
輸血　62
輸血後肝炎　64

## よ

陽圧換気　71
溶血性輸血反応　63
用手による気道確保　98
翼突管神経痛　84
四環系抗うつ薬　11, 208

## ら

ラリンジアルマスク　43, 97, 98
卵円孔　2, 13

## り

リウマチ　68
理学療法　85
リドカイン　6, 7, 12, 68, 82, 106, 115
リドカインスプレー　115
リバース　46
リン酸緩衝系　54
輪状甲状靱帯穿刺　97
臨床的死　110
臨床的心停止　193
リンパ球幼弱化テスト　22

## れ

レーザー　82
レニン―アンギオテンシン転換酵素阻害薬　68

## ろ

ロイコトリエン拮抗薬　135
肋骨骨折　102
ロピバカイン　7

## わ

ワーファリン　67, 68, 77, 123

### 欧　文

## A

Aδ線維　3
ACD液　62
ACD保存血　62
ACh　46
AChE　46
advanced life support　95
AED　95, 107, 232
AIDS　64
Airway　94
Akinosi法　13, 119
ALS　95
ALT　185
American Heart Association　35
APTT　185
Artusioの分類　27
AST　185
ATP製剤　15
axon　131
AyreのT（Y）管　157

## B

Bainbridge反射　59
basic life support　95
BLS　95
BMI　226
Body Mass Index　226
Breathe　94
buffer pair　54

## C

cardiac fibrillation　100
cardiac standstill　100
central venous pressure　159
chronotropic action　59
Circulate　94
$CO_2$ナルコーシス　70, 165
compression distortion　81
CPD液　62
CPD保存血　62
CPK　48, 217
CVP　159
C線維　3, 113

## D

DIC　108, 109
2,3-Diphosphoglycerate　173
downward displacement of the pacemaker　100
2,3-DPG　51, 173
dromotropic action　59
Drugs　95
dry eye　87
DVT　72
d-ツボクラリン　46, 65, 153

## E

EF%　185
Electrocardiogram　94

## F

Fallopio管開放減圧術　88
fasciculation　47
$F_{ET}CO_2$　57
Fibrillation treatment　94
first gas　39
first pain　3, 113

## G

$GABA_A$受容体　29
GABAニューロン　28, 29
Gauge　94
GFR　185
GOT　185
Gow-Gates法　13, 119
GPT　185
Guedel　175
Guedelの分類　27
GVHD　64, 187

## H

$H_2$ブロッカー　181
Hackenbruchの菱形法　117
Hb　50
$HbA_{1C}$　66, 75, 76, 185, 222
$HCO_3^-$　54
Heimlich法　193
Hering-Breuer反射　49, 59
Hypothermia　94

## I

inotropic action　59
Intensive care　94

## J

Jannetta の手術　82
Jorgensen technique　28

## L

LAMBERT-BEER の法則　**177**
Langa の分類　27
Loma Linda technique　28
L-ドーパ　67, 69

## M

MAC　26, 40, 41, **149**, **175**
malignant hyperthermia　48
MAO 阻害薬　11, 67, 69, **208**
MAP 液　62
MDF　109
Mendelson 症候群　72, **181**
mineralization　45
minimum alveolar concentration　41
myocardial depressant factor　109

## N

$N_2O$　26
neuroleptanalgesia　45
neuroleptanesthesia　45
NLA　45, **153**
NLA 原法　45
NLA 変法　45

## O

oculo-cardiac reflex　59
otalgia　81

## P

PEEP　71
Physical Status 分類　35
pKa　6
$PO_2$　51
Post Transfusion Graft Versus Host Disease　**187**
pseudocholinesterase　6
PSP 試験　**185**
PT　77
PT-INR　77

## R

Ramsay-Hunt 症候群　87
rate pressure product　**183**
reflex sympathetic dystrophy　83
relative analgesia　27
RPP　**183**
RSD　83

## S

second gas　39
second pain　3, **113**
Shiemer's test　88
SNRI　11

$SO_2$　57
SSRI　11
surgical diabetes　**222**
surgical risk　35

## T

total analgesia　27
tracheal tag　55, 71
trigger point　82, 83, 84
trigger zone　82
TT　77

## V

$\dot{V}_A/\dot{Q}$　**171**
Verrill の徴候　29, **137**
Virchow の三因子　72

## W

wheezing　71

## α

$\alpha_2$ アドレナリン受容体作動薬　29
α 作用　9, **133**
β 作用　9, **133**

## β

β 刺激薬　65
β 遮断薬　68, 106

*241*

執筆者

高杉 嘉弘
近畿大学医学部麻酔科学講座講師
日本歯科麻酔学会認定医，専門医
著書に「歯科診療で知っておきたい全身疾患の知識と対応」，「歯科診療で知っておきたい疼痛管理と全身管理の基本」，「Advanced Side Readerおさえておきたい全身疾患のポイント」，「歯科臨床医のための疼痛管理と全身管理の基本」(学建書院)，「日常臨床における全身管理の指針(住友雅人共著)」(デンタルフォーラム)，「歯科麻酔マニュアル(束理十三雄編)」(南山堂)，「有病者・高齢者歯科治療マニュアル(上田裕他編)」(医歯薬出版)，「歯科におけるくすりの使い方 1999-2002(佐々木次郎他編)」，「ベルの口腔顔面痛 痛みの診断と対処法(第5版)(ジェフリー・P・オケソン著，古屋英毅他監訳)」(クインテッセンス)，「臨床研修医のための鎮痛・鎮静薬ハンドブック(奥田隆彦・古賀義久編)」(真興交易)，「最新ラリンジアルマスク(安本和正編)」(克誠堂出版)ほか多数

---

歯科麻酔学サイドリーダー 第6版

| 1997年10月22日 | 第1版第1刷発行 |
| 1999年 4月20日 | 第2版第1刷発行 |
| 2000年11月 1日 | 第3版第1刷発行 |
| 2002年 6月10日 | 第4版第1刷発行 |
| 2005年 9月20日 | 第5版第1刷発行 |
| 2009年 6月10日 | 第6版第1刷発行 |
| 2017年 7月 1日 | 第6版第2刷発行 |

著 者 高杉 嘉弘
発行者 木村 勝子
発行所 株式会社学建書院
〒113-0033 東京都文京区本郷2-13-13 本郷七番館1F
TEL(03)3816-3888
FAX(03)3814-6679
http://www.gakkenshoin.co.jp
印刷製本 三報社印刷㈱

©Yoshihiro Takasugi, 2009. Printed in Japan[検印廃止]

JCLS 〈㈱日本著作出版権管理システム委託出版物〉
本書の無断複写は著作権法上での例外を除き禁じられています．複写される場合は，そのつど事前に，㈱日本著作出版権管理システム(電話 03-3817-5670，FAX03-3815-8199)の許諾を得てください．

ISBN978-4-7624-3105-0

# サイドリーダーシリーズ

**学建書院の国試対策書参考書**

授業のサブノートから学内試験・国試まで
国試対策に携わる著者らが、ノウハウを生かしてまとめた要点集
授業と並行して使用しポイントをおさえることで効率よく学習

## 組織学・口腔組織学サイドリーダー
著 東 一善／高橋 理
B5判／228頁／2色刷／定価(本体4,100円＋税)
ISBN-978-4-7624-3108-1 （2009.9/4-2）
第4版

## 全部床義歯学サイドリーダー
著 黒岩昭弘
B5変型判／240頁／2色刷＋カラー／定価(本体4,000円＋税)
ISBN-978-4-7624-4147-9 （2016.5/5-1）
第5版

## 口腔生化学サイドリーダー
著 金森孝雄
B5判／185頁／2色刷／定価(本体3,600円＋税)
ISBN-978-4-7624-4103-5 （2016.4/6-1）
第6版

## クラウン・ブリッジ補綴学サイドリーダー
著 菅沼岳史
B5判／186頁／2色刷／定価(本体3,200円＋税)
ISBN-978-4-7624-4148-6 （2013.4/5-1）
第5版

## 口腔微生物学サイドリーダー
著 前田伸子／大島朋子
B5判／174頁／2色刷／定価(本体3,200円＋税)
ISBN-978-4-7624-3143-2 （2013.6/4-1）
第4版

## 歯科矯正学サイドリーダー
－矯正学講義の理解のために－
著 槇 宏太郎
B5判／144頁／カラー／定価(本体3,800円＋税)
ISBN-978-4-7624-3110-4 （2014.2/4-2）
第4版

## 口腔衛生学サイドリーダー
著 荒川浩久／平田幸夫
B5判／234頁／2色刷／定価(本体4,000円＋税)
ISBN-978-4-7624-3141-8 （2008.6/4-1）
第4版

## 歯科放射線学サイドリーダー
著 代居 敬／山田英彦／河合泰輔
B5判／259頁／2色刷／定価(本体4,000円＋税)
ISBN-978-4-7624-4107-3 （2015.3/5-2）
第5版

## 新歯内療法学サイドリーダー
著 河野 哲
AB判／151頁／カラー／定価(本体3,700円＋税)
ISBN-978-4-7624-2102-0 （2013.12/1-1）

## 口腔解剖学サイドリーダー
著 中塚敏弘
B5判／91頁／定価(本体2,000円＋税)
ISBN-978-4-7624-0106-0 （2017.5/1-8）

## 歯周病学サイドリーダー
著 沼部幸博
B5判／152頁／2色刷＋カラー／定価(本体3,000円＋税)
ISBN-978-4-7624-4146-2 （2016.12/5-1）
第5版

## 歯科麻酔学サイドリーダー
著 高杉嘉弘
B5判／241頁／2色刷／定価(本体4,000円＋税)
ISBN-978-4-7624-3105-0 （2017.7/6-2）
第6版

## 保存修復学サイドリーダー
著 河野善治　平山聡司　鈴木英明
B5判／114頁／2色刷／定価(本体2,600円＋税)
ISBN-978-4-7624-3099-2 （2016.4/4-2）
第4版

## サイドリーダーズチェック 基礎編
口腔解剖学／口腔組織学／発生学／口腔生理学
口腔生化学／口腔病理学／口腔微生物学／歯科薬理学
B5判／263頁／2色刷／定価(本体3,500円＋税)
ISBN-978-4-7624-1097-0 （2006.12/2-1）
第2版

## 口腔外科学サイドリーダー
－臨床実地プール問題対策－
著 国試口腔外科学研究会
B5判／424頁／カラー／定価(本体10,000円＋税)
ISBN-978-4-7624-2100-6 （2011.10/3-1）
第3版

## Advanced Side Reader
### おさえておきたい全身疾患のポイント
著 高杉嘉弘
AB判／156頁／カラー／定価(本体3,800円＋税)
ISBN-978-4-7624-0692-8 （2014.7/1-1）